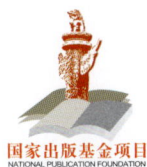

"十二五"国家重点图书出版规划项目

协和手术要点难点及对策 丛书

总主编／赵玉沛 王国斌

血管外科手术

要点难点及对策

主编　李毅清　刘昌伟

科学出版社
龙门书局
北京

内 容 简 介

本书系《协和手术要点难点及对策丛书》之一，全书共 8 章。内容包括血管外科各主要手术，基本按照适应证，禁忌证，术前准备，手术要点、难点及对策，术后监测与处理，术后常见并发症的预防与处理的顺序予以介绍，最后对该手术的临床效果给出评价。临床上，外科医生的主要"武器"是手术，而手术成功的关键在于手术难点的解决，同样的手术，难点处理好了就成功了大半。本书作者均有着丰富的手术经验，且来自于全国，所介绍的手术方式及技巧也来源于临床经验的总结。全书紧密结合临床工作实际，重点介绍手术要点、难点及处理对策，具有权威性高、实用性强，内容丰富、重点突出、图文并茂的特点，可供各级医院血管外科低年资医师和具有一定手术经验的中高年资医师参考使用。

图书在版编目（CIP）数据

血管外科手术要点难点及对策 / 李毅清，刘昌伟主编 . —北京：科学出版社，2017.2

（协和手术要点难点及对策丛书 / 赵玉沛，王国斌总主编）

"十二五"国家重点图书出版规划项目

ISBN 978-7-03-050161-5

Ⅰ . 血… Ⅱ .①李… ②刘… Ⅲ . 血管外科手术 Ⅳ . R654.3

中国版本图书馆 CIP 数据核字 (2016) 第 242656 号

责任编辑：戚东桂 / 责任校对：张凤琴
责任印制：肖 兴 / 封面设计：黄华斌

科 学 出 版 社 出版

北京东黄城根北街16号

邮政编码：100717

http://www.sciencep.com

北京利丰雅高长城印刷有限公司 印刷

科学出版社发行 各地新华书店经销

*

2017年2月第 一 版 开本：787×1092 1/16
2017年2月第一次印刷 印张：18
字数：402 000

定价：128.00元

（如有印装质量问题，我社负责调换）

《协和手术要点难点及对策丛书》编委会

总 主 编 赵玉沛　王国斌

编　　委　（按姓氏汉语拼音排序）

蔡世荣　中山大学附属第一医院

陈莉莉　华中科技大学同济医学院附属协和医院

陈有信　北京协和医院

陈振兵　华中科技大学同济医学院附属协和医院

池　畔　福建医科大学附属协和医院

董念国　华中科技大学同济医学院附属协和医院

杜晓辉　中国人民解放军总医院

房学东　吉林大学第二医院

高志强　北京协和医院

顾朝晖　郑州大学第一附属医院

郭和清　中国人民解放军空军总医院

郭朱明　中山大学附属肿瘤医院

何晓顺　中山大学附属第一医院

洪光祥　华中科技大学同济医学院附属协和医院

胡建昆　四川大学华西医院

胡俊波　华中科技大学同济医学院附属同济医院

黄　韬　华中科技大学同济医学院附属协和医院

姜可伟　北京大学人民医院

揭志刚　南昌大学第一附属医院

孔维佳　华中科技大学同济医学院附属协和医院

兰　平　中山大学附属第六医院

李　莹　北京协和医院

李单青　北京协和医院

李国新　南方医科大学南方医院

李毅清　华中科技大学同济医学院附属协和医院

李子禹　北京大学肿瘤医院

刘　勇　北京协和医院

刘昌伟　北京协和医院

刘存东　南方医科大学第三附属医院

刘国辉　华中科技大学同济医学院附属协和医院

刘金钢　中国医科大学附属盛京医院

路来金　吉林大学白求恩第一医院

苗　齐　北京协和医院

乔　杰　北京大学第三医院

秦新裕　复旦大学附属中山医院

桑新亭　北京协和医院

邵新中　河北医科大学第三医院

沈建雄　北京协和医院

孙家明　华中科技大学同济医学院附属协和医院

孙益红　复旦大学附属中山医院

汤绍涛　华中科技大学同济医学院附属协和医院

陶凯雄　华中科技大学同济医学院附属协和医院

田　文　北京积水潭医院

王　硕　首都医科大学附属北京天坛医院

王春友　华中科技大学同济医学院附属协和医院

王国斌　华中科技大学同济医学院附属协和医院

王建军　华中科技大学同济医学院附属协和医院

王任直　北京协和医院

王锡山　哈尔滨医科大学附属第二医院

王晓军　北京协和医院

王泽华　华中科技大学同济医学院附属协和医院

卫洪波　中山大学附属第三医院

夏家红　华中科技大学同济医学院附属协和医院

向　阳　北京协和医院

徐文东　复旦大学附属华山医院

许伟华　华中科技大学同济医学院附属协和医院

杨　操　华中科技大学同济医学院附属协和医院
杨述华　华中科技大学同济医学院附属协和医院
姚礼庆　复旦大学附属中山医院
余可谊　北京协和医院
余佩武　第三军医大学西南医院
曾甫清　华中科技大学同济医学院附属协和医院
张　旭　中国人民解放军总医院
张保中　北京协和医院
张美芬　北京协和医院
张明昌　华中科技大学同济医学院附属协和医院
张顺华　北京协和医院
张太平　北京协和医院
张忠涛　首都医科大学附属北京友谊医院
章小平　华中科技大学同济医学院附属协和医院
赵洪洋　华中科技大学同济医学院附属协和医院
赵继志　北京协和医院
赵玉沛　北京协和医院
郑启昌　华中科技大学同济医学院附属协和医院
钟　勇　北京协和医院
朱精强　四川大学华西医院

总编写秘书　舒晓刚

《血管外科手术要点难点及对策》编写人员

主　　　编　李毅清　刘昌伟

副 主 编　金　毕　赖传善　吕　平　润晓勤　郑　鸿

编　　　者　（按姓氏汉语拼音排序）

蔡　飞　蔡传奇　党一平　胡国富　金　毕

赖传善　李　沁　李海涛　李毅清　刘昌伟

刘建勇　吕　平　齐晓宇　润晓勤　尚　丹

盛　石　滕云飞　王　剑　王维慈　杨　超

尤　云　郑　鸿

绘　　　图　张弛骋　杨　乐

主 编 助 理　王维慈

《协和手术要点难点及对策丛书》序

庄子曰："技进乎艺，艺进乎道。"外科医生追求的不仅是技术，更是艺术，进而达到游刃有余、出神入化"道"的最高境界。手术操作是外科的重要组成部分之一，是外科医生必不可少的基本功，外科技术也被称为天使的艺术。如果把一台手术比喻成一个战场，那么手术中的难点和要点则是战场中的制高点；也是外科医生作为指挥者面临最大的挑战和机遇；同时也是赢得这场战争的关键。

手术的成功要有精准的策略作为指导，同时也离不开术者及其团队充分的术前准备，对手术要点、难点的精确把握，以及对手术技术的娴熟运用。外科医生需要在手术前对患者的病情有全面细致的了解，根据患者病情制定适合患者的详细手术治疗策略，在术前就必须在一定程度上预见可能在术中遇到的困难，并抓住主要矛盾，确定手术需要解决的关键问题。在保证患者生命安全的前提下，通过手术使患者最大获益，延长生存期，提升生活质量。在医疗理论和技术迅猛发展的今天，随着外科理论研究的不断深入，手术技术、手术器械、手术方式等均在不断发展；同时随着精准医疗理念的提出，针对不同患者进行不同的手术策略制定、手术要点分析及手术难点预测，将会成为外科手术的发展趋势，并能从更大程度上使患者获益。

百年协和，薪火相传。北京协和医院与华中科技大学同济医学院附属协和医院都是拥有百年或近百年历史的大型国家卫计委委属（管）医院，在百年历史的长河中涌现出了大量星光熠熠的外科大师。在长期的外科实践当中，积累了丰富的临床经验，如何对其进行传承和发扬光大是当代外科医生的责任与义务。本丛书的作者都是学科精英，同时也是全国外科领域的翘楚，他们同国内其他名家一道，编纂了本大型丛书，旨在分享与交流对手术的独到见解。

众所周知，外科学涉及脏器众多，疾病谱复杂，手术方式极为繁多，加之患者病情各不相同，手术方式也存在着诸多差异。在外科临床实践中，准确掌握各种手术方式的要点、全面熟悉可能出现的各种难点、充分了解手术策略的制定、尽可能规避手术发生危险、提高手术安全性、减少术后并发症、努力提高手术治疗效果并改善患者预后，是每一位外科医师需要不断学习并提高的重要内容。古人云："操千曲而后晓声，观千剑而后识器。"只有博览众家之长，才能达到"端州石工巧如神，踏天磨刀割紫云"的自如境界。

"不兴其艺，不能乐学。"如何在浩瀚如海的医学书籍中寻找到自己心目中的经典是读者的一大困惑。编者在丛书设计上也是独具匠心，丛书共分为 20 个分册，包括胃肠外科、肝胆外科、胰腺外科、乳腺甲状腺外科、血管外科、心外科、胸外科、神经外科、泌尿外科、创伤骨科、关节外科、脊柱外科、手外科、整形美容外科、小儿外科、器官移植、妇产科、眼科、耳鼻咽喉-头颈外科及口腔颌面外科。内容涵盖常见病症和疑难病症的手术治疗要点、难点，以及手术策略的制定方法。本丛书不同于其他外科手术学参考书，其内容均来源于临床医师的经验总结：在常规手术方式的基础上，结合不同患者的具体情况，详述各种手术方式的要点和危险点，并介绍控制和回避风险的技巧，对于特殊病情的手术策略制定亦有详尽的描述。丛书内容丰富，图文并茂，展示了具体手术中的各种操作要点、难点及对策：针对不同病情选择不同策略；运用循证医学思维介绍不同的要点及难点；既充分体现了精准医疗的理念，也充分体现了现代外科手术的先进水平。

"荆岫之玉，必含纤瑕，骊龙之珠，亦有微隙。"虽本书编者夙夜匪懈、殚精竭思，但囿于知识和经验的不足，缺陷和错误在所难免，还望读者不吝赐教，以便再版时改进。

中国科学院院士　北京协和医院院长

赵玉沛

华中科技大学同济医学院附属协和医院院长

王国斌

2016 年 9 月

前　　言

随着我国血管外科的迅猛发展，被诊断为周围血管疾病的患者越来越多，且这类疾病急重症多，严重威胁人民健康，因此，血管疾病的防治也越来越受到重视。周围血管疾病的外科治疗是一个非常专业的领域，在我国缺乏专科指导性教科书，本书积累了华中科技大学同济医院附属协和医院和北京协和医院血管外科专家们多年的治疗经验，系统全面地介绍了血管外科常见手术的适应证、禁忌证、术前准备、手术要点难点及对策、术后监测、术后常见并发症的预防与处理及临床效果评价，涵盖了周围血管的开放手术和介入治疗的技术细节，对住院医师和有一定手术经验的中高年资医师均有很好的指导意义，希望通过阅读本书对读者能有切实的帮助。

感谢所有专家辛勤编写、反复修稿，书中如有不足之处敬请读者指正。

华中科技大学同济医学院附属协和医院

血管外科主任、博士生导师、教授

李毅清

2016 年 7 月

目　录

第一章　头颈动脉手术

第一节　颈动脉内膜剥脱术

颈动脉狭窄的常见原因是动脉粥样硬化，即颈动脉的粥样斑块导致的颈动脉管腔的狭窄，多发生于颈总动脉分叉和颈内动脉起始段。颈动脉狭窄同侧脑梗死的发病率高达90%～95%，颈动脉狭窄是引起进行性脑卒中的常见原因之一。颈动脉内膜剥脱术（carotid endarterectomy，CEA）是目前治疗颈动脉狭窄的金标准，在欧美尤其盛行，仅美国一年的CEA手术病例数就超过15万例。近年来颈动脉支架置入术（carotid artery stenting，CAS）在CEA高危患者中亦得到广泛应用，已经发展为除CEA外的另一种手术选择。

一、适应证

1. 6个月内有过短暂性脑缺血（TIA）发作史，且同侧颈动脉狭窄程度≥70%，应尽早手术。

2. 近期发作过TIA或缺血性脑卒中，且同侧颈动脉中度狭窄（50%～69%）的患者，建议实施CEA。

3. 进展性脑卒中，且颈动脉狭窄程度≥70%，建议实施CEA。

4. 颈动脉狭窄同侧发作过TIA，且颈动脉狭窄程度≥70%，同时合并冠心病需冠脉搭桥手术，可考虑同时行CEA手术。

5. 无症状患者，颈动脉狭窄程度≥60%者，如近期无手术禁忌可考虑手术。

6. 符合上述适应证的情况下：颈动脉有溃疡形成，溃疡面深且不规则和有血栓形成，应尽早手术；双侧颈动脉均有狭窄，有症状的一侧应先手术，双侧均有症状时，狭窄严重的一侧先手术，在3周后再做另一侧手术；一侧颈动脉狭窄、对侧闭塞，只做狭窄侧手术。

二、禁忌证

1. 难控制的高血压。血压高于24/15kPa（180/110mmHg[①]）时不宜手术。因为严重持续

---

① 1mmHg=0.133kPa。

性高血压，手术后易发生颅内出血、心肌梗死、脑梗死等。

2. 心肌梗死后 6 个月以内者手术死亡率明显增加。心绞痛的发生影响心脏收缩，同样也增加了手术的危险性。

3. 慢性肾衰竭、严重肺功能不全、肝功能不全，不能耐受手术者。

4. 特别肥胖、颈强直者，因体位限制，手术暴露血管困难，易导致局部或全身并发症。

5. 严重神经功能不全。

6. 恶性肿瘤晚期。

三、术前准备

除一般手术的常规准备外，术前应戒烟，手术前 3 天停用血管扩张药及抗血小板凝聚药，以减少术中出血。控制高血压（< 140/80mmHg）、心率（60 ~ 80 次 / 分）、高胆固醇血症（LDL < 100mg/dl①）等。做颈动脉彩色超声检查、经颅多普勒（TCD）、脑 CT 扫描或磁共振（MRI）、颈动脉 CTA/MRA/DSA 检查。糖尿病患者应控制血糖接近正常水平。

麻醉：局部浸润麻醉、颈丛麻醉和全身麻醉均可。局部麻醉和颈丛麻醉能反映对动脉阻断时的耐受性，也能减少神经损伤，但若手术时间较长，患者不能耐受，甚至体位改变，不利于手术操作。全身麻醉能确保呼吸道通畅和供氧，增加脑血流量，减少脑代谢，颈动脉暂时阻断后能增加脑缺氧的耐受性，且患者熟睡，有利于手术的顺利进行。

监测：除心电监护外，有条件者可在术前经桡动脉置管，可在术中严格监测和控制动脉压、血氧饱和度。术前可经对侧颈外或颈内静脉、锁骨下静脉或肘静脉插管至上腔静脉，监测中心静脉压，使其维持在 8 ~ 10cmH$_2$O。试验性夹闭颈动脉时，可通过测定颈内动脉反搏压及术中脑电图（EEG）监测脑血流灌注及决定是否术中应用转流管。

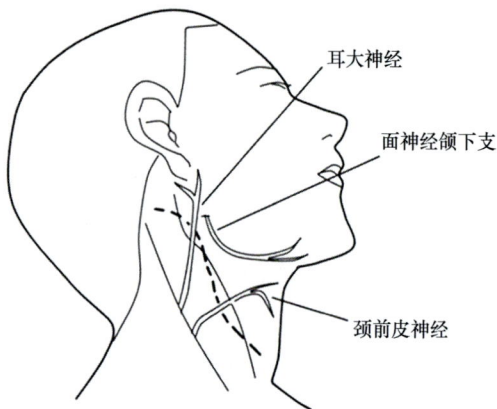

图 1-1　手术切口

四、手术要点、难点及对策

1. 体位及切口　仰卧位，肩下垫肩垫使颈部适当拉伸（注意不要过高使颈部过度拉伸），头枕头圈偏向对侧。手术台头端抬高 15° 以降低静脉压力，减少术中出血。双下肢抬高 10°，以增加回心血流量及心排血量，增加脑血流灌注。如果采用"选择性"应用转流管时，应在头颅安放电极以持续脑电图监测。

切口一般在胸锁乳突肌前缘至下颌角后方 1 ~ 2cm 斜向后上至乳突，切口下端略弯向内侧，中央越过颈总动脉分叉处；切口上端略微弯向耳垂后方（图 1-1）。

① 1mg/dl=0.026mmol/L。

2. 显露并游离颈动脉及分支　切断颈阔肌显露出胸锁乳突肌（SCM）的前缘，小心锐性解剖 SCM 前缘，将胸锁乳突肌牵向外侧，结扎、切断颈外静脉，显露下面的颈内静脉，将其游离，其分支均可结扎，其中通常可见较粗的面静脉横跨颈动脉分叉处汇入颈内静脉（图 1-2），结扎并切断面静脉，显露下面的颈动脉鞘，如为更好地显露颈总动脉，可将妨碍操作的淋巴结切除，必要时可切断肩胛舌骨肌。

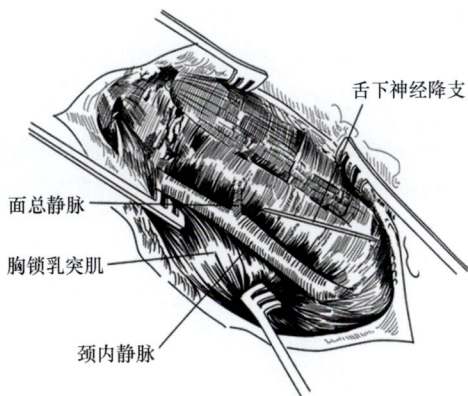

图 1-2　显露出胸锁乳突肌、颈内静脉和面总静脉

游离颈动脉时应避免损伤邻近神经。迷走神经及舌下神经是主要的术中容易损伤的神经，迷走神经通常位于颈动脉鞘最后方（图 1-3），但有时也可位于最前方，应注意这种异常走行，以避免损伤该神经。舌下神经横跨走行于颈外动脉及颈内动脉的前方达分叉处（图 1-3），术中应仔细辨认，避免损伤。发自颈外动脉支配胸锁乳突肌的小动脉通常越过舌下神经并将其拉向下方。可结扎、切断此小动脉，以利于舌下神经的游离。

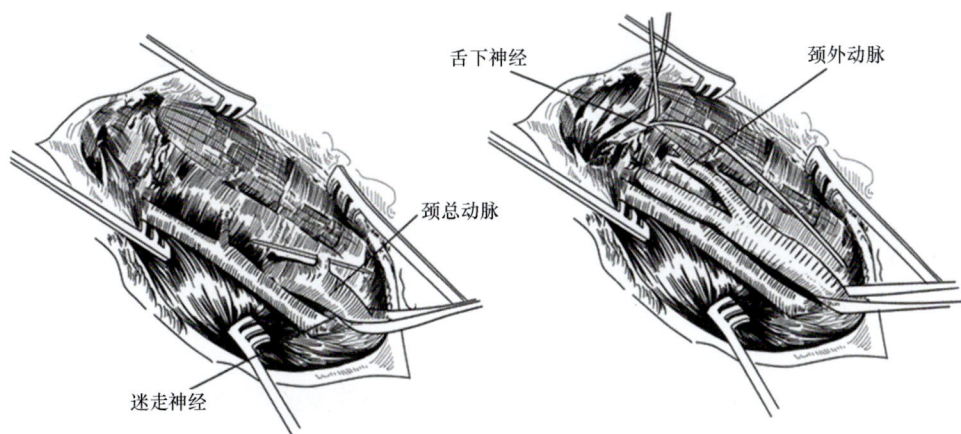

图 1-3　迷走神经、舌下神经的解剖位置

在寻找颈动脉时，可用手指触摸作为引导，扪之较硬，有时可扪及搏动，此动作要极为轻巧，否则可造成管腔内斑块或栓子脱落。在颈内静脉内侧即为颈动脉，打开颈动脉鞘，充分游离颈总动脉，仔细在分叉近端留置血管保护带。之后游离颈外动脉并上阻断带。为防止解剖分叉部位时刺激动脉窦造成血压、心率反射性下降，应在颈外动脉及颈内动脉之间用 1% 利多卡因进行封闭。仔细解剖分离颈内动脉并留置血管保护带，见图 1-4。

如术中发现斑块延伸至离分叉部位较远的颈内动脉远端，为充分暴露颈内动脉远端，可切断二腹肌后腹，解剖颈内动脉远端至茎突水平。

此时一般还可看到发自舌下神经的舌下神经襻（颈襻），通常不需要分离切断颈襻，但如为更好地暴露颈内动脉时可行切断。此外，分离阻断甲状腺上动脉时应避免损伤通常横跨于该动脉第一段的喉上神经。分离显露颈内动脉远端直到可触及柔软而薄壁的正常血管至少 1cm。

3. 阻断并切开颈动脉（图 1-5）　阻断颈动脉之前，应向麻醉师确认患者血流动力学稳定，并要保证在阻断颈动脉后避免血压过低造成大脑低灌注。显露满意后，静脉注射肝素3500 ~ 5000U。应用 Bulldog 血管钳阻断颈外动脉，随即用血管钳阻断颈内动脉的远端，最后应用角形血管钳在偏近端处阻断颈总动脉。

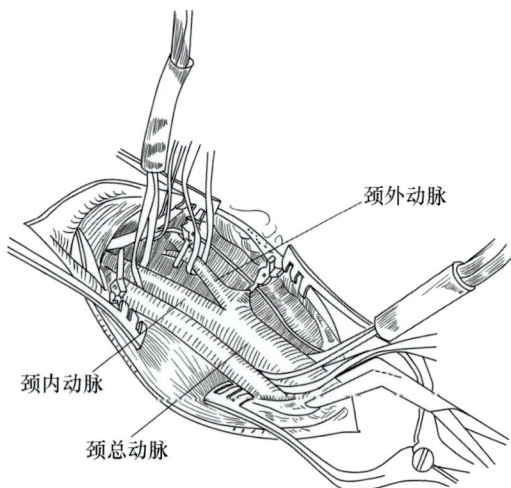

图 1-4　阻断颈总、颈外及颈内动脉

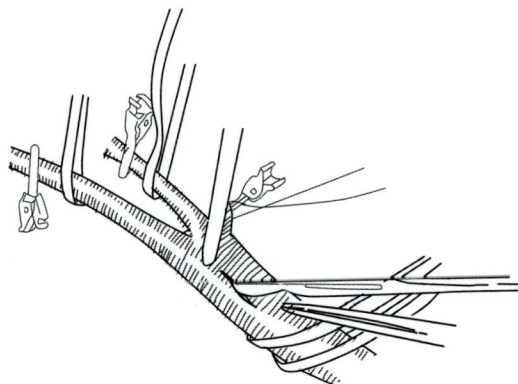

图 1-5　切开颈动脉

切开颈总动脉并使切口沿颈动脉分叉处侧壁延伸至颈内动脉超越斑块的远端，显露相对正常的动脉，切口应使斑块彻底显露以利于下一步操作，必要时可松开颈动脉远端的阻断钳，确认有无反血。

4. 选择性应用颈动脉转流管　应用颈动脉转流管指征：①有神经损害症状，或有明显的椎动脉供血不足；②对侧颈动脉完全闭塞者；③颈内动脉反流压＜ 5.0kPa 者；④术中脑功能监测出现异常者；⑤估计手术困难，阻断颈内动脉血流时间较长者。

不使用转流管时，动脉阻断时间尽量不超过 30 分钟，应用转流管则手术时间较充裕。决定应用转流管后，松开一下颈内动脉控制带，将转流管迅速插入血管腔内，再收紧控制带，插转流管时应做到既快又准，在节省时间的同时注意不要撕裂动脉内膜导致夹层。这时血液逆行流出转流管，可驱赶出可能存在的碎块并充满管腔。随后以同样方法将转流管近端插入颈总动脉，应用橡皮带环绕颈总动脉收紧固定。成功置入转流管后，可应用事先准备好的测压导管测定转流管正向压、转流压及反搏压（图 1-6）。

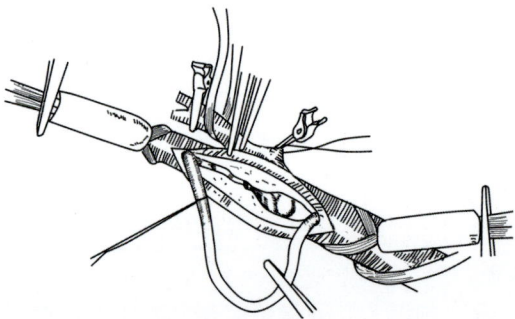

图 1-6　置入转流管后

5. 内膜剥脱及剥离残端的固定　颈动脉斑块通常位于颈总动脉分叉部位并只延伸至颈内动脉一小段距离，此特点为 CEA 的完好实施提供可能。具体剥脱方法有开放式颈动脉内膜剥脱术（sCEA）及外翻式颈动脉内膜剥脱术（eCEA）两种，前者应用得较多（图1-7）。当实施sCEA时，选择正确的剥离平面十分重要。先用镊子夹起外膜的边缘，将其与斑块剥离，此时将出现一个剥离界面，使用剥离子将斑块与血管壁分开。这时在血管壁两侧将出现内膜剥脱界面，继续向后方剥离至剥离完整一周。在近端，如果剥离至正常动脉结构，应将斑块与动脉壁整齐横断，不留下任何突出物。在远端，如果剥离至正常动脉端，就应当将动脉内膜切除平面移至一更为表浅的水平。通常使动脉内膜剥脱终结于光滑的端点。中间层残留的环状纤维应当轻柔、小心地剥离。

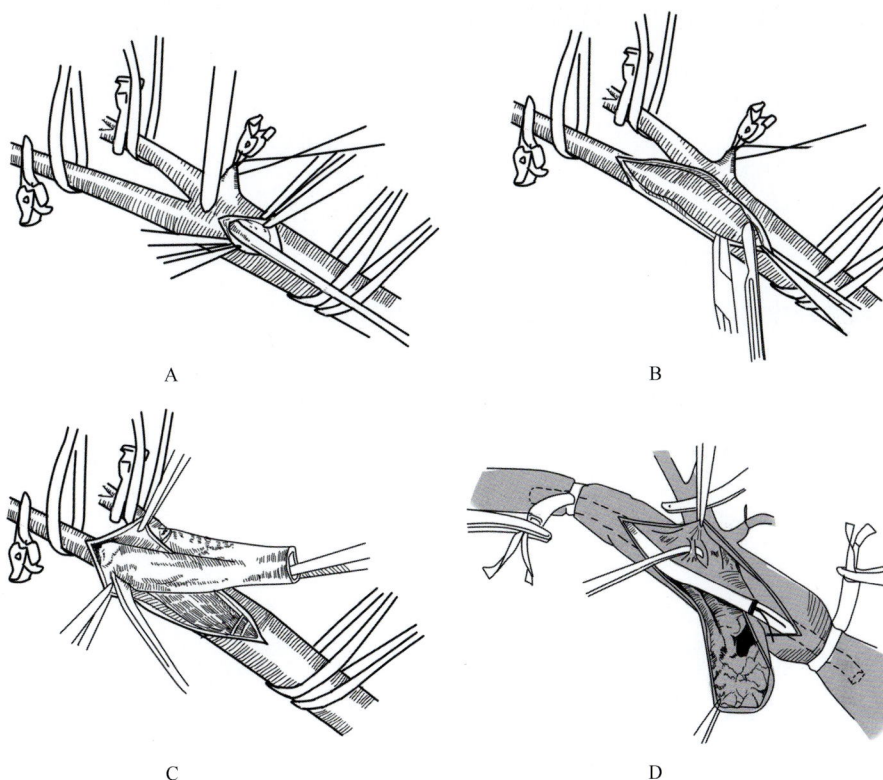

图1-7　sCEA

A. 剥离子分离血管壁与斑块；B. 斑块近端横断；C. 剥离斑块远端；D. 转流管下操作同A、B、C

eCEA不采用纵行切开血管越过斑块，而是通过外翻血管壁将斑块剥除。颈总动脉的斑块应锐性横断，对于颈外动脉及甲状腺上动脉起始处的斑块应使用eCEA，最后剥脱颈内动脉远端较薄的、局限于内膜的斑块。eCEA在内膜剥脱后血管吻合口径较粗，不但缝合方便，还不易造成吻合口狭窄。一般eCEA不需补片，可减少阻断动脉的时间。eCEA还可很容易地处理sCEA难以解决的颈内动脉延长扭曲的问题（图1-8）。

用肝素盐水反复冲洗管腔，仔细检查有无残存的斑块及颈内动脉远端是否有内膜片漂浮。如管腔远端存在没有牢固贴附于中膜的内膜片，应用6-0 Prolene血管缝合线行内膜片固定。固定时缝合的方向应与血管纵轴方向平行，以免造成管腔狭窄。线结应打在外面，打结不应过紧以避免血管起皱或使内膜撕脱。仔细检查颈总动脉近端及颈外动脉开口处有无残存斑块残渣或漂浮内膜片，后者可通过松开颈外动脉阻断钳确认反血情况以确认。如果颈总动脉处残存明显的斑块时，应向颈总动脉近端延长切口，以利于斑块的完整移除。

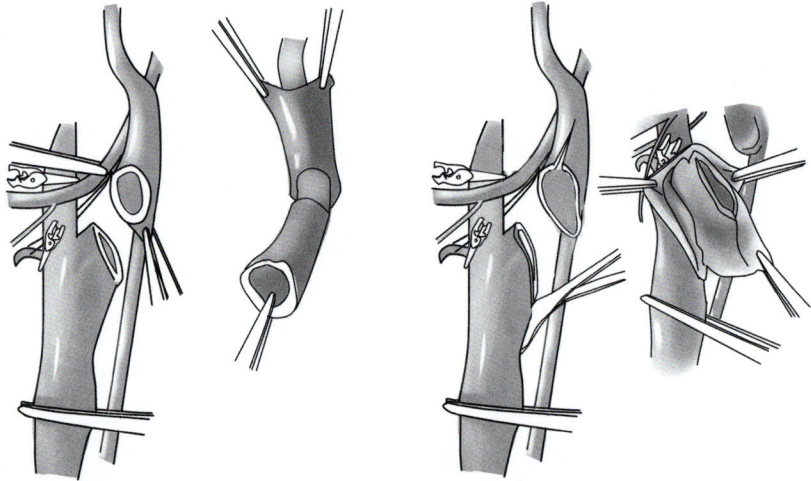

图 1-8 eCEA

6. 颈动脉补片成形（图 1-9） 在缝合动脉切口前，应判断缝合后动脉的通畅性，缝合后可能引起动脉狭窄的情况如下所述：①有形成颈动脉术后狭窄倾向者，如动脉较细，特别是女性、糖尿病患者、吸烟者等；②颈动脉内膜切除术后再次行颈动脉切开或复发性狭窄再次手术者；③内膜纤维组织形成者；④颈外动脉同时切开，或颈内动脉上端形成横行

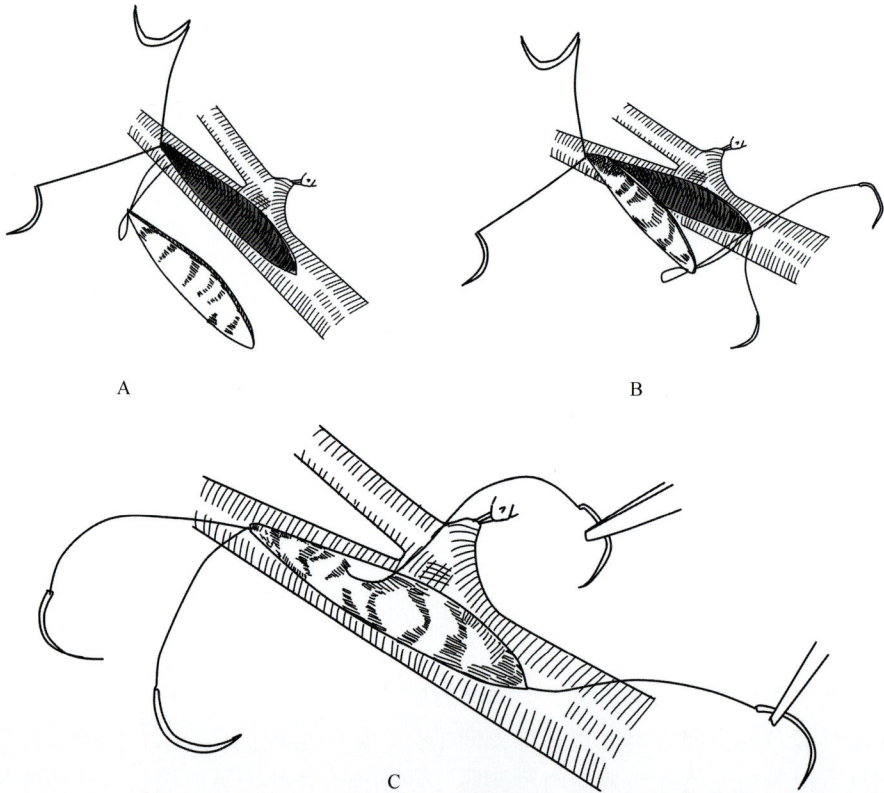

A

B

C

图 1-9 补片成形术

A. 远侧端缝合；B. 近侧端缝合；C. 连续缝合

撕裂者；⑤某些过长而曲折的颈内动脉等需行补片成形术者（图 1-9）。补片材料可取自体颈外静脉、大隐静脉或人造织物。

如需行补片成形术，将补片材料剪成与动脉切口大小一致的椭圆形，补片中部的宽度为 0.3 ~ 0.5cm，补片的两端分别用 6-0 Prolene 血管缝合线缝两针，由外膜穿入，由动脉壁的外膜穿出并打结。两根缝线分别向对端做连续缝合，在缝合最后 2 ~ 3 针之前，放松颈内动脉阻断钳，使血液冲出空气、血凝块或小的动脉斑块，然后缝闭打结，依次恢复颈外、颈总和颈内动脉血流。

7. 撤除颈动脉转流管及缝合血管切口　　如果不需行补片成形术，则使用 6-0 血管缝合线自切口的两端行连续缝合，如未应用转流管，在缝合最后 2 ~ 3 针之前，解除颈内动脉阻断钳，依靠颈内动脉反流血液排出腔内残存的少量细微残渣及空气。再次阻断颈内动脉，完成最后几针的缝合后，依次解除颈外、颈总动脉的阻断，最后开放颈内动脉。

应用转流管的情况下，在缝合最后 3 ~ 4 针之前，拔除颈总动脉的转流管并阻断颈总动脉，然后让颈内动脉反血的同时拔除颈内动脉的转流管，并阻断颈内动脉，完成最后几针缝合后依次解除颈外、颈总及颈内动脉的阻断。最后一步的阻断时间应控制在 1 ~ 2 分钟，如患者仍不能耐受，可在撤除转流管后使用小的侧壁钳部分阻断包括未缝合切口在内的血管壁，之后再行剩余部分的缝合（图 1-10）。

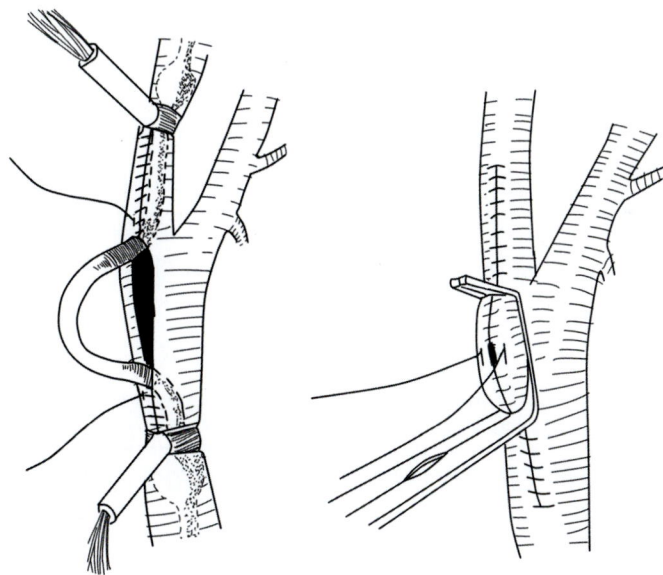

图 1-10　撤除转流管及切口缝合

8. 留置引流　充分止血后，留置负压引流管或小的橡皮引流条，缝合颈阔肌及皮肤层。

五、术后监测与处理

如果考虑到手术的完整性及为确定血流重建后颈内动脉波动的情况，可在台上行多普勒超声检查，检查有无狭窄或动脉内活瓣等情况。

术毕应注意检查患者肢体活动及语言情况，有无脑梗死、脑神经损害症状及有无切口血肿发生。术后服用抗血小板聚集药物，1个月后进行随访，以后每年行颈动脉的超声检查以评价有无再狭窄。

六、术后常见并发症的预防与处理

1. 围手术期脑卒中　是 CEA 最常见、最严重的并发症。AHA 建议对于无症状颈动脉狭窄的患者行 CEA，并发症及病死率不能超过 3%；对于 TIA 不应超过 5%；对于初发脑梗死患者不应超过 7%；再发的颈动脉狭窄不能超过 10%。导致卒中的原因包括在解剖颈动脉或血流重建后的脑血管栓塞，在栓塞基础上或无栓塞继发下的剥脱部位血栓形成，最后还包括在术中阻断颈动脉引起的脑缺血，术中阻断时间不宜超过 30 分钟。神经病变的体征可立即出现在清醒的患者及手术后麻醉恢复期。

如果患者在手术室清醒的情况下出现神经系统症状，应立即再次麻醉，暴露探查颈动脉，此时应使用手持多普勒探头评价内膜剥脱术后血管通畅情况。如果剥脱部位发生闭塞，则应在肝素化的基础上行动脉切开并探查动脉剥脱是否充分及有无动脉闭塞，查找栓塞的来源，任何剥脱部位的闭塞性病变均应修补。如果通过多普勒检查确定颈动脉通畅，可以行术中颅内血流图描记查明脑卒中原因，如果完整的血流图显示无异常，则可能为栓塞引起，立即手术将无效，应采用抗凝、抗血小板等保守治疗。如果确认有远端动脉的栓塞，则根据栓子的性质决定采取何种处理方法。例如，如果栓塞部位不是在剥脱部位而是在远端的大脑中动脉或其分支，则可推断栓塞来源于动脉硬化碎屑。换言之，如果确认血栓位于内膜剥脱部位，而远端栓塞物质为可去除血栓，则可考虑短期局部纤溶治疗。如果切开动脉后经直视探查未发现技术失误，而是动脉内膜面存在易导致血小板沉积引发血栓的表面，则可考虑行颈动脉分叉置换术，可应用 e-PTFE 人工血管或自体大隐静脉。

如果患者在术后当时无神经系统病变，而在术后最初数小时内出现神经病变，此时应迅速做出处理的决定，是将患者返回手术室进行评定还是暂且保守支持治疗。治疗方式取决于客观证据及患者病情和进展情况。通常，如果未发现剥脱部位病变且患者情况逐渐恢复，可采取以抗凝治疗为基础的支持治疗并且密切观察病情变化。反之，如果在颈动脉分叉部位发现任何病变或患者病情未见好转，较安全的处理为将患者返回手术室行再次探查及按前述方法进行可能的修补处理。

2. 脑过度灌注综合征（hyperperfusion syndrome，HPS）　是 CEA 术后早期发生的急性（少数为延迟性）、以严重脑血流增加（主要是手术侧）为特点的一组综合征，主要临床表现为严重的局限性头痛、局限性和（或）广泛性痉挛、手术侧半球脑出血。CEA 围手术期并发症的发生率约为 3%，其中脑过度灌注综合征更为少见。如要预防此并发症发生，术后可预防性应用抗高血压药物控制血压及少量应用脱水药物（如甘露醇等）。

3. 脑神经损伤　暂时或永久的脑神经损伤是 CEA 另一重要的并发症。最常受累的神经包括舌下神经、迷走神经、喉返神经、喉上神经及面神经的下颌缘支。脑神经损害的发生率差异较大，暂时损伤发生率为 3% ~ 10%，而永久性损害发生率为 1% ~ 2%。避免此类并发症需要术中仔细解剖和减少下颌骨下方的牵拉以避免损伤下颌缘支，以及警惕解剖异常情况。大多数情况下，即便术后诊断脑神经损害也不必再次行手术处理。

4. 切口血肿　偶尔发生，尤其对于围手术期抗血小板治疗的患者。为减少此并发症的发生，可以在术后 24 小时内于伤口放置小的橡胶引流条及在关闭伤口前应用鱼精蛋白对抗肝素化。颈部血肿最致命的后果是引发呼吸道梗阻，如果发现患者出现任何呼吸道梗阻的征兆，应立即返回手术室行血肿清除及进行适当的止血处理。

5. 颈动脉远期再狭窄　远期出现再狭窄，可考虑再次行 CEA 或 CAS 手术。

七、临床效果评价

影响 CEA 手术效果的因素包括麻醉方式（局部麻醉 / 阻滞麻醉 / 全身麻醉）、转流器的使用、是否术中监测脑功能、术后是否使用补片及手术结束时是否行影像学检查等。

一些专家认为局部麻醉会减少术中血流动力学的变化和心血管事件的发生，但是前瞻性随机研究和回顾性研究均未显示其与阻滞麻醉的差异。

术中颈动脉阻断时可能出现脑缺血需使用转流器的危险因素包括：近期卒中史、对侧颈动脉闭塞及一些提示脑供血不全的临床症状。大量证据表明，CEA 术中存在血流相关性脑缺血，转流器的使用能够降低此并发症。

一项单中心大型研究"低早期卒中率及低后期狭窄率"的结果证实，相对于传统剥脱方式，推荐使用外翻技术，其可以降低早期和后期的卒中发生率；女性患者或颈内动脉直径较小的患者是早期神经症状及晚期狭窄的高危人群，推荐使用补片以降低 CEA 术后的早期或晚期并发症，其优于传统的内膜切除术，补片的材料对结果没有影响。

是否常规在 CEA 结束后行影像学检查也有争议。一些报道称多普勒超声检查显示有 5% ~ 10% 的患者会有异常，这些异常的临床意义尚不清楚，也有很多研究报道未使用多普勒检查也有理想的治疗效果。同麻醉方式与转流器使用一样，CEA 结束后的影像学检查更多的是取决于医生的个人偏好。

此外，对手术数量、专科训练与 CEA 结果的关系，有大量研究数据显示其间有一定关系，但是这种关联远低于其他术式，每年行 CEA 在 10 ~ 15 台的医生手术效果优于低于 5 台的医生，但是手术台次的继续增加不能提高治疗效果。

（李毅清　王维慈）

第二节　颈动脉支架置入术

一、适应证

1. 有症状颈动脉重度狭窄（≥70%），且有手术难以接近的病变部位（近端病灶接近

锁骨 / 远端病灶超过颈 2 水平）。

2. 有症状颈动脉重度狭窄（≥ 70%），且伴有手术风险高的严重内科疾病者。

3. 有症状颈动脉重度狭窄（≥ 70%），且有下列情况之一者：①可能需要行血管内治疗的明显串联性病变；②放疗导致的狭窄；③ CEA 后再狭窄；④酌情告知病情后拒绝行 CEA 者；⑤继发于动脉夹层分离的狭窄；⑥继发于肌纤维发育不良的狭窄；⑦继发于 Takayasu 动脉炎的狭窄。

4. 在心脏手术前需治疗的伴有对侧颈动脉闭塞的颈动脉重度狭窄。

5. 急性卒中溶栓后闭塞的颈动脉再通后发现的颈动脉重度狭窄。

6. 假性动脉瘤。

7. 无症状闭塞前狭窄（≥ 90%），且符合标准 1 ~ 3 者。

二、禁忌证

1. 相对禁忌证

（1）任何程度的无症状狭窄，除非有特殊情况，如上述适应证中的第 4、6、7。

（2）有症状性狭窄，但颅内血管有畸形。

（3）亚急性脑梗死患者的有症状狭窄。

（4）对血管造影有明显禁忌证患者的有症状狭窄。

2. 绝对禁忌证

（1）血管造影可见腔内血栓的颈动脉狭窄。

（2）血管内入路不能安全抵达或通过的狭窄。

三、术前准备

CAS 围手术期抗血栓治疗应采用双重抗血小板治疗：阿司匹林与噻氯匹定 / 氢氯吡格雷，双重抗血小板治疗至少在 CAS 前 3 天即开始。

术前充分评估神经功能，并取得高质量的脑血流图像。术前行颈动脉彩色超声检查、经颅多普勒（TCD）、脑 CT 扫描或磁共振（MRI）、颈动脉 CTA（computed tomography angiography，计算机断层血管造影）/MRA（magnetic resonance angiography，磁共振血管造影）/DSA（digital substraction angioplasty，数字减影血管造影）以评估颈动脉狭窄程度。

四、手术要点、难点及对策

1. 患者取平卧位，双侧腹股沟、会阴及下腹部常规消毒、铺无菌孔单，以 1% 利多卡因 10ml 在穿刺点周围做局部浸润麻醉。

2. 经腹股沟韧带中点下 1.5cm 处，以 Seldinger 技术行股动脉逆行穿刺，穿刺部位循序扩张至 7F 或 8F，置动脉鞘。

3. 静脉给予肝素（70U/kg）全身肝素化。

4. 栓塞风险较高患者，可考虑使用 Ⅱb/Ⅲa 抑制剂，依替巴肽 65μg/kg 静脉注射，续以每小时 0.25μg/kg。

5. 沿超滑导丝分别送入猪尾导管和选择性造影导管，行主动脉弓和左、右颈动脉造影，如图 1-11 所示。明确颈总动脉或颈内动脉狭窄情况，包括狭窄部位、程度、范围，狭窄的形态学等，也需明确是否存在颅内段颈动脉病变等。

6. 以超滑导丝引导造影导管至颈外动脉，将导丝更换为超硬导丝，并将其输送至颈外动脉。

7. 撤出造影导管，沿超硬导丝将长鞘或导引导管（90cm）头端送至颈总动脉分叉近端约 1cm。

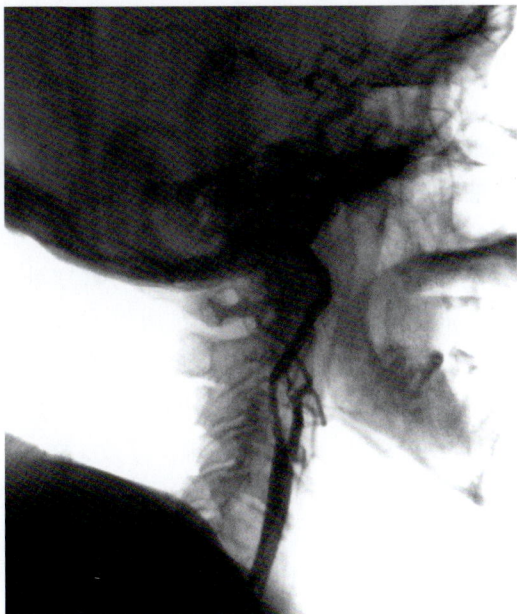

图 1-11　颈动脉造影

8. 根据狭窄部位和狭窄程度将脑保护装置送至颈内动脉，并使其缓慢通过狭窄。在狭窄上方 3～5cm 处岩骨段释放脑保护装置。在实际操作中若脑保护装置不易通过狭窄部位，可用直径 2～2.5mm 球囊预扩。保护伞应始终在视野内，助手固定好尾部，避免头端来回移动甚至入颅，如图 1-12 所示。脑保护装置应具有以下特性：①外径较小（＜3F）；②良好的扭控性，能通过迂曲的血管；③脑保护装置打开后，能与血管壁充分贴合以起到最佳脑保护作用（图 1-12）。

011

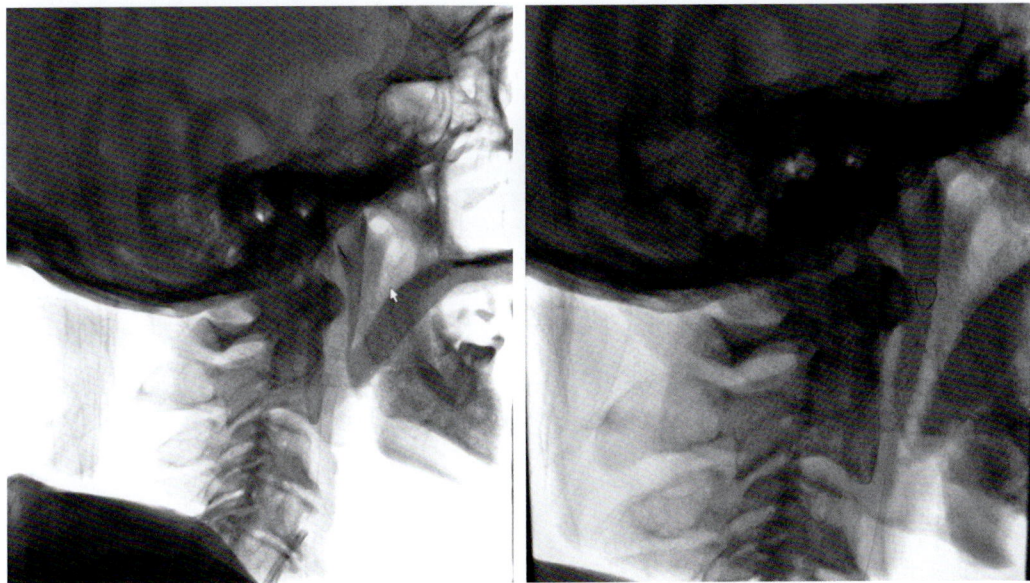

图 1-12　脑保护伞的释放

9. 球囊扩张前，应静脉予以 0.5 ~ 1mg 阿托品，球扩时严密注意患者是否出现严重的血流动力学不稳定现象（如心动过缓、低血压）。

10. 除严重狭窄外，一般不需行预扩张而直接送入支架释放系统，严重狭窄需预扩时，原则上尽量使用直径 2 ~ 4mm 小球囊行预扩，如图 1-13 所示。球囊放气时，用 30ml 注射器抽吸导管内血液（抽出破碎性斑块，以防预扩时脱落的斑块进入脑血流）。通常预扩使用的球囊长度约为 4cm，若过短会造成"瓜子"现象，易导致斑块脱落；过长会造成两端扩张（狗骨现象），使球囊固定在病变处。球囊预扩的压力是确定的，只有对于有明显钙化的狭窄，才使用更大的球扩压力（14 ~ 16atm[①]）。球囊预扩的时间取决于球囊的形状及特征，若球囊能迅速展开，则预扩时间短；若其展开时间长，则预扩时间需延长至 120 秒。球囊只扩张一次，球扩时间根据病变性质而定。

11. 颈动脉造影，评估预扩疗效（图 1-13）。

12. 将支架送至狭窄段，再经造影证实位置无误后释放支架，可先释放一部分支架并停留 5 ~ 7 秒，待支架远端完全扩张并与颈内动脉病变远端部位充分贴合后，再将余下部分的支架释放（图 1-14）。

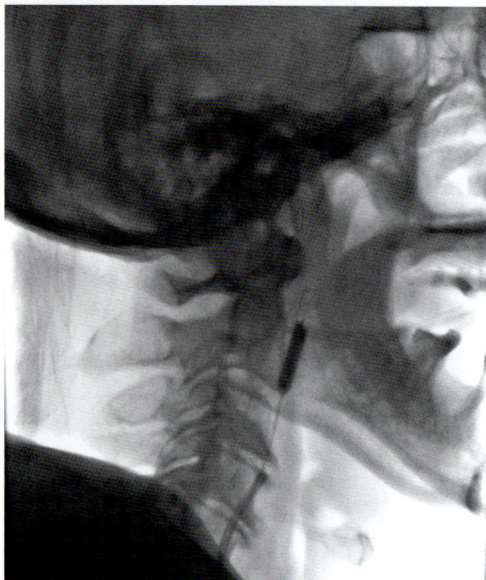

图 1-13　保护伞下球囊预扩

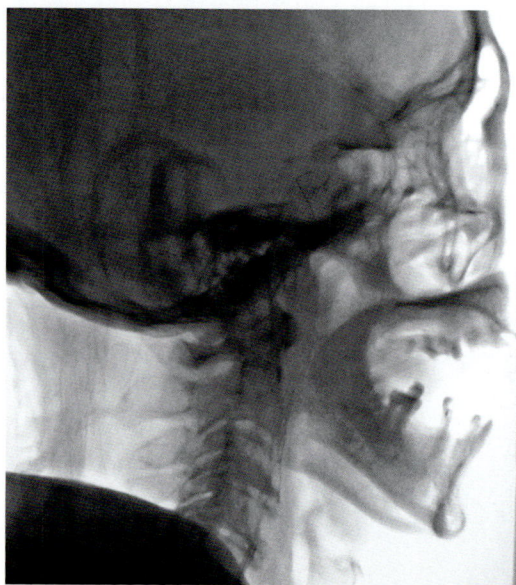

图 1-14　保护伞下血管支架置入

通常选用支架直径为 6 ~ 9mm，支架一般与远端血管直径一致。支架长度一般为 30 ~ 40mm，常选用相对较长的支架以确保完全覆盖病变部位，且应尽可能使支架置放于血管近端。

13. 支架置入后常规造影判断疗效，如残余狭窄超过 20% 者，可做后扩，自膨式支架可不扩张。后扩球囊直径应与颈内动脉相符（5 ~ 6mm），低压、快速，一次完成，忌反复多次扩张，20% 的残余狭窄是可以接受的。

----

① 1atm=1.013×10⁵Pa。

14.脑血管造影确认没有动脉夹层发生后撤除脑保护装置（图 1-15）。

15.退出导管、导丝系统。

16.检测 ACT，若 ACT > 250 秒，可使用鱼精蛋白中和肝素，以降低颅内出血的风险；若 ACT < 150 秒，拔除血管鞘。

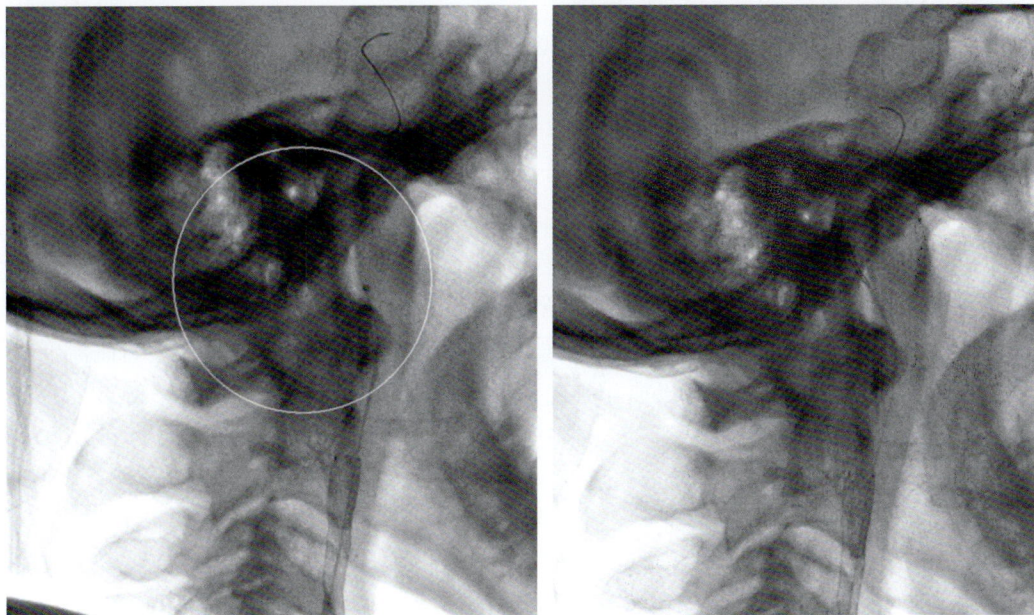

图 1-15　撤除脑保护装置

五、术后监测与处理

伤口加压包扎 24 小时。术后尽量让患者保持穿刺侧肢体伸直，不做大范围活动，以防穿刺点出血。此外，嘱患者尽量多喝水，以便使造影剂迅速排出。阿司匹林与噻氯匹定/氢氯吡格雷双重抗血小板治疗持续到 CAS 后 1 个月，之后长期应用阿司匹林，CAS 术后 1 个月进行随访，以后每年行颈动脉的超声检查以评价有无再狭窄。

六、术后常见并发症的预防与处理

1.局部血肿　血肿是 CAS 后最多见的并发症，多在鞘管拔除后出现。主要原因：穿刺插管不顺利致重复穿刺；术后手法压迫股动脉穿刺处不适当；术前宣教不到位，患者肢体未能有效制动；术后过早活动。为了减少术后穿刺局部出血，应不断提高穿刺技术，尽量避免重复穿刺；选择在穿刺点上方紧靠腹股沟韧带之下，将股动脉压迫至股骨上，而不应压在皮肤穿刺点周围；严密观察穿刺点周围皮肤颜色、温度、足背动脉搏动及伤口敷料情况；注意局部有无渗血、肿胀；按压局部有无波动感等以了解有无皮下出血；嘱患者卧床 24 小时以上，期间使用约束带制动，起到警示作用，引起患者的注意，有效防止患者穿刺侧下肢过度屈髋和屈膝,避免穿刺点的出血、血肿,确保制动效果。

2. 颈动脉窦反应　　定义为心脏停搏≥3秒或血压过低(收缩压≤90mmHg)。CAS时经常发生,是由于支架刺激颈动脉窦的压力感受器所致。选用合适的支架及准确的支架释放是防止心动过缓及低血压的关键。术中(释放支架前)用阿托品,术后如发生心动过缓及低血压可以适当应用升压药物及阿托品。

3. 缺血性卒中　　动脉硬化斑块的崩解脱落可以导致缺血性卒中。CAS的每一步都有产生栓子的可能,特别是在放置支架或球囊扩张时更容易发生,考虑栓子太小的缘故,很多斑块的脱落大多不会造成有症状的卒中。为有效降低栓子脱落,术前规范化给药和术中规范化操作是十分必要的,包括全身肝素化,不间断给导管冲水和排除空气等,应用保护伞以后缺血性卒中的发生可以得到很好的预防。

4. 脑过度灌注综合征　　由于动脉的突然扩张,血流明显增多,可以导致脑过度灌注综合征,发生率为0.3%～5%,多见于脑血管高度狭窄的病例。因颅内血管长期处于低血流灌注的状况,加之颅内没有足够的代偿,血管自主调节功能受损,一旦大量的血流涌入,极易造成灌注压过度突破,发生出血。颅内出血是CAS最凶险的并发症,是导致死亡的重要原因。患者长期服用抗血小板药物,术中又实行肝素化,不易止住。对于术前、术中、术后血压的管理是预防颅内出血的关键。

5. 血管痉挛　　由于导管、导丝及造影剂的刺激可以导致血管痉挛,特别容易发生痉挛的是椎动脉,操作的轻柔和规范能有效预防痉挛的发生,可以选用尼莫地平、罂粟碱治疗。

6. 支架塌陷、变形、移位和保护伞断裂　　选择合适的支架长度及准确地放置是防治的关键,同时经验丰富的操作者和对支架特点的掌握也非常重要。

7. 再狭窄　　是平滑肌细胞迁移和增殖及内膜增生所致,而不是动脉粥样硬化斑块再发所致。CAS的再狭窄率较低,是处于可以接受的范围。对于再狭窄可以采用球扩的办法。

8. 下肢深静脉血栓形成　　与患者血脂、血黏度、血流变等异常使血液处于高凝状态;穿刺局部压迫时间过长、过紧;患肢制动时间过长和高龄等因素有关。因此,对个别有高度血栓形成倾向的患者在肢体制动期间要加强肢体被动活动,准确应用抗凝剂,病情允许的情况下可尽早主动活动肢体。一旦发生下肢深静脉血栓,要卧床休息,抬高患肢制动,防止栓子脱落,促进静脉回流;准确应用溶栓、抗凝药物;注意观察患肢的动脉搏动、皮肤温度、颜色、肿胀等情况。

七、临床效果评价

CAS围手术期抗血小板治疗是必需的,主动脉弓及血管的正确评估是手术效果的保证。CAS技术的探讨主要围绕以下议题:合适的路径、使用保护装置、预扩张、支架的选择、后扩张。

到颈总动脉近端的鞘管路径是必需的,这主要依赖于合适的病例选择。

稳定的路径建立后,需要考虑是否使用脑保护性装置,这些装置能够减少远端血管的栓塞及卒中风险。推荐CAS术中使用保护装置,栓塞保护性装置种类很多,选择时主要依

据狭窄病变的性质及解剖情况。远端或近端球囊阻断型主要是在操作时阻断局部血流，滤器型放置于病变的远端以捕捉操作时产生的斑块碎片。

远端阻断型的优点是直径较小，但是要在放置时通过狭窄部位，本身的操作就可能导致栓塞，CAS 操作时，注意通过在阻断球囊和颈内动脉操作鞘之间将斑块碎片抽吸出体外。

近端阻断型应用时，需要放置 2 根球囊，分别放置于颈总动脉和颈内动脉，通过抽吸或建立动脉 - 静脉通路的方法使血液转流，其优点是不需要通过狭窄段。近端阻断型技术的主要缺点是鞘的直径较大，必须同时阻断颈总动脉和颈外动脉，必须连接静脉使血液转流。近端阻断和远端阻断因为都需要阻断或逆转血流，对于对侧颈内动脉循环较差的患者，约有 5% 会出现症状而只能间歇性阻断，逆转血流技术适用于高危栓塞的斑块（不规则斑块、回声斑块及伴随症状）及局部严重扭着和狭窄的情况。

远端滤器一般放置在颈内动脉远端，用来捕捉在球囊扩张和支架释放过程中产生的碎片。同远端阻断装置一样，优点是直径较小，但是在通过狭窄病变时没有任何保护。不同品牌远端滤器的结构和空隙大小也各不相同，其保护的效果主要取决于是否能完全可靠地附着在血管壁上。远端滤器的优点是在操作中始终保证颈内动脉的正向血流，如果碎片过多，颈内动脉也会完全闭塞，当然，也有碎片躲过滤器捕捉的可能。保护装置的选择主要取决于个人的偏好及对装置的熟悉程度。

如果患者无法耐受正向颈内动脉血流的阻断，推荐选择滤器而非远端阻断或近端阻断保护装置。如果颈内动脉远端血管的解剖情况无法保证远端滤器的满意附着（管腔小或扭曲）时，选择远端阻断而非滤器。

近端阻断和远端阻断的对照研究显示，近端阻断可以使栓塞发生的风险降到最低，事实上没有任何一种保护装置可以完全避免栓塞的发生，有时在套管通过主动脉弓或近端大血管时，栓塞就发生了。

一些研究用磁共振弥散加权成像来观察术后栓塞情况，相比 CEA，CAS 术后 MRI 发现的梗死发生率增加了 17%（矫正后的风险比为 5.21），虽然这些 MRI 发现的梗死是无症状的，但是最新报道提示，其与远期的神经症状发生有关系。回声性斑块会增加栓塞的风险，而复发性狭窄与纤维性斑块的栓塞风险较小。

不推荐在没有远端滤器的情况下进行球囊预扩张。

支架的选择主要依据操作者的偏好。一般选择自膨式支架，与球扩型支架相比不易变形或弯折。自膨式支架包括两种类型：合金编织成的金属网线型支架和自膨式镍钛合金支架。其中合金编织成的金属网线型支架外径小（5.5F）、顺应性佳、具备快速交换系统、可使用较短导管、易于释放且支架未完全打开前可以收回，但支架释放过程中有明显的纵向回缩，血管被拉直可能会造成支架远端扭曲。自膨式镍钛合金支架具备更大的径向支撑力，更适用于弯曲血管，以及颈内与颈总动脉直径差异较大的情况。在颈动脉扭曲的情况下，裸支架更适合。

在支架释放后，需要球囊后扩以保证覆盖在斑块上，没有必要为了解剖关系完美而过度后扩。

有文献报道，要达到 CAS 术后低并发症发生率，对操作者的经验要求比目前指南推荐的要求要高。专业与手术效果无关，CREST 研究显示，血管外科医生、心内科专家、介入放射医生及神经介入医生都可以达到相同的治疗效果，好的疗效更多地取决于经验而不是操作者的专业。

（李毅清　王维慈）

第三节　颈动脉瘤切除术

颅外段颈动脉瘤（以下简称颈动脉瘤）在全身动脉瘤中较为少见，文献报道发病率为0.3%～1%，通常以颈部包块、脑缺血发作起病。常见的病因有动脉硬化、创伤、感染、梅毒等，医源性假性动脉瘤常来源于 CEA 手术后动脉壁薄弱扩张、动脉重建术后吻合口瘘、动脉穿刺术后并发症。其发生的部位按概率排列依次为颈总动脉分叉处、颈内动脉、颈外动脉。由颈动脉硬化所致者，多发生在颈动脉分叉处，由创伤所致者多位于颈内动脉，颈外动脉较少见（图 1-16）。颈动脉瘤的主要症状为颈部肿块，有明显的搏动及杂音，少数肿块因瘤腔内被分层的血栓堵塞，搏动减弱或消失，可伴有压迫症状，呼吸困难（气管）、吞咽困难（食管）、Honor 综合征等。由于颈动脉瘤位置的特殊性，其危害巨大，一旦确诊，应尽快安排手术。

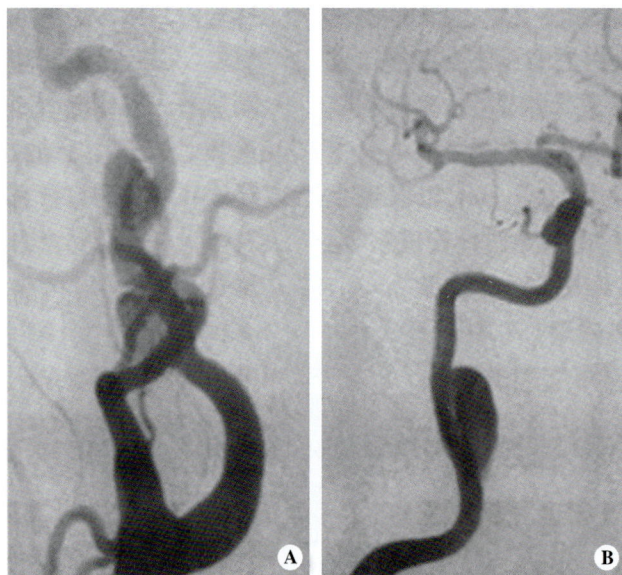

图 1-16　颈动脉造影见动脉瘤

A. 发生在颈动脉分叉处；B. 发生在颈内动脉处

一、适应证

由于颈动脉瘤两种致死性的并发症（破裂和血栓脱落），一旦确诊，患者均需手术治疗。

对于瘤体巨大，有颈部压迫症状者；瘤内有血栓者；近期发作过 TIA 者，更应尽早手术治疗。颈动脉瘤常规行开放手术，具体手术方式根据瘤体病因、位置而有所不同，其首选方式是手术切除 + 动脉重建术。

二、禁忌证

1. 严重心肺功能不全、慢性肾衰竭、肝功能不全，不能耐受麻醉及手术者。
2. 脑血管影像学检查证实颅内交通支发育不全或闭塞者。

三、术前准备

1. 除一般手术的常规准备外，术前应戒烟，控制血压（< 140/80mmHg）、心率（60 ~ 80次 / 分）。

2. 完善双侧颈动脉彩色超声、颈动脉 CTA/MRA/DSA，明确瘤体位置、大小等相关信息及对侧颈动脉供血情况。作眶上动脉血流流速的描记，了解侧支循环情况。颅脑动脉 CTA 明确 Willis 环是否完整，判断可否术中阻断颈动脉行动脉重建术。

3. 进行颈动脉压迫训练。开始每次压迫 5 分钟，以后逐渐延长压迫时间，直至持续压迫 30 分钟以上患者仍能耐受，不出现头昏、黑矇、对侧肢体无力发麻等表现时，才可实施手术。

4. 若瘤体巨大，无法完成颈动脉压迫试验，可一期手术游离颈总动脉根部，套止血带，逐步分期直至完全结扎颈总动脉，以留出足够的时间形成侧支循环。

5. 术前服用拜阿司匹林、氯吡格雷（波立维）等抗血小板药物，以预防瘤内血栓形成，术前 3 天停用，避免术中创面广泛渗血。

6. 麻醉　颈丛神经阻滞或全身麻醉，颈丛麻醉便于观察患者对动脉阻断、大脑缺血的反应，适用于动脉瘤瘤体较小、位置较低者。气管内插管全身麻醉，能较好地控制呼吸循环体征，降低大脑耗氧量，故瘤体较大、手术较复杂时首选全身麻醉。术中阻断颈动脉后可适当升高血压 20 ~ 30mmHg，以提高脑血流灌注。

7. 监测　除常规心电监护外，有条件者可在术前经桡动脉置管，可在术中严格监测和控制动脉压、血氧饱和度。术前可经对侧颈外或颈内静脉、锁骨下静脉或肘静脉插管至上腔静脉，监测中心静脉压，使其维持在 8 ~ 10cmH$_2$O。术中脑电图（EEG）监测脑血流灌注以明确脑缺血情况，及时处理，以避免术后脑卒中的发生。

8. 反流压测定　术中应常规测量颈动脉残端反流压，一般认为其大于 70mmHg 时说明大脑能够耐受术中颈动脉阻断造成的 TIA，而小于 50mmHg 时则应考虑使用转流管。

四、手术要点、难点及对策

1. 体位及切口　患者取仰卧位，肩下垫肩垫，头枕头圈使头部后仰并偏向健侧45°，有利于术野显露。切口一般选用沿胸锁乳突肌前缘斜行切口，切口尽可能大，有利于显露瘤体，重建动脉。如动脉瘤较大或位置较高，常规切口瘤体远端动脉的显露和控制较为困难，可做下颌缘"T"形切口，或行下颌关节半脱位术（图1-17）。

2. 显露颈动脉瘤　方式类似CEA手术，切开皮肤，电切逐层分离皮下组织、颈阔肌及颈深筋膜浅层，显露胸锁乳突肌前缘，锐性分离前缘，将胸锁乳突肌向外侧牵引，可见其下颈动静脉，结扎、切断颈外静脉，显露下面的颈内静脉，将其游离，其分支均可结扎，其中通常可见较粗的面静脉横跨颈动脉分叉处汇入颈内静脉，结扎并切断面静脉，将颈内静脉向外牵拉，显露下面的颈动脉瘤。如为更好地显露瘤体，可将妨碍操作的淋巴结切除，必要时可切断肩胛舌骨肌。在暴露假性动脉瘤时，清除周边的血肿应更加小心，避免损伤邻近神经（图1-18）。

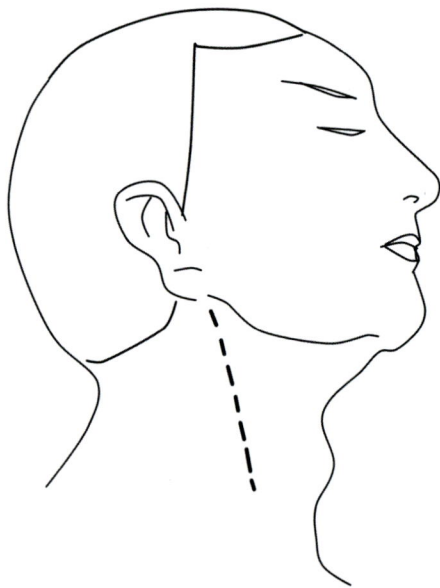

图1-17　手术切口

游离颈动脉时应避免损伤邻近神经。迷走神经及舌下神经是主要的术中容易损伤的神经，迷走神经通常位于颈动脉鞘最后方，但有时也可位于最前方，应注意这种异常走行，以避免损伤该神经（图1-19）。舌下神经横跨走行于颈外动脉及颈内动脉的前方达分叉处，术中应仔细辨认，避免损伤。发自颈外动脉支配胸锁乳突肌的小动脉通常越过舌下神经并将其拉向下方。可结扎、切断此小动脉，以利于舌下神经的游离。

018

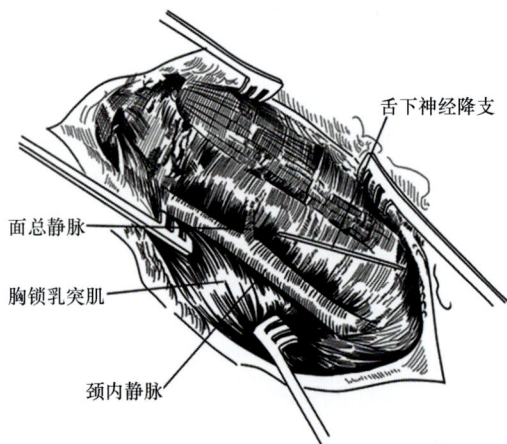

图1-18　显露出胸锁乳突肌、颈内静脉和面总静脉

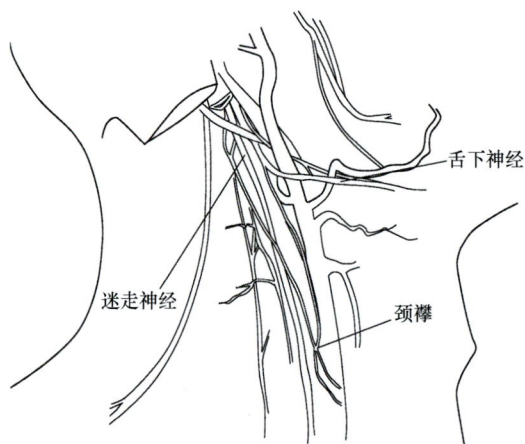

图1-19　迷走神经、舌下神经的解剖位置

3. 切除颈动脉瘤　颈动脉瘤分为真性动脉瘤和假性动脉瘤，其手术方式并不相同，而真性动脉瘤的大小与位置的不同也产生不同的手术方式。①颈动脉瘤切除+血管重建术：是真性动脉瘤的首选手术方式（图1-20）。当瘤体较小时，可阻断瘤体近远端动脉，切除动脉后直接端端吻合。当瘤体较大、动脉不能直接吻合时，可首选自体大隐静脉、次选人工血管重建动脉，采用近端端侧吻合、远端端端吻合的方式。②瘤体部分切除成形术：主

要是切除部分瘤壁，将剩余的瘤体缝合，适用于真性动脉瘤中瘤体病变局限于一根血管上，且直径小于 3cm、无破裂出血史者，或瘤体呈梭形深入颅底者（图 1-21）。此法简单快速，但术后易复发或狭窄。③补片修复术：是非感染性假性动脉瘤常用的手术方式，对于血管结构清楚、破口周围动脉壁组织尚正常的患者，在切除瘤体的同时可行人补片修复术治疗，补片可采用人工血管或自体静脉（图 1-22）。此法保留动脉瘤后壁，减少迷走神经、舌下神经、喉返神经损伤的概率。④结扎近端颈内动脉，颅外（颞浅动脉）- 颅内（大脑中动脉）血管高流量旁路移植术（图 1-23）：适合高位颅外段颈内动脉瘤。⑤结扎颈动脉：此类手术有可能导致术后严重的神经系统并发症从而导致患者死亡。所以只有在动脉瘤破裂大出血、压迫气管及周围神经危及生命或感染性假性动脉瘤不适合重建血管的情况下实施。

阻断动脉的时间长短直接决定了脑缺血的时间，与术后神经系统并发症的发生息息相关，在不使用转流管的情况下，尽量将时间控制在 30 分钟，术者一定要熟练掌握动脉吻合技术，争取又快又好地完成关键步骤。在重建颈动脉时，颈总动脉残端要尽可能少留，以避免血流涡流造成血栓形成并脱落引发脑梗死。

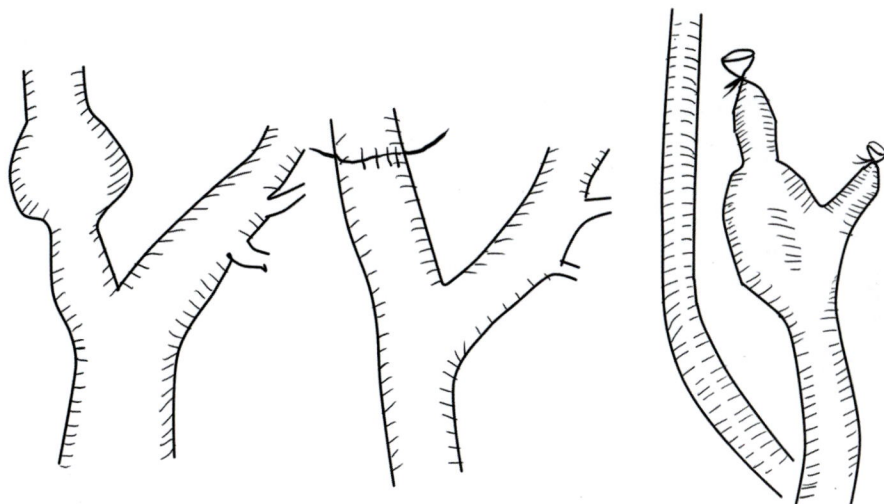

图 1-20　颈动脉瘤切除 + 血管重建术

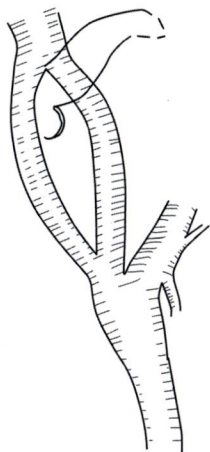

图 1-21　瘤体部分切除成形术　　图 1-22　补片修复术

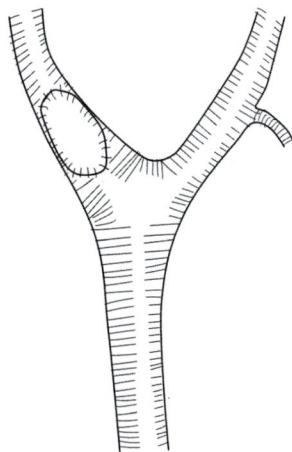

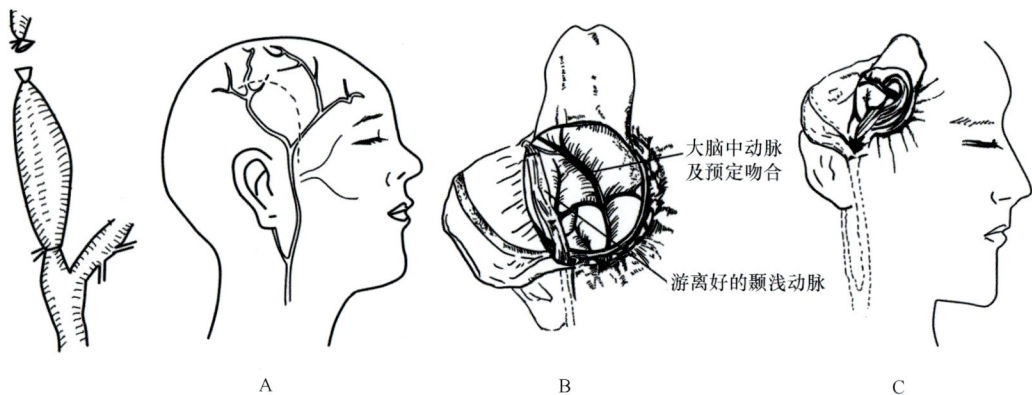

图 1-23 结扎近端颈内动脉，颅外（颞浅动脉）- 颅内（大脑中动脉）血管高流量旁路移植术
A. 切口体表投影；B. 暴露颞浅动脉、大脑中动脉；C. 吻合动脉

4. 选择性应用颈动脉转流管 应用颈动脉转流管指征：①有神经损害症状，或有明显的椎动脉供血不足；②对侧颈动脉完全闭塞者；③颈内动脉反流压＜ 50mmHg 者；④术中脑功能监测出现异常者；⑤估计手术困难，阻断颈内动脉血流时间较长者。

将转流管一端插入颈总动脉起始部，另一端越过颈动脉瘤体插入颈动脉的远心端，应用橡皮带环绕颈动脉收紧固定。成功置入转流管后，可应用事先准备好的测压导管测定转流管正向压、转流压及反搏压。

插转流管时应做到既快又准，在节省时间的同时注意不要撕裂动脉内膜导致夹层。

5. 撤除颈动脉转流管 如未应用转流管，在缝合最后 2 ~ 3 针之前，解除颈内动脉阻断钳，依靠颈内动脉反流血液排出腔内残存的少量细微残渣及空气。再次阻断颈内动脉，完成最后几针的缝合后，依次解除颈外、颈总动脉的阻断，最后开放颈内动脉（图 1-24）。

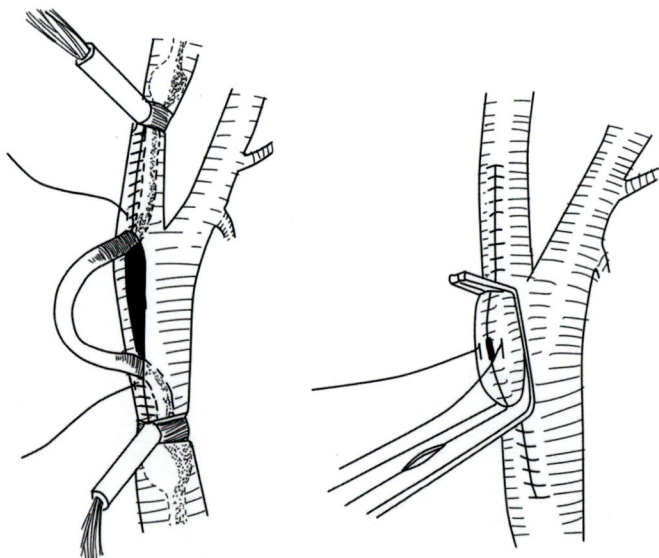

图 1-24 撤除转流管及切口缝合

应用转流管的情况下，在完成血管重建后，拔除颈总动脉的转流管并阻断颈总动脉，

然后让颈内动脉反血的同时拔除颈内动脉的转流管，并阻断颈内动脉，完成最后几针缝合后依次解除颈外、颈总及颈内动脉的阻断。最后一步的阻断时间应控制在 1～2 分钟，如患者仍不能耐受，可在撤除转流管后使用小的侧壁钳部分阻断包括未缝合切口在内的血管壁，之后再行剩余部分的缝合。

6. 关闭伤口　冲洗伤口，彻底止血，分层缝合，皮内缝合皮肤切口，置皮下引流管一根（注意引流管不可离动脉太近，以防压迫血管），无菌敷料包扎。

五、术后监测与处理

1. 术后全身麻醉清醒期，应严密观察患者生命体征变化，注意有无脑损伤的症状。

2. 术后给予抗凝剂低分子量肝素 7～10 天，后口服阿司匹林肠溶片 3 个月。

3. 对术中结扎、切断颈总动脉或颈内动脉的病例，术后应平卧 7～10 天，保持稳定的血压，视情况应用血管扩张及抗凝治疗。

4. 可给予患者甘露醇预防脑缺血引起的脑水肿。

5. 术后 48 小时拔除引流管。

6. 1 个月后随访，以后每年行颈动脉超声筛查有无复发。

六、术后常见并发症的预防与处理

1. 围手术期脑卒中　由于绝大多数手术方式需要阻断患侧颈动脉血液供应，对于 Willis 环不完整的患者，可导致脑缺血的发生。血流重建后的颈动脉血栓脱落也是发生卒中的重要原因之一。避免此类并发症需要术前充分锻炼颈动脉压迫试验，术中避免低血压，保证脑灌注压，术后常规给予抗凝治疗预防脑缺血的发生。有时在感染性颈动脉瘤破裂出血的紧急情况下，也只能采用颈动脉结扎术，患者在术后几小时、甚至几天后才出现中枢神经系统症状，如偏瘫等症状，此时症状的出现可能不是因为急性脑血供不足，而是因为颈动脉结扎后，动脉血栓向颈内动脉延伸而造成的脑缺血。因此，在颈动脉结扎术后，应该用肝素或低分子量肝素抗凝治疗。

2. 神经损伤　暂时或永久的脑神经损伤是颈动脉瘤手术中常见的并发症。常见的有舌下神经、迷走神经分支、交感神经，少见的有喉上神经和喉返神经。避免此类并发症需要术中良好的手术视野，仔细解剖，减少神经牵拉，控制创面渗血及警惕解剖异常情况。当神经损伤时，可出现相应的症状和体征，一般给予对症处理，不必再次手术。

3. 术后大出血　属血管处理不当所致，常危及患者生命，应紧急返回手术室行止血处理及血管的修补或重建。避免此类并发症需在术中重建或结扎血管时仔细操作，确认吻合口无渗漏后再结束手术。

4. 颈动脉瘤复发　术后再次复发多见于第一次未完整切除的患者，随访患者发现复发后，可考虑行手术切除 + 血管重建术。

七、临床效果评价

颈动脉瘤手术是一类操作较为简单的手术。影响其疗效的关键因素为颈动脉阻断时间，这对主刀的熟练程度及吻合技术提出了一定的要求；同时，完善的术前准备（如颈动脉按压训练）、规范的术后支持治疗（抗凝预防脑卒中）都会大大降低术后并发症的发生率。

八、颈动脉瘤的腔内治疗

近年来介入技术的飞速发展，脑保护装置（保护伞）的应用，拓宽了腔内治疗技术在脑血管疾病上的适应证，对于颅内段的颈动脉瘤腔内治疗已成为首选治疗方式，但颅外段的介入治疗目前仍在探索阶段。一组 226 例介入治疗病例的回顾性 Meta 分析表明，ECAA 介入治疗的成功率为 92.8%，脑神经损伤率为 0.5%，卒中发生率为 1.8%，病死率为 4.1%，与开放手术相比安全性更高。有研究报告指出，覆膜支架治疗颈内动脉颅外段动脉瘤具有微创、操作简便、疗效肯定的优点，尤其适合于长节段、多发及近颅底段病变类型动脉瘤。

尽管介入技术具有手术操作简单、创伤小、避免损伤脑神经、局部麻醉等优势，但有病例报道称，在颈动脉血管内放置支架时，颈动脉窦受刺激可能引起窦性心动过缓和低血压等并发症，甚至因颈动脉窦反射导致心搏骤停。且由于动脉瘤位于活动大且肌肉组织少的颈部，支架移位、变形等并发症也不容忽视，有文献报道，支架术后患者出现转头动作的障碍。因此，该术式通常是开放手术的备用方式。

（李毅清　王维慈）

第四节　颈动脉体瘤切除术

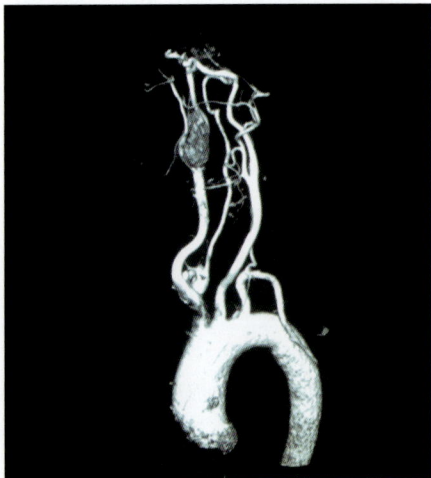

图 1-25　颈动脉体瘤的 CTA 图像

颈动脉体是机体重要的化学感受器，位于颈动脉分叉后方的外鞘内。颈动脉体瘤是一种较罕见的疾病，多见于青年人，瘤体边界清楚但无包膜，质韧，呈红褐色。随着瘤体直径的增大，可将颈动脉分叉处撑开，呈典型的杯状样。颈动脉体血供丰富，正常来源于颈外动脉，其血流量可达 0.2L/（g·min），大于心、脑、甲状腺的血流量。当其发生瘤变时，血供更加丰富，颈内动脉、椎动脉和甲状颈干都可以为其供血（图 1-25，图 1-26）。目前颈动脉体瘤的治疗主要是手术切除，根据瘤体大小及与颈动脉包绕的关系，手术方式略有不同。

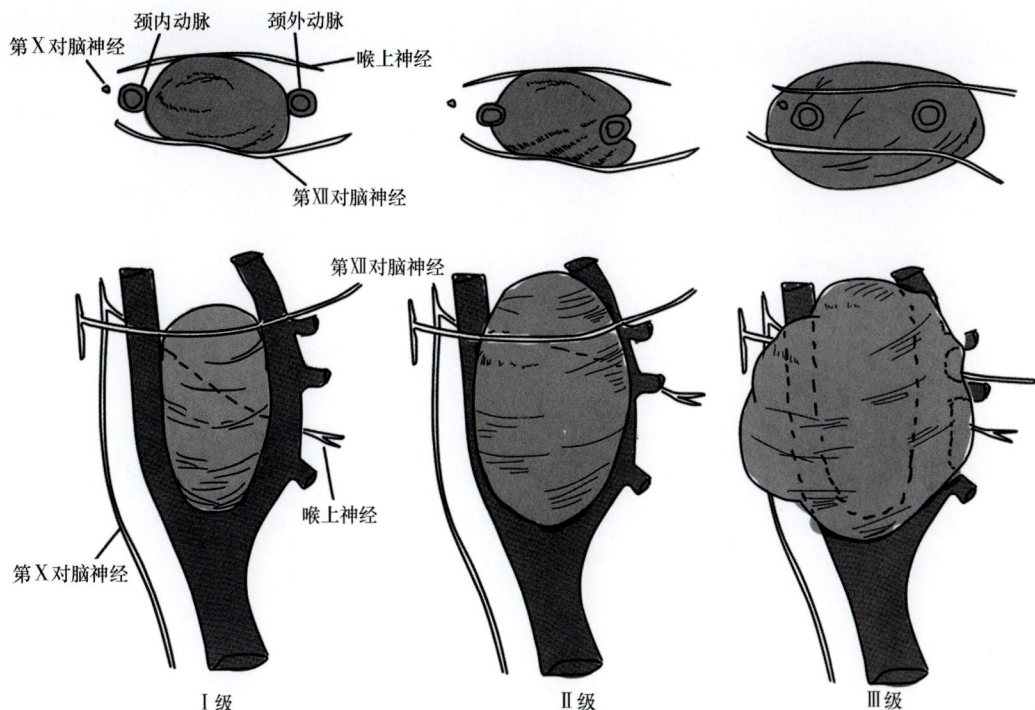

图 1-26 颈动脉体瘤的分级

一、适应证

对已确诊为此肿瘤的患者，需评估其一般情况、颈部血管条件、有无重要神经受累，对于能耐受手术的患者，完善术前准备后尽早手术。随着瘤体增大，其恶变率上升，术后神经系统并发症的发生概率也将增大。

二、禁忌证

1. 严重心肺功能不全、慢性肾衰竭、肝功能不全，不能耐受麻醉及手术者。
2. 对于术中有可能结扎颈动脉，未做颈动脉压迫训练者，或颅底 Willis 环不完整，不能耐受颈动脉压迫训练者。
3. 双侧颈动脉体瘤，已切除一侧，且有严重神经并发症患者。
4. 恶性肿瘤晚期。

三、术前准备

1. 除一般手术的常规准备外，术前应戒烟，控制高血压（＜ 140/80mmHg）、心率（60 ～ 80 次 / 分）。

2. 完善颈动脉彩色超声、颈动脉 CTA/MRA/DSA，明确瘤体血供来源、瘤体范围及与颈动脉（特别是颈内动脉）的关系，颅脑动脉 CTA 明确 Willis 环是否完整，以决定手术方式。

3. 进行颈动脉压迫训练。开始每次压迫 5 分钟，以后逐渐延长压迫时间，直至持续压迫 30 分钟以上患者仍能耐受，不出现头昏、黑矇、对侧肢体无力发麻等表现时，才可实施手术。

4. 做好重建颈动脉的准备，一般选取自体大隐静脉重建血管，或人工血管。

5. 颈动脉体瘤血供丰富，术中出血量大，需配备足够的血量。

6. 麻醉　一般选择气管内插管全身麻醉。但若瘤体位置较高，需行下颌骨关节半脱位术时，则应经鼻气管插管。

7. 监测　除常规心电监护外，有条件者可在术前经桡动脉置管，可在术中严格监测和控制动脉压、血氧饱和度。术前可经对侧颈外或颈内静脉或锁骨下静脉或肘静脉插管至上腔静脉，监测中心静脉压，使其维持在 8 ～ 10cmH$_2$O。术中脑电图（EEG）监测脑血流灌注以明确脑缺血情况，及时处理，以避免术后脑卒中的发生。

四、手术要点、难点及对策

1. 体位及切口　患者取仰卧位，肩下垫肩垫，头枕头圈使头部后仰并偏向健侧 45°，有利于术野显露。手术台头端抬高 15° 以降低静脉压力，减少术中出血。双下肢抬高 10°，以增加回心血量及心排血量，增加脑血流灌注。当瘤体位置较高，远端颈内动脉和近颅底部位显露较困难时，可在术前实施下颌骨半脱位术，以方便手术操作。

切口一般选用沿胸锁乳突肌前缘斜行切口，切口尽可能大，有利于显露肿瘤，重建动脉（需要时）。当瘤体巨大，或瘤体突向下颌骨内侧、咽侧及接近颅底者应加做颌下弧形切口即"T"形切口，切口位于耳前，将腮腺移开并保留面神经，以便更好地显露术野（图 1-27）。

2. 显露肿瘤　根据选定切口切开皮肤，电切逐层分离皮下组织、颈阔肌及颈深筋膜浅层，显露胸锁乳突肌前缘，锐性分离前缘，将胸锁乳突肌向外侧牵引，可见其下颈动静脉，结扎、切断颈外静脉，显露下面的颈内静脉，将其游离，其分支均可结扎，其中通常可见较粗的面静脉横跨颈动脉分叉处汇入颈内静脉，结扎并切断面静脉，将颈内静脉向外牵拉，沿颈总动脉向上分离显露以颈动脉分叉处为中心的瘤体（图 1-28）。解剖颈动脉三角时，应沿瘤体表面小心分离，充分显露瘤体与颈动脉的包绕关系，并在其上方钝性分离出颈内、外动脉，其分离距离需足够完成结扎或重建操作。为更好地显露瘤体，同时判断肿瘤良恶性，可将术中显露的颈部淋巴结切除送检，必要时可切断肩胛舌骨肌。

在寻找瘤体时，可用手指触摸作为引导，肿瘤表面覆盖有极其丰富的血管被膜，极易出血，分离时应仔细止血。

显露瘤体时应避免损伤邻近神经（图 1-29）。迷走神经及舌下神经是术中最容易损伤的神经，迷走神经通常位于颈动脉鞘最后方，但有时也可位于最前方，应注意这种异常走行，以避免损伤该神经。舌下神经横跨走行于颈外动脉及颈内动脉的前方达分叉处，在颈动脉三角内发出颈襻上根，颈襻上根沿颈内动脉及颈总动脉浅面下行，术中应仔细辨认，避免损伤。发自颈外动脉支配胸锁乳突肌的小动脉通常越过舌下神经并将其拉向下方。可结扎、切断此小动脉，以利于舌下神经的游离。有时颈动脉体瘤血供包括甲状腺上动脉及下动脉，在结扎这些供血动脉时应注意保护喉上神经和喉返神经。

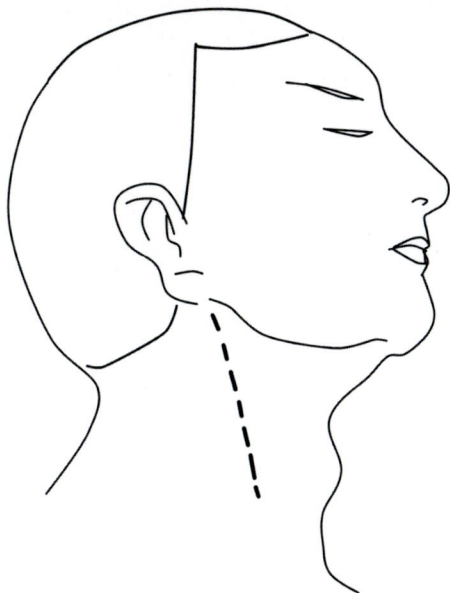

图 1-27　手术切口

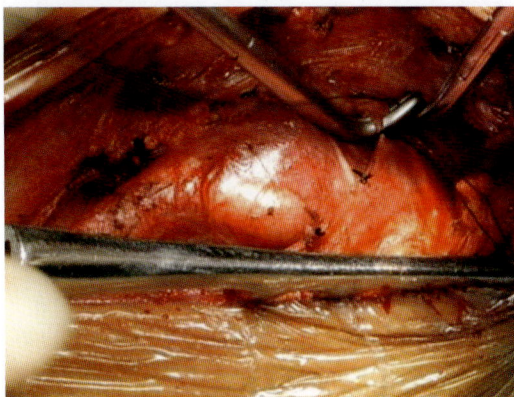

图 1-28　显露瘤体，小心打开颈动脉鞘

3. 处理大血管及切除肿瘤　　根据 Shamblin 分级法，颈动脉体瘤被分为三级：Ⅰ级瘤体可采取直接切除术；Ⅱ级瘤体与颈动脉粘连紧密，术中可能需要颈内动脉转流；Ⅲ级瘤体完全包绕颈内外动脉，术中可能需要动脉切除及血管重建。

Ⅰ级颈动脉体瘤：在充分游离后的颈总动脉、颈内动脉及颈外动脉深面分别穿以橡皮管（注意勿将迷走神经和舌下神经套在橡皮管内而致损伤），自瘤体下方颈动脉外膜为深度平面，由外向内仔细剥离肿瘤。其后侧剥离常常十分困难，动脉壁容易破裂、穿孔及大出血，应予特别小心。如剥离过程中发生血管壁穿孔、破裂，应立即抽紧橡皮管，用无创针线缝合修补缺口。由于颈动脉体瘤血供主要来源于颈外动脉，结扎颈外动脉可减少瘤体的出血和体积，颈外动脉还可以作为"把手"转动瘤体，便于分离。若瘤体与动脉壁之间有一定的分界线，可将瘤体用小圆针 4 号线缝扎固定，方便提起，沿动脉壁向上分离，将肿瘤自动脉壁上剥下（图 1-30，图 1-31）。

025

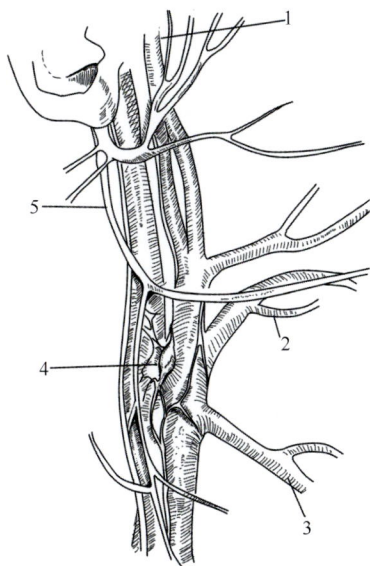

图 1-29　正常颈动脉体的解剖

1. 面神经；2. 舌动脉；3. 甲状腺上动脉；4. 颈动脉体；5. 舌下神经

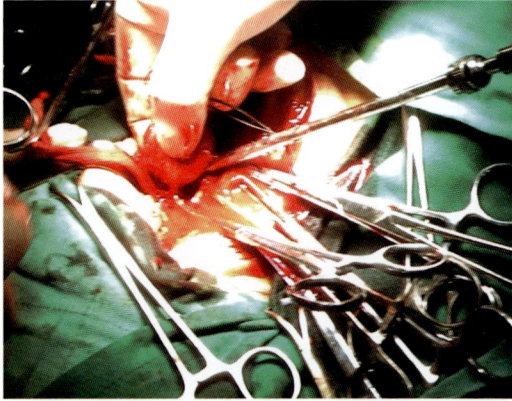

图 1-30　即将分离的瘤体

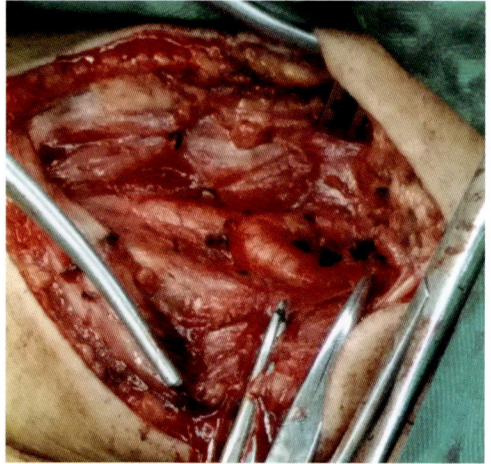

图 1-31　完整切除瘤体而保留颈内外动脉的术后图

值得注意的是，分离动脉壁应沿着动脉壁外膜进行，否则会导致术中出血或术后颈动脉破裂，但不能因为避免损伤动脉壁而残留瘤体组织，否则术后极易复发。

Ⅱ级及Ⅲ级颈动脉体瘤：临床上大部分初诊的患者已发展至Ⅱ～Ⅲ级，完整地剥离肿瘤而保留颈动脉十分困难。结扎切除颈外动脉并不影响血供，而结扎切除颈总动脉和颈内动脉原则上需行重建手术以保证颅内血液供应。根据肿瘤与颈总动脉及颈内、颈外动脉的包绕关系，选择不同的术式。①当瘤体与颈总动脉分叉处粘连紧密，可结扎颈总动脉，颈内、颈外动脉相互吻合（图 1-32）。②当瘤体不大时，可切除颈内动脉被包绕段，残端与颈总动脉无张力吻合。③当瘤体与颈外动脉包绕较少且易分离时，可将颈外动脉游离出来，上段切断，流入道结扎，并切除瘤体包绕的颈内动脉段，结扎近心端，再将颈外动脉流出道吻合到颈内动脉残端上（图 1-33）。④若瘤体包绕颈内外动脉十分紧密，不易分离时，可采取自体静脉移植（图 1-34）：一般选取自体大隐静脉或同侧颈外静脉，近端与颈总动脉做端侧吻合，远端与颈内动脉做端端吻合，最后切断并结扎颈总、颈内外动脉，将瘤体与血管一并切除。大隐静脉管壁较动脉软、薄，在不能承受动脉压力的情况下，可能出现膨胀、破裂。为防止此种危险情况的发生，可在移植的静脉（包括两端吻合口区）外周，包裹一层自体大腿阔筋膜或带蒂的肌肉组织。⑤在自体静脉不适宜移植时，可采用人工血管重建动脉。⑥当颈动脉瘤体极其巨大，即使下颌骨半脱位术也无法显露或重建远端颈内动脉时，必须结扎颈总及颈内、外动脉。但是此法可能导致脑卒中，发生率为 23%～50%，死亡率为 14%～64%。欲行此法，必须是在术前已做过全脑血管造影检查，通过颈动脉压迫训练，颅内侧支循环已经建立的条件下。否则将会出现偏瘫、失语甚至死亡等严重并发症。在按照上述方法完成血管重建后，可将肿瘤完全切除。

自体静脉移植时应注意静脉瓣的血流方向和动脉血流方向一致，以保证血流的顺畅和充分。

在做上述操作需阻断颈总动脉时，需要严密监测患者生命体征，有条件者可监测脑电图，若患者出现脑缺血表现，可使用颈动脉转流管，所有导致脑缺血操作需严格计时，总共在 30 分钟内完成。

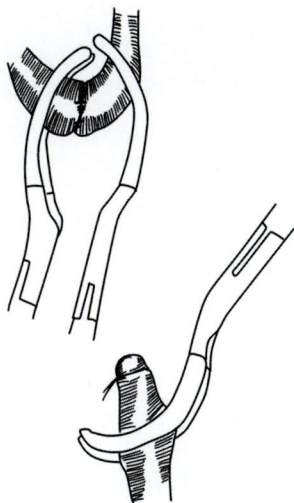

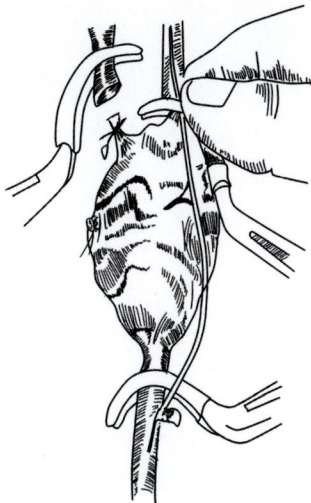

图 1-32　情况①　　　　　图 1-33　情况②及③　　　　　图 1-34　情况④及⑤

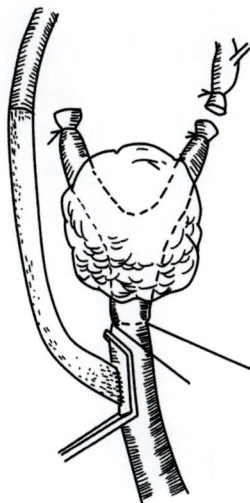

4.关闭伤口　冲洗伤口，彻底止血，分层缝合，皮内缝合皮肤切口，置皮下引流管一根（注意引流管不可离动脉太近，以防压迫血管），无菌敷料包扎。

五、术后监测与处理

1.术后全身麻醉清醒期，应严密观察生命体征变化。

2.对术中行颈动脉修补或血管重建术的病例，术后应予严密观察是否出现颅内缺血症状和体征，禁用止血剂，应给予血管扩张剂或抗凝剂，颈部制动 5 ~ 7 天。

3.对术中结扎、切断颈总动脉或颈内动脉的病例，术后应平卧 7 ~ 10 天，保持稳定的血压，视情况应用血管扩张及抗凝治疗。

4.给予必要的止痛剂、抗生素类药物。

5.术后 48 小时拔除引流管。

6.1 个月后随访，以后每年行颈动脉超声筛查有无复发。

六、术后常见并发症的预防与处理

1.神经损伤　　暂时或永久的脑神经损伤是颈动脉体瘤手术中最常见的并发症，其发生率可高达 40%。常见的神经损伤有舌下神经损伤、迷走神经分支损伤、交感神经损伤，少见的有喉上神经损伤和喉返神经损伤及面神经的下颌缘支损伤。避免此类并发症需要术中良好的手术视野，仔细解剖，减少神经牵拉，控制创面渗血及警惕解剖异常情况。当神经损伤时，可出现相应的症状和体征，一般给予对症处理，不必再次手术。

2.围手术期脑卒中　　由于有些手术方式需要阻断患侧颈动脉血液供应，对于 Willis 环不完整的患者，可导致脑缺血的发生。血流重建后的颈动脉血栓脱落也是发生卒中的重要原因之一。避免此类并发症需要术前充分锻炼颈动脉压迫试验，术中避免低血压，保证脑灌注压。若发生脑卒中，在患者生命体征稳定的情况下，可行颅脑动脉 CTA 明确缺血原因，按脑卒中保守药物治疗。

3. 术后大出血　属血管处理不当所致，常危及患者生命，应紧急返回手术室行止血处理及血管的修补或重建。避免此类并发症需在术中分离瘤体时注意以动脉外膜为界，或动脉重建时吻合口仔细缝合，严格止血。

4. 颈动脉体瘤复发　术后再次复发少见，避免此类并发症需要术中完整切除，避免残留。一旦复发，需再次评估患者情况后考虑是否行手术切除。

七、临床效果评价

颈动脉体瘤生长缓慢，表现出良性肿瘤特征，但也有一定的恶变可能。多数患者在手术切除颈动脉体瘤后恢复良好。在相同性别年龄段的对照研究中，手术者与未手术者生存率相同。未手术者有不到 2% 发生了转移。不到 6% 手术者复发。评价其临床效果多以术后并发症的发生率为指标，短期包括神经损伤、围手术期脑卒中，中远期包括复发。多篇回顾性病例分析中指出，随着肿瘤分级的增高，其术后并发症发生率也显著上升。这是因为肿瘤生长越久，与周围血管、神经关系越加密切，术中不易分离，损伤神经的概率也就越大。而在手术方式的选择上，Ⅱ级及Ⅲ级瘤体更有可能需要阻断脑部血流供应或血管重建，发生围手术期脑卒中的概率也就越大。所以一旦确诊，应早期手术，以达到满意的临床效果。

由于颈动脉体瘤血供丰富，术中出血量大，有学者尝试术前进行颈外动脉栓塞，这显著降低了术中出血量，但不能不考虑的是，介入治疗可能导致栓塞物流入大脑或眼部动脉导致相应部位梗死，且不能减少术后神经损伤的发生率。

（李毅清　王维慈）

第五节　颈动脉 - 锁骨下动脉旁路术

颈总动脉起始端的狭窄或闭塞引起脑缺血症状相对颈动脉分叉部的同类病变来说较低。开胸行颈总动脉起始段的内膜剥脱术或主动脉 - 颈动脉架桥术风险更大，有一定的死亡率和并发症的危险，且创伤更大，年龄较大的患者不易接受或不能耐受。锁骨下动脉起始段的狭窄或闭塞性病变亦是如此。颈动脉 - 锁骨下动脉旁路术操作相对简单，死亡率和并发症的风险相对而言要低得多。有学者将颈动脉 - 锁骨下动脉旁路术和锁骨下动脉 - 颈动脉鉴别，前者用于锁骨下动脉起始段狭窄，后者用于颈动脉起始段狭窄。

对于锁骨下起始段的狭窄或闭塞病变亦可行锁骨下动脉转位术，即在锁骨下动脉闭塞段的远端将锁骨下动脉离断，近端结扎，远端与颈总动脉行端侧吻合，此时动脉直接与动脉吻合，无需移植血管，远期通畅率高。但常需切断锁骨，或由于锁骨下动脉较深需要开胸切断锁骨下动脉，则创伤较大。

本节着重叙述颈动脉 - 锁骨下动脉旁路术。至于锁骨下动脉 - 颈动脉旁路术，手术入路和暴露并无差异。

一、适应证

1. 适用于近端锁骨下动脉症状性狭窄、闭塞，如多发性大动脉炎、动脉夹层、动脉瘤退行性病变患者。

2. 出现眩晕、昏厥、视力下降、吞咽困难、上肢缺血症状等锁骨下动脉盗血综合征患者。

3. 多支动脉受累引起椎基底动脉供血不足症状的患者。

4. DeBakey Ⅲ型主动脉夹层或胸主动脉瘤拟行腔内手术患者，术前评估预计锚定区过少，在腔内手术前行本手术或在腔内手术后出现盗血择期行本手术，有条件者可行同期杂交手术。

二、禁忌证

1. 难控制的高血压。血压高于 24/15kPa（180/110mmHg）时不宜手术。因为严重持续性高血压，手术后易发生颅内出血、心肌梗死、脑梗死等。

2. 心肌梗死后 6 个月以内者手术死亡率明显增加。心绞痛的发生影响心脏收缩，同样也增加了手术的危险性。

3. 慢性肾衰竭、严重肺功能不全、肝功能不全，不能耐受手术者。

4. 特别肥胖、颈强直者，因体位限制，手术暴露血管困难，易导致局部或全身并发症。

5. 严重神经功能不全。

6. 恶性肿瘤晚期。

7. 抗凝禁忌或血小板减少症有出血风险者。

三、术前准备

术前完善相关检查，包括详细的病史、体格检查，检测双臂血液时，若压差大于200mmHg，则视为"锁骨下动脉盗血综合征"阳性。确诊性的检查包括 CT 造影在内的影像学检查，因为选择性锁骨下动脉造影可能会漏诊近端病变并且损伤已有的动脉粥样硬化斑块，因此不推荐进行选择性的锁骨下动脉造影。有神经症状者建议行脑部 CT 或颅脑动脉 CTA，判断 Willis 环的完整性。有 40% ~ 50% 的患者可能同时伴有冠心病，因此建议评估冠状动脉循环情况，心脏应激试验加冠状动脉造影或 CTA 是可取的检查方法。

除一般手术的常规准备外，术前应戒烟，术前 2 周停用氯吡格雷，阿司匹林建议口服至手术前夜，以减少术中出血。控制高血压（< 140/80mmHg）、心率（60 ~ 80 次 / 分）、高胆固醇血症（LDL < 100mg/dl）等。糖尿病患者应控制血糖接近正常水平。

麻醉建议采用全身麻醉。虽然局部麻醉和颈丛麻醉能反映对动脉阻断时的耐受性，也能减少神经损伤，但是若手术时间较长，患者不能耐受，甚至体位改变，不利于手术操作。

全身麻醉能确保呼吸道通畅和供氧，增加脑血流量，减少脑代谢，颈动脉暂时阻断后增加脑缺氧的耐受性，且患者熟睡，有利于手术的顺利进行。

监测：建议术前使用脑电图评估术中是否需要进行颈动脉分流，同时如条件允许，术中可以使用脑电图仪记录患者脑电波活动变化，除心电监护外，有条件者可在术前经桡动脉置管，可在术中严格监测和控制动脉压、血氧饱和度。

四、手术要点、难点及对策

颈动脉 - 锁骨下动脉旁路术术式相对较为简易且手术效果多较满意。它不需要过多游离锁骨下动脉近心端。

1. 体位及切口　仰卧位，肩下垫肩垫使颈部适当拉伸（注意不要过高使颈部过度拉伸），头枕头圈偏向对侧。手术台头端抬高 15° 以降低静脉压力，减少术中出血。双下肢抬高 10°，以增加回心血流量及心排血量，增加脑血流灌注。如果采用"选择性"应用转流管时，应在头颅安放电极以持续脑电图监测。耳垂前方，乳头上方，嘴角连线以下及肩部外侧区域消毒铺巾。

切口一般在锁骨上 2cm 取横切口，从胸锁乳突肌向外侧延伸约 10cm，直至胸锁乳突肌锁骨头。逐层切开皮下组织和颈阔肌（图 1-35）。如存在暴露困难，可以离断胸锁乳突肌外侧头或肩胛舌骨肌群从而利于操作。面向深处可见斜角肌脂肪垫，注意分离保护，不要切除，以避免锁骨上方下陷（图 1-36）。分离斜角肌脂肪垫建议采用分离结扎的办法，而非电刀，因为该部位较多淋巴结，可能导致淋巴漏。

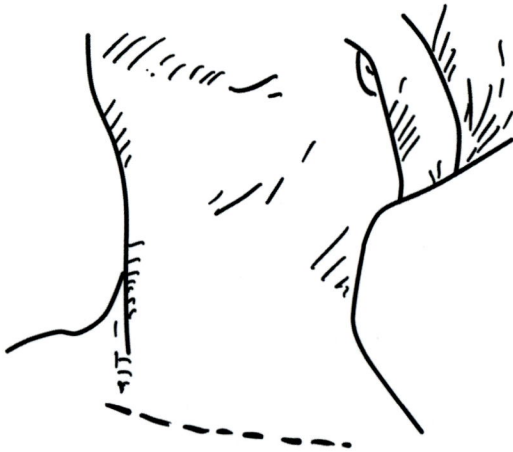

图 1-35　手术切口位置

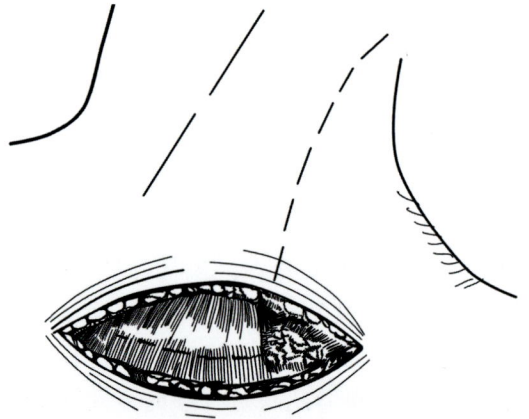

图 1-36　手术切口

前斜角肌位于斜角肌脂肪垫深面，将其离断后可见锁骨下动脉，此处应注意保护由外向内跨过前斜角肌表面的膈神经和从锁骨后汇于锁骨下和颈静脉的左侧胸导管，以避免横膈功能失常和乳糜漏的发生。另外，锁骨下神经位于锁骨下动脉前方，也应注意保护（图 1-37）。

2. 显露并游离锁骨下动脉及分支　切断前斜角肌后可见锁骨下动脉位于静脉上方，臂丛的下束位于锁骨下动脉深面，应注意保护避免损伤（图1-38）。在游离锁骨下动脉时，应注意保护其分支，包括甲状颈干、肋颈干、内乳动脉和椎动脉。如果分支动脉影响锁骨下动脉向颈动脉方向游离移动，可以结扎分支动脉，但是不建议牺牲内乳动脉。充分暴露锁骨下动脉后，在近椎动脉处套血管环备用，开始游离颈动脉。锁骨下动脉很脆弱，暴露、阻断及缝合过程中必须轻柔、细致操作，避免损伤。

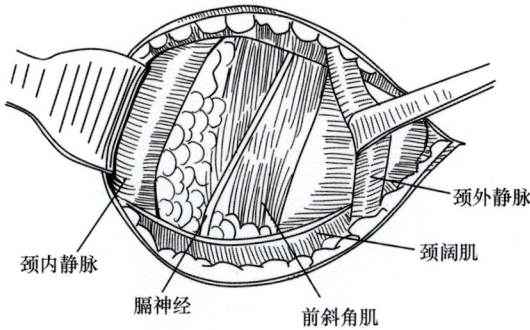

图1-37　前斜角肌周围解剖

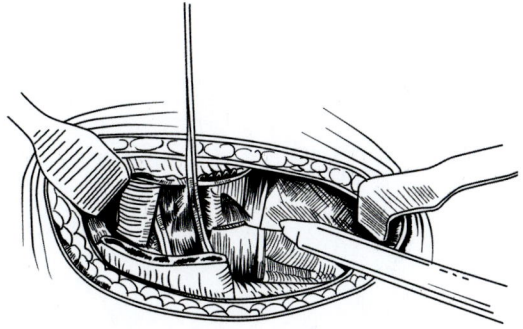

图1-38　显露并游离锁骨下动脉及分支

3. 显露并游离颈动脉及分支　通过同一切口，牵开胸锁乳突肌的胸骨头，显露颈动脉鞘，手指可扪及颈动脉搏动，其外后方为颈内静脉。中途遇到的分支小血管根据需要电凝或结扎，如遇颈外静脉阻挡可以予以结扎（图1-39）。继续向深处解剖可见颈内静脉和分支面总静脉，切断面总静脉后可见颈总动脉。沿着颈动脉鞘位于胸锁乳突肌深面中部，打开颈动脉鞘后，辨别清楚其内结构，注意保护行走于动静脉之间的迷走神经。将颈静脉推向中、前方以更好地暴露颈动脉。将颈动脉充分游离（4～5cm）后，用血管阻断带环套绕。在颈静脉及胸锁乳突肌深面建立隧道，该隧道通常在迷走神经前方，可能位于膈神经前方或后方。一般更倾向于将移植物置于两神经之前。

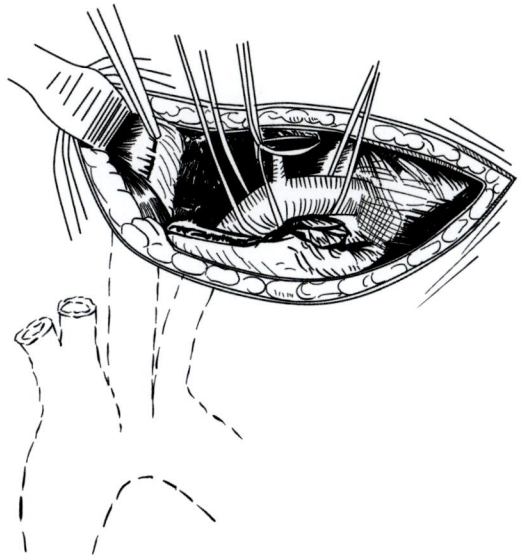

图1-39　显露并游离颈动脉及分支

手术记录应清晰描述移植物与神经的方位关系，如需再次手术，此信息非常重要。

4. 人造血管吻合　充分游离锁骨下动脉和颈总动脉后，首先对锁骨下动脉进行吻合以减少缺血阻断时间。阻断锁骨下动脉之前，先对患者进行全身肝素化处理，用血管钳阻断吻合口两侧的锁骨下动脉，根据需要选择合适直径和材质的血管，缝合之前需要对人工血管头端进行适当修剪使之呈"喇叭口"状，从而使其具有更好的贴合度。

供选择的血管移植物包括大隐静脉、聚四氟乙烯血管、涤纶血管，但由于大隐静脉等静脉移植物在此处容易发生扭曲塌陷，因此常规使用多聚四氟乙烯（polytetrafluoroethylene，PTFE）血管。用5-0或6-0聚丙烯缝线连续缝合人造血管和锁骨下动脉，完成端侧吻合（图

1-40，图 1-41）。先开放近心端血管钳，使人工血管内的空气排出后予以夹闭，然后释放远心端血管钳重新恢复上肢血供。这样做是为了减少椎动脉栓塞的风险。将人工血管从膈神经前方、颈内静脉深处引至颈动脉。此步骤中，裁剪合适长度的移植血管非常重要，这样才能避免颈部转动时移植血管出现扭曲现象。移植血管过长，术后患者转动颈部时，血管会出血扭曲，造成血流减慢甚至血栓形成。

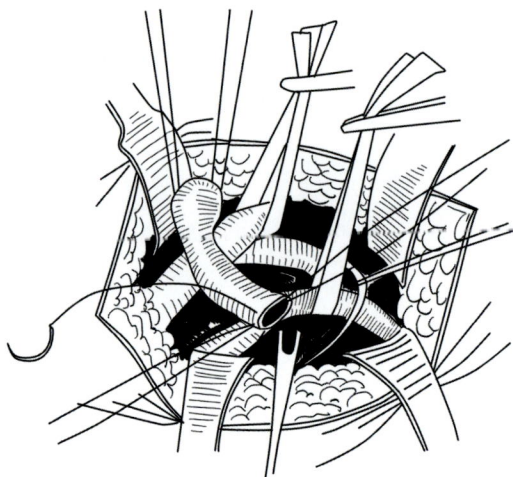

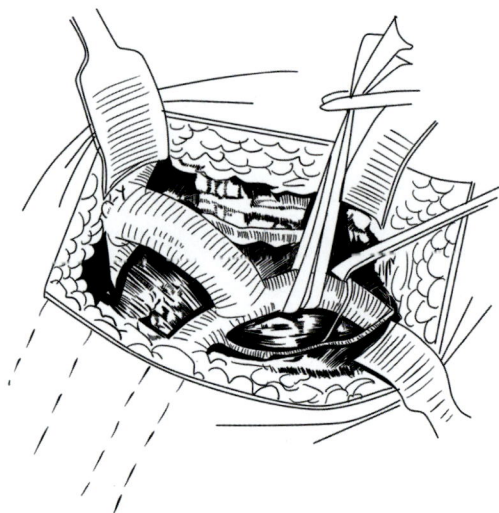

图 1-40　吻合血管　　　　　　　　　　图 1-41　血管端侧吻合

颈动脉吻合口位置的选择应考虑减少移植物长度和顺应解剖部位走行，用侧壁钳或血管钳阻断颈总动脉血流，此时应根据术中脑电图变化情况酌情使用颈动脉转流管。在选定吻合口部位，沿颈动脉长轴切开，用 5-0 或 6-0 聚丙烯缝线连续缝合人造血管和颈动脉，完成端侧吻合。完全缝合前，应释放人工血管远心端血流，以排除残留的空气和碎片。吻合完成后，先恢复近端动脉血供，后恢复远端颈动脉，防止斑块碎屑脱落导致脑梗死。

切开颈动脉吻合口及锁骨下动脉时应注意，切口不应过大，避免出现吻合口扭曲，尤其是选用柔软的静脉移植物时更易出现。

5. 颈动脉 - 对侧锁骨下动脉旁路术　　如果病变部位在对侧锁骨下动脉，也可以按照上述方法暴露对侧锁骨下动脉，建立皮下隧道后，用人工血管将一侧颈动脉和对侧锁骨下动脉相连接。

6. 伤口缝合及引流　　止血满意并冲洗切口后，依据原有解剖结构，逐层缝合之前离断的肌肉，在锁骨上窝放置硅胶引流管，将斜角肌脂肪垫放回原位并用可吸收缝线缝合固定，皮下缝线缝合皮肤，外接引流袋包扎伤口。

五、术后监测与处理

手术后早期应注意有无神经系统并发症的出现，尤其是术中曾阻断颈动脉的患者。应在手术室内对患者术后功能恢复情况进行细致观察，然后送至麻醉恢复室观察 1 小时以上。术后第一天通过言语交谈，活动面部和上肢评估患者神经系统症状，通过饮水进食情况来评估患者吞咽功能。24 小时引流量小于 100ml 且一般情况稳定时可以考虑拔出引流管。术后服用抗血小板聚集药物，1 个月后进行随访，以后每年行颈动脉的超声检查以评价有无再狭窄。

六、术后常见并发症的预防与处理

1. 围手术期脑卒中　是最严重的并发症。导致卒中的原因包括解剖颈动脉或血流重建后的脑血管栓塞，在栓塞基础上或无栓塞继发情况下的吻合口部位血栓形成，以及在术中阻断颈动脉引起的脑缺血，另外，术中颈动脉阻断时间不宜超过 30 分钟。神经病变的体征可立即出现在清醒的患者及手术后麻醉恢复期。

如果患者在术后当时无神经系统病变，而在术后最初数小时内出现神经病变，此时应迅速做出处理的决定，是将患者返回手术室进行评定还是暂且保守支持治疗。治疗方式取决于客观证据及患者病情和进展情况。

2. 脑过度灌注综合征（hyperperfusion syndrome，HPS）　是颈动脉血流重建后早期发生的急性（少数为延迟性）、以严重脑血流增加（主要是手术侧）为特点的一组综合征，主要临床表现为严重的局限性头痛、局限性和（或）广泛性痉挛、手术侧半球脑出血。如要预防此并发症发生，术后可预防性应用抗高血压药物控制血压及少量应用脱水药物（如甘露醇等）。

3. 神经损伤　暂时或永久的脑神经损伤是分离颈动脉时的一个重要的并发症。最常受累的神经包括舌下神经、迷走神经、喉返神经、喉上神经及面神经的下颌缘支。脑神经损害的发生率差异较大，暂时损伤发生率为 3% ~ 10%，而永久性损害发生率为 1% ~ 2%。避免此类并发症需要术中仔细解剖及减少下颌骨下方的牵拉以避免损伤下颌缘支，以及警惕解剖异常情况。大多数情况下，即便术后诊断脑神经损害也不必再次行手术处理。

暴露锁骨下动脉时易损伤膈神经。膈神经位于斜角肌前方，建议将其游离后用血管阻断带牵开，术中应轻柔操作，间断放松，避免损伤。

切口外侧可见臂丛神经，注意避免损伤。

4. 切口血肿　偶尔发生，尤其对于围手术期抗血小板治疗的患者。为减少此并发症的发生，术后引流十分重要。颈部血肿最致命的后果是引发呼吸道梗阻，如果发现患者出现任何呼吸道梗阻的征兆，应立即返回手术室行血肿清除，以及进行适当的止血处理。

5. 乳糜胸　胸导管注入左颈内和锁骨下静脉汇合处，游离锁骨下动脉时应注意保护避免损伤。

6. 人工血管血栓形成　术后需行抗凝或抗血小板治疗预防人工血管血栓形成。

7. 颈动脉远期再狭窄　远期出现再狭窄，可考虑再次行转流术、内膜剥脱术、颈动脉 - 颈动脉转流术等。

七、临床效果评价

颈动脉 - 锁骨下动脉旁路术的手术效果在早期就可以得到很好的判断，许多患者在手术完成的第二天其原有的如头晕、视力下降、耳鸣等症状就得到明显改善。术后应口服抗血小板药物，1 个月后超声或 CT 随访，每年行动脉彩超进行随访观察，以评价远期通畅率。有研究证明，人工血管的通畅率优于自体静脉血管移植物。

（李毅清　滕云飞）

第六节　锁骨下动脉 - 锁骨下动脉旁路术

锁骨下动脉血运重建手术的另一种可选择的术式为锁骨下动脉 - 锁骨下动脉旁路术，其优势在于避开颈动脉，避免阻断颈动脉血流降低脑缺血致卒中风险。但相对颈动脉 - 锁骨下动脉旁路术来说，本手术的血管移植物更长，远期通畅率理论上来说更低。另外，此处皮下组织较少，移植物较浅地埋在皮下，移植物感染的风险更大，皮肤破溃的潜在风险也更大。而且会成为将来冠状动脉或主动脉重建或者气管造口术的障碍。

一般来说，孤立的锁骨下动脉病变的患者，特别是同侧颈总动脉广泛通畅者，仍推荐选择颈动脉 - 锁骨下动脉旁移植术或锁骨下动脉置换术或转位术，腔内修复甚至内科保守治疗有时也较这种手术更佳。在此向读者介绍本手术的相关要点，供需要时选用。

一、适应证

该手术适用于单一头臂动脉近端狭窄或闭塞性病变的患者或应用正中开胸手术存在高风险且可能危及生命的患者。尤其是同侧颈动脉伴有狭窄或闭塞病变，不宜行颈动脉 - 锁骨下动脉旁路术时。

二、禁忌证

1. 难控制的高血压。血压高于 24/15kPa（180/110mmHg）时不宜手术。因为严重持续性高血压，手术后易发生颅内出血、心肌梗死、脑梗死等。

2. 心肌梗死后 6 个月以内者手术死亡率明显增加。心绞痛的发生影响心脏收缩，同样也增加了手术的危险性。

3. 慢性肾衰竭、严重肺功能不全、肝功能不全，不能耐受手术者。

4. 特别肥胖、颈强直者，因体位限制，手术暴露血管困难，易导致局部或全身并发症。

5. 严重神经功能不全。

6. 恶性肿瘤晚期。

7. 抗凝禁忌或血小板减少症有出血风险者。

三、术前准备

术前完善相关检查，包括详细的病史、体格检查。确诊性的检查包括 CTA 在内的影像学检查，因为选择性锁骨下动脉造影可能会漏诊近端病变并且可能损伤已有的动脉粥样硬化斑块，因此不推荐进行选择性的锁骨下动脉造影。除一般手术的常规准备外，术前应戒烟。术前 2 周停用氯吡格雷，阿司匹林建议口服至手术前夜，以减少术中出血。控制高血压（< 140/80mmHg）、心率（60 ~ 80 次 / 分）、高胆固醇血症（LDL < 100mg/dl）等。糖尿病患者应控制血糖接近正常水平。

麻醉：全身麻醉。局部麻醉和颈丛麻醉能反映对动脉阻断时的耐受性，也能减少神经损伤，但若手术时间较长，患者不能耐受，甚至体位改变，不利于手术操作。全身麻醉能确保呼吸道通畅和供氧，增加脑血流量，减少脑代谢，颈动脉暂时阻断后增加脑缺氧的耐受性，且患者熟睡，有利于手术的顺利进行。

监测：术中全程使用心电监护外，有条件者可在术前经桡动脉置管，可在术中严格监测和控制动脉压、血氧饱和度。

四、手术要点、难点及对策

1. 体位及切口　仰卧位，肩下垫肩垫使颈部适当拉伸（注意不要过高使颈部过度拉伸）。手术台头端抬高 15° 以降低静脉压力，减少术中出血。双下肢抬高 10°，以增加回心血流量及心排血量，增加脑血流灌注。消毒铺巾范围上至下唇线，下至两乳头水平，两侧至斜方肌前缘和两侧腋中线。

切口一般在锁骨中点下方向外做横切口，长约 6cm。逐层切开皮下组织和颈阔肌。切口下的胸大肌纤维予以切断。切开喙锁筋膜，将胸小肌自喙突缘切断，向下牵开。显露锁骨下静脉、动脉及臂丛神经。注意保护神经和静脉。分离不建议用电刀，而应分离结扎，避免术后淋巴漏。

2. 显露并游离锁骨下动脉及分支　锁骨下动脉位于静脉上方，臂丛的下束位于锁骨下动脉深面，应注意保护避免损伤（图 1-42）。在游离锁骨下动脉时，应注意保护其分支，包括甲状颈干、肋颈干、内乳动脉和椎动脉。如果分支动脉影响锁骨下动脉向颈动脉方向游离移动，可以结扎分支动脉，但是不建议牺牲内乳动脉。在静脉上方游离锁骨下动脉长约 4cm 以备吻合。

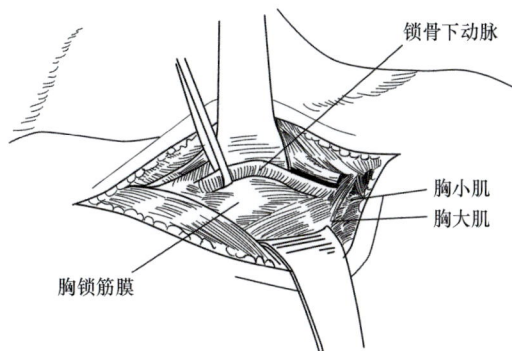

图 1-42　显露并游离锁骨下动脉

3. 建立皮下隧道并吻合人造血管　两侧锁骨下动脉游离完毕后，在双侧锁骨下动脉吻合口之间的皮下及胸骨前建立皮下隧道，隧道容术者一指通过即可。此处与颈动脉 - 锁骨下动脉旁路术不同的是，此处隧道平坦，但距离相对较远，因此移植血管可选用 6 ~ 8mm 人工血管，亦可选用自体静脉。将修建好的人工血管从皮下隧道内穿过并摆放在适当的位置。注意避免血管在隧道内扭曲。

全身肝素化后，用血管阻断钳阻断健侧吻合口两边的锁骨下动脉，用 5-0 或 6-0 聚丙烯缝线连续缝合血管移植物和健侧锁骨下动脉，完成端侧吻合。开放血管阻断钳，确认吻

035

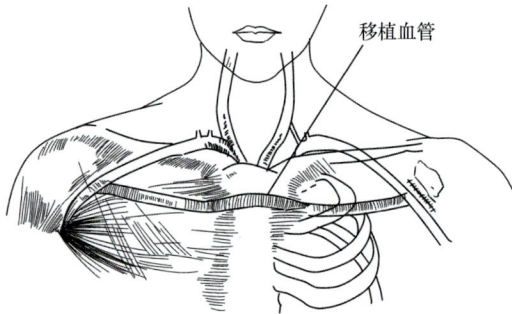

图 1-43 建立皮下隧道并吻合人造血管

合口无明显渗血情况并排出血管内的空气后夹闭。同样方法吻合人工血管和患侧锁骨下动脉，需要注意的是，在完全完成端侧吻合之前，应排出人工血管内的残留空气和残渣，然后再完全缝闭（图 1-43）。

吻合完成后去除血管阻断钳，恢复动脉血流。若吻合口有漏血，注意补针。检查动脉搏动良好，止血满意后清洗术野。

4. 依据原有解剖结构，逐层缝合之前离断的肌肉，在双侧锁骨上窝放置硅胶引流管，皮下缝线缝合皮肤，外接引流袋包扎伤口。监测凝血功能，必要时鱼精蛋白中和。

五、术后监测与处理

手术后应密切观察患者生命体征，其中重点观察患者的神经系统功能，双上肢皮温、皮色，桡动脉搏动情况。建议术后抗凝 3 ~ 5 天，出院后服用抗血小板聚集药物，1 个月后进行随访，以后每年行动脉的超声检查以评价有无再狭窄。

六、术后常见并发症的预防与处理

术后常见并发症包括出血、感染、神经损伤、人工血管血栓栓塞和心脑重要器官意外等。可以术后根据患者情况酌情延长引流管拔管时间，使用抗生素治疗感染，同时进行抗凝治疗和相关并发症对症治疗。

由于本术式不需要阻断颈动脉，具有创伤小、耗时短、并发症少、风险低的特点，因此尤其适于伴有心脑血管疾病、年老体弱的患者。同时与腋动脉 - 腋动脉旁路术相比，使用的人工血管较短，因此人工血管通畅率和感染率较低，具有一定优势。总体来说，本手术仍非常规手术，如有机会行腔内治疗或颈动脉 - 锁骨下动脉旁路术，本手术不应作为首选。

（李毅清　滕云飞）

第七节　胸廓出口综合征：胸廓出口减压术 + 远端血管重建术

胸廓出口综合征（TOS）是指臂丛神经，尤其是下干和锁骨下动、静脉在胸廓出口部位因各种原因受压，从而引起的上肢和颈肩部疼痛、麻木、无力、感觉异常或肢端缺血为特征的综合征。动脉受压者可能出现上肢疼痛、无力、手凉、肌肉萎缩、无脉或脉搏减弱、血压降低或测不出血压。症状轻微者，经理疗、按摩等能缓解症状，部分症状严重者需手术治疗。胸廓出口区域神经血管束由臂丛神经、锁骨下动脉和锁骨下静脉三部分组成，因此根据受压部位的不同分为三类：神经型、静脉型和动脉型。

从病因来看，先天因素包括解剖异常，如存在颈肋，或第 7 颈椎横突过长、先天性纤维索带、斜角肌肥大等。颈部外伤或反复的劳损都可以引起神经周围炎症，在有些患者则会刺激局部产生炎症因子，从而刺激细胞外基质增生、瘢痕形成、神经周围纤维化及滋养血管狭窄，最终导致局部缺血和 TOS。

从发病率来看，超过 95% 以上为神经型（nTOS），静脉型（vTOS）约占 3%，动脉型（aTOS）最为罕见，仅不到 1%。对于经物理治疗症状无法缓解的 nTOS 患者，可行手术治疗。nTOS 的手术方式为胸廓出口减压术，切除斜角肌或同时行肋骨切除、胸小肌肌腱切除术等。vTOS 在胸廓出口减压术后行静脉溶栓或经皮腔内血管成形术（percutaneous transluminal angioplasty，PTA）等。而对于 aTOS 患者，手术是唯一有效的治疗方式，手术方式包括胸廓出口减压术及动脉血流重建，后者包括取栓术、血栓切除术、动脉瘤切除、人工血管移植术等。由此看出，胸廓出口减压是解除病因的根本，是所有类型的 TOS 手术的基础术式，主要由临床医师判断压迫的原因，采取斜角肌切除，有时附加上颈肋或第 1 肋切除。

对于 aTOS，其病因常与颈肋或畸形的第 1 肋有关，极少数由异常走行的前斜角肌引起。其常见的病理学表现为锁骨下动脉狭窄及狭窄后扩张造成的动脉瘤。狭窄后扩张部位常有血栓形成，而动脉瘤瘤腔内常有血栓形成。本型患者的常见症状体征是由锁骨下动脉瘤或锁骨下动脉远端狭窄或栓塞引起的缺血表现，因此在疾病的发展中通常无症状，直到血栓栓塞导致远端肢体缺血。

本节以 aTOS 为例，介绍 TOS 的手术治疗。aTOS 的外科治疗原则包括解除动脉压迫，消除血栓来源，恢复远端血供。解除动脉压迫包括切除颈肋或其他侵犯胸廓出口的异常肌肉或骨骼，即胸廓出口减压术，根据手术入路又分为经腋窝入路和经锁骨上入路。消除血栓来源包括切除锁骨下动脉瘤或修复伴有内膜损伤的锁骨下动脉狭窄。而动脉重建恢复远端血供包括血栓切除、血管旁路移植或溶栓治疗。动脉重建能否成功取决于远端流出道是否通畅。在此我们介绍胸廓出口减压术 + 远端血管重建术。

037

一、适应证

1. 经 1 ~ 3 个月非手术治疗症状无法缓解的神经、血管受压症状，如疼痛、麻木、乏力、动作欠协调等。

2. 肌电图测定尺神经传导速度胸廓出口低于 60m/s，提示中、重度压迫。

3. MR 检查显示肋骨和束带压迫，神经血管束移位或变形。

4. 血管造影或 CTA、MRA 显示锁骨下动脉、静脉明显狭窄甚至有血栓及狭窄后扩张动脉瘤形成。

二、禁忌证

1. 严重心、肺、肝、肾功能不全或不能平卧者。

2. 心肌梗死不足半年者。

3. 难控制的高血压，血压高于 180/110mmHg 时不宜手术。

三、术前准备

根据症状初步诊断后，需完善体格检查及相关辅助检查，如肌电图、神经传导速度测定、MRI（神经型）、多普勒超声（动、静脉型）、颈部 X 线片、动（静）脉造影等，以进一步明确诊断，选择合理手术方式及入路。除一般的手术常规术前准备外，术前应戒烟，手术前 3 天停用血管扩张药物、抗血小板、抗凝药物以减少术中出血。控制血压、血糖接近正常水平。除一般器械以外，另外需特殊准备手术器械：肋骨切除器、长柄咬骨钳及头灯。

四、术中监测

除心电监护外，有条件者可在术前经桡动脉置管，可在术中严格监测和控制动脉压、血氧饱和度。术前可经对侧颈外或颈内静脉或锁骨下静脉或肘静脉插管至上腔静脉，监测中心静脉压，使其维持在 8 ~ 10cmH$_2$O。

五、手术要点、难点及对策

手术第一原则是胸廓出口减压，包括切除颈肋或纤维条索或斜角肌，大多数人认为还应同时切除第 1 肋，因为它保持着胸廓出口的张力，切除后可使神经血管束松解。更重要的是，它还是引起血管压迫的纤维肌性组织结构附着的载体，而后者在术中往往无法明确辨识。

aTOS 患者的血管病变往往并非局灶性异常，很少有可以通过简单的切除吻合而达到重建血流的目的，大多都需要行锁骨下动脉间置或旁路移植。移植材料可选用大隐静脉，亦可选择带环的 pTFE 血管或涤纶人工血管。旁路血管移植多选择带环的 pTFE 人工血管，它在锁骨下穿过时有较强的抗扭曲能力，自体血管的优势主要在于远期通畅率。

随着腔内技术的飞速发展，已有锁骨下动脉腔内修复结合胸廓出口减压术的报道。但胸廓出口减压仍然是第一原则，因为如果胸廓出口的张力不减小，腔内修复置入支架可能断裂或塌陷、再狭窄或继发形成血栓。胸廓出口减压术有两种常用入路，各有优势，分述如下。

（一）经腋窝入路

经腋窝入路最大的优点是手术切口相对局限，损伤较小。切口相对隐蔽，不影响美观，且有足够空间切除第 1 肋外侧部，也可以满足部分前斜角肌切除及确认和切除大多数与 TOS 相关的畸形韧带和纤维条索。其缺点主要是不能同时行远端血管重建，必要时需再做切口或调整患者体位。且该入路不能完全暴露斜角肌三角的结构，很难行完全的前中斜角肌切除术和臂丛神经松解术。

1. 麻醉和体位　全身麻醉，仰卧位，床背部抬高30°。肩部下方垫治疗巾将其抬高。手臂弯曲并用软物包裹，消毒范围包括颈部、上胸部、肩部后侧至肩胛骨。手臂应稳定放松而有牢固的支撑。

2. 手术切口　患者手臂抬起，在腋窝轮廓线下方边缘从背阔肌到胸小肌做一横切口，通过该切口的皮下组织直达胸壁，钝性分离到腋窝尖部，通过胸壁上的组织可触到第1肋（图1-44）。用拉钩将皮下组织和腋窝内容物牵离胸壁，可以在切口上方清楚地看到第1肋。第1肋内缘锐利，其上没有其他肋骨，触摸其中间常有抵触感。此时将上臂抬起可以更加清楚显露，通过反复抬高放下患者手臂，术者可以感受到受压原因。注意，过度抬高手臂，可能损伤第1肋间神

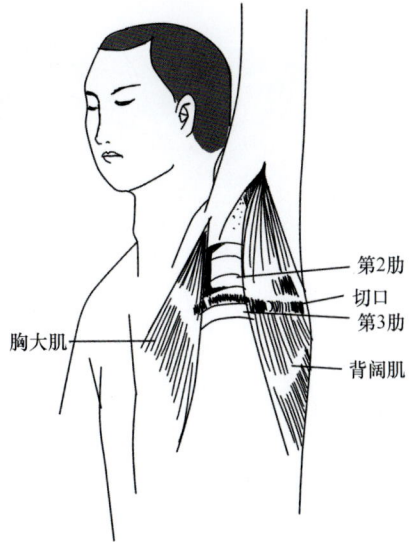

图1-44　手术切口

经导致术后上臂内侧疼痛或麻木。另需时刻注意拉钩是否压迫血管或过度牵拉胸长神经、第1肋上神经等。术中要随时观察，必要时间断放松拉钩以减少损伤。

由于术野有限，位置较深，如前所述，需准备头灯以辨别腋窝结构，腋静脉随呼吸节律轻微搏动，腋静脉后面是肋间最上动静脉，这一血管需要牢靠结扎。

3. 游离第1肋　轻柔地分出神经血管束，并鉴别其与第1肋、中斜角肌、前斜角肌之间的关系，避免损伤。仔细分离前斜角肌在第1肋骨的附着点，予以切断。离断位置离肋骨尽可能远，避免损伤膈神经，最后的少量肌纤维可以用手指拉断。用剪刀将附着于第1肋下侧和内侧边缘的软组织分离下来，从锁骨下静脉内侧的组织开始慢慢分离锁骨下肌肌腱和肋胸、肋锁韧带，推开软组织完全显露第1肋内侧，并将肋骨下侧边缘刮净，利于显露（图1-45）。

从肋间肌前部分开始，用剪刀在第1肋间隙打开一缺口，用手指将胸膜与第1肋钝性分开，注意避免损伤胸膜造成气胸。胸膜损伤常与胸膜厚度有关。在臂丛神经根的后方从肋骨上壁将中斜角肌分离下来。由于胸长神经未能显露，应防止损伤以避免术后前锯肌麻痹。在分离斜角肌过程中骨膜起子必须紧贴肋骨，避免损伤该神经。

4. 肋骨切除　将第1肋后侧表面分离干净后，将一断骨装置小心置于肋骨颈并咬断。将分离下来的肋骨侧面向下拉，然后用同样的方法将肋骨从锁骨下静脉内侧尽可能靠近肋锁韧带处切断肋骨远端，移去肋骨。将患者手臂放松，用咬骨钳在直视下将神经血管结构前方的肋骨残端钳咬平整。清除碎骨，防止骨痂形成及"再生肋"的发生（图1-46，图1-47）。

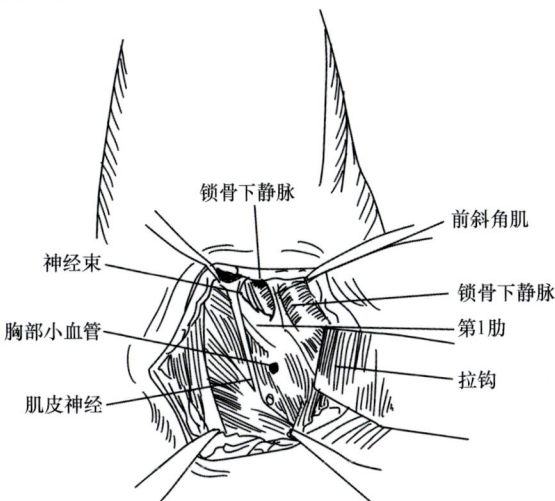

图1-45　显露游离第1肋

039

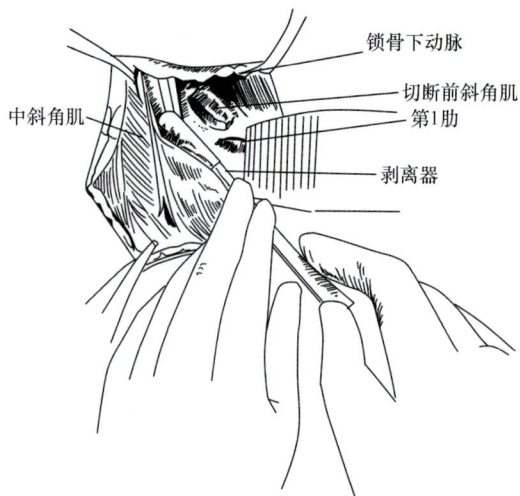

图 1-46　将肋骨残端钳咬平整

5. 切除颈肋　当第 1 肋近端显露后，颈肋和第 1 肋之间的间隙就可以逐渐打开，清除第 1 肋后方的组织，切断第 1 肋近端，在切断第 1 肋远端后分离颈肋，咬骨钳将其咬断，整块切除两肋骨。必须强调，需先切断第 1 肋，再切颈肋。任何走行于臂丛神经根周围的多余的软组织都需要仔细清理，特别是可能附着于 Sibson 筋膜（肺尖胸膜增厚区域）的组织（图 1-48）。

6. 充分止血后，冲洗伤口并使肺充气以观察是否存在胸膜破口，如果正压时发现有气泡或液体流向胸膜腔，提示胸膜损伤，如果胸膜缺损很小，可以直接用可吸收线缝闭。

如果缺损较大则需放置胸管引流。放置引流管或引流条，双层（皮下组织及皮肤）缝合手术切口。可以沿神经根近端放置硬膜外导管，滴注麻醉药物止痛或注入糖皮质激素防止瘢痕形成（图 1-49）。腋下垫棉垫，包扎。

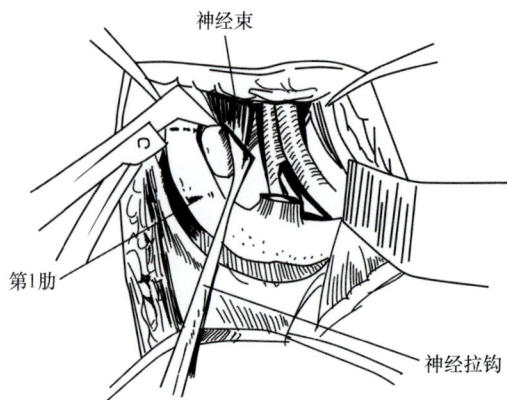

图 1-47　清除碎骨

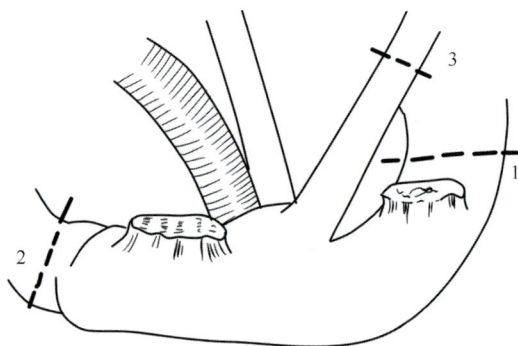

图 1-48　切除顺序

1. 切断第 1 肋近端；2. 切断第 1 肋远端；3. 切断颈肋

如果需重建锁骨下动脉，如狭窄、闭塞性病变或动脉瘤，则同时做锁骨上切口，或在胸廓出口减压后一期或二期行血管腔内治疗处理病变，缩短手术时间，减少手术创伤，降低并发症风险。

（二）经锁骨上入路

锁骨上入路的优点是所有与胸廓出口压迫相关的结构都能清楚显露，可以精确判断产生压迫的原因，该切口能让前、中斜角肌完全切除，并且能够在直视下对臂丛的 5 个分支进行松解，更重要的是，所有的血管重建都可通过

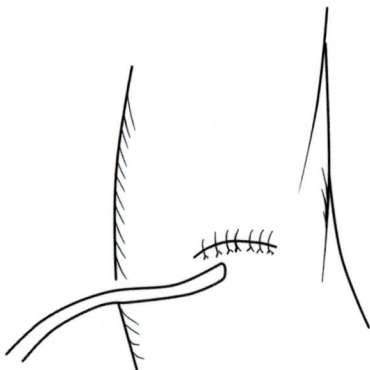

图 1-49　放置硬膜外导管

本切口完成，尽管切除第 1 肋前内侧和控制血管远端时可能需另做锁骨下切口，但这不需要更换体位。大量病例报道提示，斜角肌切除加神经松解后，臂丛就已经非常游离，没有任何压迫，此时行第 1 肋切除不仅没有意义，反而增加术后疼痛和并发症，增加胸膜损伤的风险。因此，越来越多的人倾向于经锁骨上入路治疗 aTOS。

1. 麻醉和体位　全身麻醉下平卧，床头抬高 30°，颈部后伸头偏向健侧，患侧上肢与身体平行，手臂用软物包裹，手部暴露。对颈部、上胸部、上肢消毒。术中可以对神经血管受压情况进行评估。

2. 手术切口　于颈根部锁骨上两横指，自胸锁乳突肌锁骨头向侧后方做一长约 10cm 弧形切口，切开颈阔肌，分离颈阔肌下面，上至环状软骨水平，下至锁骨水平，将胸锁乳突肌向内侧牵开，暴露斜角肌脂肪垫，必要时可以切断其锁骨头（图 1-50）。术野中可能会有一些锁骨上皮神经穿行，切断后可能造成锁骨下皮肤麻木、感觉功能障碍，但必要时切除一些小皮支不会出现大的问题。

3. 分离斜角肌脂肪垫　暴露颈内静脉外侧缘，从此处开始分离斜角肌脂肪垫（图 1-51）。沿前斜角肌前缘、锁骨下缘下侧后方分离（图 1-52）。分离肩胛舌骨肌，小心游离前斜角肌前面的膈神经，该神经从外侧向内侧斜行。随后将斜角肌脂肪垫向侧方拉开可以更好地暴露前斜角肌及臂丛神经根。注意不要过度牵拉膈神经。臂丛神经根和锁骨下动脉位于前斜角肌边缘，牵拉斜角肌动作要轻柔，避免损伤这些结构。

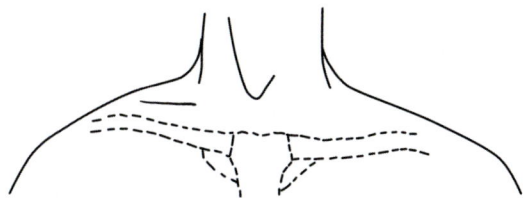

图 1-50　手术切口

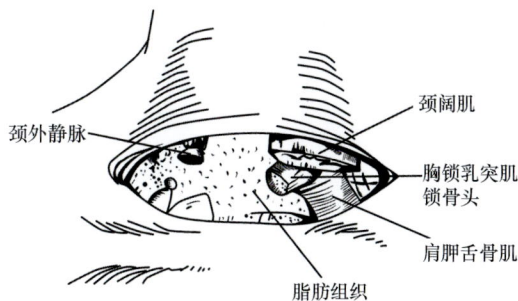

图 1-51　分离斜角肌脂肪垫

（颈外静脉、颈阔肌、胸锁乳突肌锁骨头、肩胛舌骨肌、脂肪组织）

4. 清除　将膈神经向内侧拉开，向下游离前斜角肌第 1 肋附着点，注意保护锁骨下动脉及其后方的臂丛神经。在中斜角肌的边缘找到锁骨下动脉的近端并将其保护起来。将斜角肌附着于第 1 肋周围部分分离干净，用手指或钳子穿过肌肉后方，再将肌肉从附着点上锐性分离下来，这一步应在直视下用弯剪刀而不可使用电刀。还有一些相对靠后的肌肉或肌腱组织也要分离干净，包括肌肉附着于肋骨后方增厚的胸膜上的组织。

离断前斜角肌第 1 肋附着点（图 1-53），向上拉起，将其与下面的组织分离开来，包括肺尖胸膜、锁骨下动脉、臂丛神经根（图 1-54）。一直分离到第 6 颈椎横突斜角肌起点。整条前斜角肌切除送病理检查。注意肌纤维和臂丛神经分离时小心操作，避免损伤神经。

5. 中斜角肌切除　在中斜角肌平面可能会有骨性颈肋或其他一些作用相似的软组织，尽管中斜角肌走行于神经根的后方，但有些病例其第 1 肋上的附着点可能会在斜角肌结节前方，该区域的中斜角肌组成也可能会变硬或肌腱化，从而压迫刺激神经根。将中斜角肌从肋骨上分离下来，一直到臂丛神经根的后方。如果中斜角肌平面存在颈肋，也可以一并

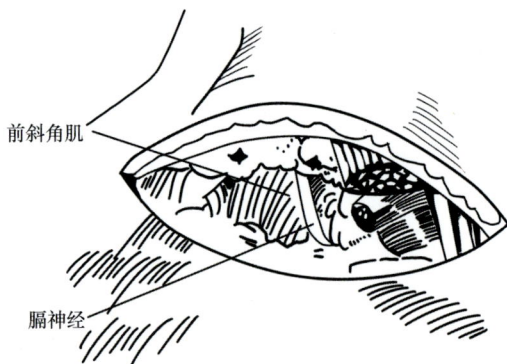

图 1-52　游离膈神经

切除。注意将中斜角肌和后斜角肌区分开来，这两块肌肉靠胸长神经加以鉴别，需将该神经之前的肌肉保留，以保持胸长神经的完整性，避免肩胛骨运动受损。需要知道的是，胸长神经在该层面常会分为 2 ~ 3 支而非通常描述的单独一支。

6. **臂丛神经松解**　找出臂丛的每一根神经根，并清理其周围的瘢痕组织。因为这些组织可能压迫、刺激神经并造成神经系统症状的出现，神经松解失败可能会使术后症状持续存在。

在分离时一定要注意 C_5、C_6 神经根上方活动性要好，因为仍然可能存在一些斜角肌的残余纤维或斜角肌三角尖部的其他纤维使神经根再次陷入。同样，T_1 神经根起始处也可能会被第 1 肋后部压迫，这些情况下行神经松解术就需要完全暴露近端第 1 肋并让所有神经根有充分的活动性。只有从 C_5 到 T_1 所有神经根都被完全松解，这一步骤才算结束。

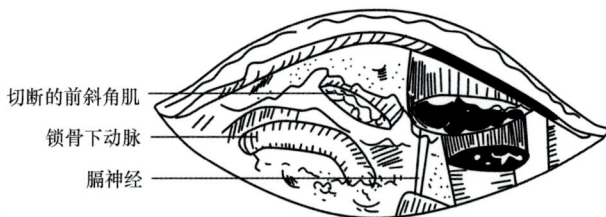

图 1-53　离断前斜角肌第 1 肋附着点

此时暴露的术野完全可以行第 1 肋切除。值得指出的是，许多 TOS 患者在行充分的斜角肌切除术后很少会有因第 1 肋引起的压迫，此时可考虑保留第 1 肋。相反，如果有可能引起神经血管再次受压，则此时必须切除第 1 肋。因此，术中需要观察。在完成上述松解后，将手指放在锁骨下动脉和臂丛神经边上，充分活动上肢，看是否有神经血管再次受压的情况出现。

如需切除第 1 肋，见前文经腋窝入路中所述。注意保护 C_8 和 T_1 神经根。

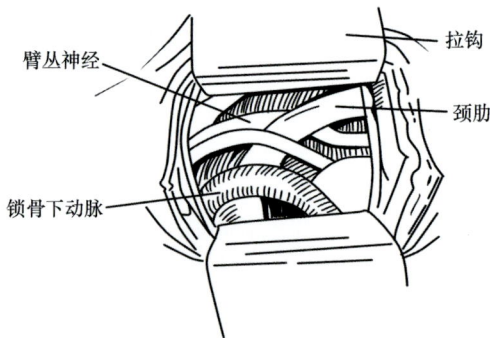

图 1-54　切断前斜角肌后显露臂丛及锁骨下动脉

7. **远端血管重建**　对于锁骨下动脉瘤伴内膜损伤和附壁血栓甚至导致远端动脉栓塞者，出现任何程度的运动障碍或明显的感觉障碍等急性缺血表现，应被视为立即手术的指征。包括血栓切除术。肱动脉血栓切除术并非总是需要一个上肢远端的单独切口，部分病例中的大型血栓可以通过锁骨下动脉取出（图 1-55）。对于一些慢性栓塞的病例，有时需要远端旁路手术。轻度缺血患者在外科手术前可进行适当的溶栓治疗。溶栓治疗对于血管造影发现前臂和手完全血栓形成的患者尤为重要。

虽然开放手术是治疗 TOS 动脉压迫症状的标准方法，但已有关于锁骨下动脉腔内修复结合胸廓出口外科减压手术的报道。当然，胸廓减压的重要性不言而喻，未减压的胸廓出口可导致支架断裂或塌陷、再狭窄及血栓形成。

充分止血后，检查是否有淋巴漏、乳糜漏等。查看胸膜完整性，相关处理同前文经腋窝入路中所述。伤口内放几张可降解透明质酸生物膜，防止术后瘢痕增生粘连。臂丛神经根后放一张，各神经分别包裹，第三张放在臂丛神经与斜角肌脂肪垫之间。可以沿神经根近端放一根硬膜外导管，滴注麻醉药物止痛或激素防止瘢痕形成。放置引流管或引流条，将脂肪垫盖回臂丛上。缝合手术切口。包扎。

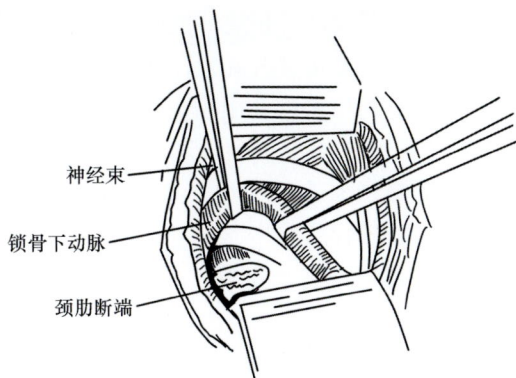

图 1-55　血管束带套绕锁骨下动脉

神经束
锁骨下动脉
颈肋断端

六、术后监测与处理

胸廓出口减压术后在恢复时要做立位 X 线胸片，检查是否有气胸或胸腔积液。小部分空气或积液可自行吸收，量大时建议行胸腔闭式引流。术后可用罂粟碱类注射镇痛，直到口服药可控制。一般术后至少两周内应用口服麻醉药、肌肉松弛药、非类固醇类抗炎药。如无淋巴漏，术后 3 天即可拔除引流管。

术后无需严格限制上肢活动，但应尽量避免举手过头或抬举重物。术后尽快行恢复性物理治疗。避免可造成肌肉拉伸、痉挛，斜方肌或其他颈部肌肉明显疼痛的动作，使用上肢需循序渐进。物理治疗和关节运动可以缩短康复期。建议术后 3 个月及每隔半年复诊以明确远期效果。

043

七、术后常见并发症的预防与处理

典型的年轻患者手术死亡率几乎为零，并发症的出现主要与胸廓出口解剖结构损伤有关。目前报道的总并发症发生率为 10% ~ 40%，包括神经损伤、胸膜损伤、淋巴漏、瘢痕增生和术后长期疼痛等。其中神经损伤最为常见。

1. 神经损伤　　分为直接损伤和间接损伤。间接损伤是指术中为显露、牵拉神经根造成的损伤，这种损伤并非离断，只能术后才被发现，会引起神经麻痹。如果没有直接损伤，这些并发症是暂时的，可以在术后几周至几个月恢复。

胸廓出口减压术最严重的并发症是臂丛神经根损伤，其次包括膈神经、胸长神经、迷走神经及其返支、颈交感神经损伤等。需注意，膈神经损伤导致膈肌麻痹，大部分患者是没有症状的，只有在剧烈活动时才会有呼吸困难表现，需通过胸透方能诊断。对于双侧 TOS 需行对侧手术的患者，必须在膈神经麻痹完全康复后方能行第二次手术，否则可能导致完全性膈肌麻痹和严重的呼吸肌功能障碍。

2. 胸膜并发症　　小的胸膜撕裂是最常见的并发症，处理方法如上所述。术后发生气胸比较少见，如不严重，可以保守观察自行吸收。

3. 淋巴漏及切口积液　　主要的淋巴管损伤可导致持续的淋巴漏，引起乳糜胸，呼吸困难，这时有必要放置胸管引流，打开伤口结扎淋巴管。

锁骨上切口偶尔会出现血清性或淋巴液积聚，可用细针穿刺加抗生素治疗，大多数淋巴漏常几周内自愈。偶尔会形成包裹性积液，需要手术切除加淋巴管结扎。

4. 瘢痕增生　　部分患者术后臂丛周围过度瘢痕形成，导致疼痛、僵硬、肌肉痉挛、上肢活动受限等症状复发。如上所述，术中使用防粘连生物膜可以预防。出现该症状可以尝试严格的理疗、激素和干扰素对症治疗，但效果有限。严重时需再次手术松解瘢痕。MR检查能较好地评估瘢痕形成情况。

5. 疼痛综合征　　部分患者主诉有烧灼样疼痛及上肢交感神经兴奋性增强表现。这些症状在压迫锁骨上某个特定的部位而触发或加重。可能是由神经瘤、瘢痕卡压神经或反射性交感神经萎缩引起。星状神经节阻滞、触发点注射或超声理疗、热疗可暂时缓解，但该问题常迁延难愈。

八、手术注意要点

1. 神经　　神经根和神经干因为在前、中斜角肌之间，容易损伤。二次手术病例中，可被瘢痕包绕。T_1 神经根紧贴第 1 肋颈部，切除第 1 肋时容易损伤。

膈神经在前斜角肌表面由外向内斜行通过，必须看清并保护，术中避免过度牵拉。

胸长神经在中斜角肌外侧缘，是切断该肌肉的标志，常有两根神经根汇合成该神经主干。

右侧迷走神经走行于锁骨下动脉前方，该神经及其返支可能损伤。

颈交感神经链和星状神经节位于颈总动脉后方，椎前筋膜前方，损伤神经节可能导致 Horner 综合征。

2. 血管　　颈内静脉在锁骨内侧头后方、前斜角肌前方和锁骨下静脉汇合。

锁骨下动脉在前斜角肌后方，所有压迫动脉的异常纤维都要游离，切断肌肉时要注意保护动脉，避免损伤。

3. 淋巴管　　要注意保护乳糜管和淋巴管，尤其是左侧的胸导管，在第 7 颈椎横突水平向外侧走行，在锁骨下动脉前方汇入无名静脉。

九、临床效果评价

aTOS 的手术成功率超过 90%，文献报道显示，aTOS 在经过完全的胸廓出口减压和动脉重建或腔内修复后很少复发，通畅率很高。Scher 分期中Ⅰ期和Ⅱ期患者的保肢率可达 100%，Ⅲ期患者远端动脉栓塞可能导致截指，但手臂截肢非常罕见。评价其成功与否的指征：症状缓解程度、复发的预防、移植血管的通畅率和肢体挽救情况。远期效果与远端流出道情况有关，肢体动脉栓塞合并远端流出道受累则预后不佳。

（李毅清　滕云飞）

第八节　锁骨下动脉腔内治疗术

在早期，主动脉弓上动脉病变的治疗以外科手术为主，包括应用人工血管移植物进行血运重建或对病变血管行动脉内膜切除术。开放手术的临床效果满意，但由于其对手术技能要求较高，创伤大，以及潜在的手术相关风险，促使人们寻求更微创的治疗方法。随着腔内技术和器械的飞速发展，锁骨下动脉的腔内治疗已逐渐成为锁骨下动脉狭窄或短段闭塞的首选方案。现有的病理报告病例数相对有限，且随访数据较少，但这些报告明确显示了腔内治疗的选择是合理有效的，并得到广泛应用。

锁骨下动脉的腔内治疗应用最广泛的病变当属锁骨下动脉狭窄或短段闭塞。其临床表现主要为两方面，一是患侧桡动脉搏动减弱或消失，该侧上肢血压减弱或测不出，为高血压的治疗带来隐患；二是锁骨下动脉盗血综合征，即由于近端锁骨下动脉狭窄或闭塞，血液经患侧椎动脉倒流进入远端锁骨下动脉及上肢动脉（图1-56）。B超可发现椎动脉血流为反向。患者可表现为眩晕甚至晕厥或行走不稳等后脑循环供血不足症状，其

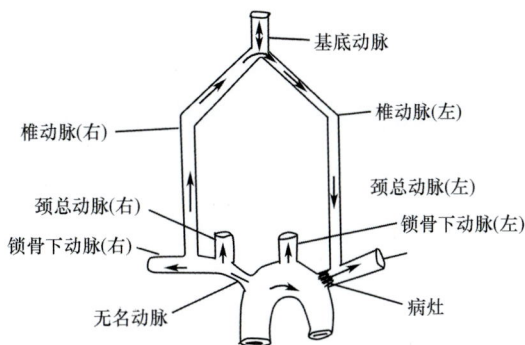

图1-56　锁骨下动脉盗血示意图

他症状包括患肢软弱、疲劳、继发于栓塞的伴有疼痛的蓝指等，偶有脑干及后脑循环栓塞的报道，与椎动脉血流正向和负向交替有关。左锁骨下动脉是弓上病变最常见的受累部位，其中又以起始段狭窄或闭塞性病变最多见，其他病变包括夹层、动脉瘤、多发性大动脉炎等。本节以锁骨下动脉狭窄为例叙述锁骨下动脉的腔内治疗技术。

一、适应证

1. 锁骨下动脉的节段性狭窄病变，尤其是伴有共济失调、眩晕或患侧肢体缺血表现者。
2. 锁骨下动脉各类动脉瘤。
3. 锁骨下动脉损伤而造影证实破口较小，可行腔内修复者。
4. 一般情况较差，不能耐受开放手术的上述病例。

二、禁忌证

1. 锁骨下动脉完全、长段闭塞，预计开通难度较大。
2. 进行性的或未经干预的动脉炎累及锁骨下动脉引起的狭窄病变。
3. 感染性假性动脉瘤。
4. 造影剂过敏。

045

5.患侧锁骨下动脉近端狭窄或短段闭塞而对侧椎动脉闭塞。

三、术前准备

1.行经皮穿刺动脉造影前,建议行锁骨下动脉CTA或MRA,明确诊断,判断病变位置、程度、范围,了解周围血管解剖形态及是否存在变异情况,准备合适器械,设计合理手术方案,包括入路选择。大量病例及文献报道均提示锁骨下动脉闭塞性病变的开通难度较大,甚至有文献报道失败率高达40%。此外,还可以了解左侧椎动脉是否在锁骨下动脉开口附近直接起自主动脉弓或起自锁骨下动脉近端,因为行锁骨下动脉起始段介入治疗时可能影响到毗邻的椎动脉开口。因此术前的CTA或MRA有助于制订合理的手术方案(图1-57)。

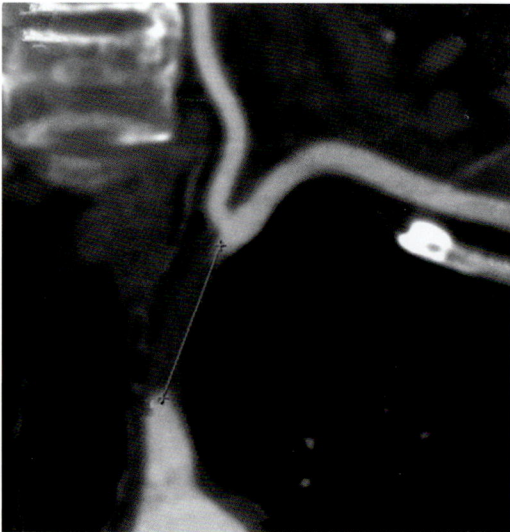

图1-57 术前CTA确定病灶

2.碘过敏试验 应用离子碘如泛影葡胺作为造影剂者,必须常规行静脉注射碘过敏试验。目前已广泛应用非离子碘造影剂,可取消过敏试验,但对曾有药物、食物等过敏史的患者,建议术前3天连续服用皮质类固醇药物。确保安全起见,仍建议常规行碘过敏试验。术中确保静脉通路,以备急救之用。手术室常规配备抢救车,特别是抗过敏药物及激素等。

3.清洁穿刺部位皮肤,包括会阴部及患侧上肢。

4.触摸动脉搏动点,以确定正确穿刺部位。行闭塞段远端动脉盲穿时,建议血管超声定位或切开暴露肱动脉。

5.局部麻醉者术晨可进少量饮食,全身麻醉者自术前晚起禁食水。

6.预计操作时间较长,以及病情较重、老年、需用大量造影剂者,需留置导尿管。

7.高血压患者术前控制血压接近正常,急诊者术中应用降压药物。

8.围手术期抗血栓治疗应采用双重抗血小板治疗:阿司匹林与氯吡格雷,双重抗血小板治疗至少在术前3天即开始。

四、手术要点、难点及对策

腔内治疗包括血管成形术(球囊扩张)和支架置入术。锁骨下动脉腔内治疗的早期病例报告仅包括血管成形术,20世纪90年代初支架开始应用于弓上血管闭塞性病变,并逐渐成为此类病变的主要方式。病例报告显示成功率高达90%以上,仅少数闭塞性病变病例未能开通。支架置入后2年随访通畅率为80%~100%。目前病例报告显示支架置入是处理锁骨下闭塞性狭窄、闭塞性病变的常规手段,尤其对于首次治疗闭塞性病变或复杂性狭窄病变。支架的选择上，本节主要叙述锁骨下动脉狭窄病变，多以裸支架为主。覆膜支架多用于动脉瘤和动脉损伤。

1. 患者取平卧位，双侧腹股沟、会阴、下腹部及患侧上肢常规消毒、铺无菌孔单，以 1% 利多卡因 10ml 在穿刺点周围做局部浸润麻醉。肱动脉逆穿入路有助于开通锁骨下动脉近心端的闭塞病变，对于锁骨下动脉开口处的闭塞性病变，不可能放置导管经锁骨下动脉开口穿过闭塞段，此时经肱动脉逆行介入治疗进行血管开通可作为唯一适合的方法达到穿过闭塞段病变的目的。在某些复杂情况下，可能需要导管导丝结合的方法确保能够通过病变部位并在管腔内交换支架输送系统。经肱动脉入路时，确保导管导丝进入主动脉真腔内，因为此时有可能会在主动脉弓平面形成夹层。如果引入导管撤出导丝后没有血液经导管回流，应假定导管处于血管腔外，此时需要建立其他通路进入主动脉腔。需要指出的是，选择另一种入路比在主动脉弓腔内反复尝试进入一个严重病变的弓上血管更为安全。因此，消毒时，建议准备上述消毒区域。

2. 经腹股沟韧带中点下 1.5cm 处，以 Seldinger 技术行股动脉逆行穿刺，穿刺部位循序扩张至 7F 或 8F，置动脉鞘。亦有学者习惯切开直视穿刺动脉，减少动脉夹层或血肿形成的风险。

3. 静脉给予肝素（70U/kg）全身肝素化。肝素是介入治疗术中最常用的抗凝药物，推荐的目标凝血时间为达到足以维持有效的凝血时间 250 ~ 300 秒。

4. 沿超滑导丝引入 4F 或 5F 主动脉造影导管进入主动脉弓造影，以及选择性造影导管行锁骨下动脉造影（图 1-58），明确锁骨下狭窄情况，包括狭窄部位、程度、范围、狭窄的形态学等，也需明确远端动脉通畅情况等。造影过程应仔细谨慎，因为动脉粥样硬化是全身性疾病，主动脉亦常受累。输送导丝导管时可使主动脉弓部粥样硬化斑块脱落随血流进入远端或分支导致栓塞。主动脉造影时导管常选用猪尾导管而不选择直头导管，因为在应用高压注射造影剂时直头导管可能会出现主动脉弓形成夹层，猪尾导管则安全得多。显像角度建议采用左前斜位。主

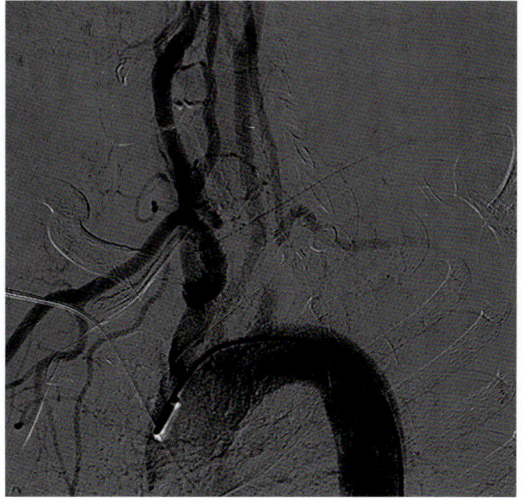

图 1-58 主动脉弓造影

动脉弓造影有助于显示分支血管起始部位、血管狭窄程度及是否合并其他分支的病变，指导选择合适的导管及导丝进入锁骨下动脉的方向。

5. 选择合适的导管经交换后进入锁骨下动脉开口。应用 0.035 英寸（1 英寸 =2.54cm）的导丝穿过病变部位到达远心端血管腔。如果使用的是超硬导丝，可直接自腹股沟经导丝输送 6F 长鞘。如果使用的导丝缺乏支撑力，可选用交换导丝，然后经导丝输送长鞘，鞘的位置应在锁骨下动脉开口内、病变位置以下。

6. 测定病变部位的参数后，应用直径 4mm 或 6mm 的介入球囊进行预扩张，以保证有足够的空间输送支架。通常进行预扩张的介入球囊长度应大于病变长度，以保证球囊在狭

窄病变两端以远与正常部位血管贴壁。预扩张时，球囊直径应略小于远心端血管直径，避免远心端血管夹层，同时也降低损伤椎动脉开口的潜在风险。该方法能进行病变部位远端的造影，评估是否累及椎动脉和内乳动脉的开口，因为手术中必须保护这些动脉的开口，尤其是椎动脉。当病变接近椎动脉开口部位而非锁骨下动脉开口处时，保护椎动脉开口就显得尤为重要。

7. 锁骨下动脉造影，评估预扩张效果。

8. 关于是否置入支架，选择裸支架或是覆膜支架，观点在不断变化。早期的文献报道多为单纯的 PTA，随着临床经验增加，目前多数认为支架的置入降低并发症的发生率，如远端动脉栓塞、血管回缩再狭窄及 PTA 所导致的夹层，增加了早期通畅率。尤其对于存在溃疡的病变，多数人更倾向于置入支架。支架的长度和直径的选择应足以完全覆盖整个病变长度，而不是球囊扩张节段的长度，并且管腔应扩大至其原始大小。血管支架末端不能超过椎动脉开口位置。最理想的结果是支架近心端进入主动脉管腔内 1 ~ 2mm。

如前所述，保护椎动脉开口常用的技术是双导丝：长鞘进入锁骨下动脉后引入两根导丝，一根继续向前输送至腋动脉，另一根送至椎动脉内。如果选用球扩支架，可在导丝的基础上引入支架系统并释放。若选用自膨式支架，则必须经过上述导丝中进入腋动脉的导丝输送及释放，若经椎动脉导丝进入则存在椎动脉开口处夹层的风险。此时也可考虑逆穿肱动脉病引入 5F 长鞘，导管送至椎动脉开口近端的锁骨下动脉，导管造影逆行显像观察椎动脉开口并准确释放支架（图 1-59）。

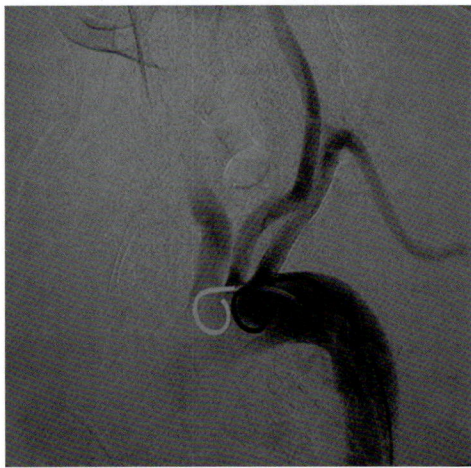

图 1-59 术中造影

9. 如果释放的球囊扩张支架直径偏小，可用稍大直径的介入球囊进行扩张使其进一步扩大，前提是要了解在保证支撑结构能够提供足够的径向抗压能力下该支架扩张的最大限度。

10. 完成腔内支架充分扩张后，如果支架近心端部分位于主动脉腔内，可应用较大直径的球囊进行扩张，使其呈喇叭形展开，这将进一步打开锁骨下动脉起始部，并减少支架前突进入主动脉的风险。支架前突可能影响患者将来进一步行主动脉弓或冠状动脉的介入治疗。

11. 造影确认没有动脉夹层发生后撤出支架输送系统、导管、导丝等。

12. 检测 ACT，若 ACT ＞ 250 秒，可使用鱼精蛋白中和肝素，以降低颅内出血的风险；若 ACT ＜ 150 秒，拔除血管鞘。穿刺点可以选用血管闭合器，或局部压迫至无活动性出血后以动脉压迫止血带确切压迫穿刺点。前者出血或形成假性动脉瘤的风险更小。

五、术后监测与处理

1. 伤口加压包扎 24 小时。术后尽量让患者保持穿刺侧肢体伸直，不做大范围活动，以防穿刺点出血，尤其是应用肝素和溶栓后的患者更要密切观察。一旦再出血应立即压迫穿刺部位，待止血后再重新加压保证。

2. 监测生命体征，防止迟发性伤口出血或锁骨下动脉甚至主动脉弓破裂，及时发现及时处理。

3. 嘱患者尽量多喝水，以便使造影剂迅速排出。注意患者术后尿量，造影剂的利尿作用会导致术后尿量增多，但造影剂同时也有肾毒性，尤其对肾功能不全患者，更需严密监测肾功能变化，必要时行血压透析及改善肾功能。

4. 观察患肢动脉搏动情况及末梢血运情况，评估手术效果，且可及时发现介入手术导致的远端动脉血栓形成或动脉栓塞。触诊患侧桡动脉波动，观察手指皮温及颜色等常可发现，必要时可以用血氧饱和度监测反映患肢血供。

5. 观察有无迟发型过敏反应，如症状不重可采用糖皮质激素等对症治疗，多数可以缓解。症状较重者甚至出现喉头水肿者需立即抢救，必要时气管切开辅助呼吸。

6. 阿司匹林与氯吡格雷双重抗血小板治疗持续到术后 1 个月，之后长期应用阿司匹林或氯吡格雷。目前关于锁骨下动脉介入治疗应用抗血小板药物的研究数据不多，多数建议是沿袭该类药物在外周血管疾病中的应用经验。文献建议外周血管疾病患者应持续应用阿司匹林，动脉粥样硬化闭塞性症的患者应用氯吡格雷也是有效的，两者联合应用有效降低了血栓时间的发生率。因此我们建议的抗血小板治疗方案为两者联合应用，无需加用其他抗血小板药。

7. 术后 1 个月进行随访，以后每年行锁骨下动脉超声或 CTA 检查以评价有无再狭窄或其他远期并发症。

六、术后常见并发症的预防与处理

1. 局部血肿　血肿是支架置入术后最多见的并发症，多在鞘管拔除后出现。主要原因：穿刺插管不顺利致重复穿刺；术后手法压迫股动脉穿刺处不适当；术前宣教不到位，患者肢体未能有效制动；术后过早活动。为了减少术后穿刺局部出血，应不断提高穿刺技术，尽量避免重复穿刺；选择在穿刺点上方紧靠腹股沟韧带之下，将股动脉压迫至股骨上，而不应压在皮肤穿刺点周围；严密观察穿刺点周围皮肤颜色、温度、足背动脉搏动及伤口敷料情况；注意局部有无渗血、肿胀；按压局部有无波动感等以了解有无皮下出血；嘱患者卧床 24 小时以上，期间使用约束带制动，起到警示作用，引起患者的注意，有效防止患者穿刺侧下肢过度屈髋和屈膝，避免穿刺点的出血、血肿，确保制动效果。

2. 血管穿孔或破裂　是由于导丝导管使用不当，或支架尺寸选择不当引起，一旦发生，可以球囊扩张压迫止血，严重时需要手术修补。因此，血管外科医生需要有杂交手术的条件和技术。

3. 球囊破裂　球囊扩张时用力不均或过大引起，更换新的球囊即可。但需注意防止碎片栓塞远端。

4. 导丝导管破裂　主要是设备反复使用老化或手法粗暴引起，操作时手法需轻柔，一旦发生，需用抓捕器甚至手术取出。

5. 动脉夹层　主要是术中误将穿刺针或导丝进入动脉壁间，严重时甚至导致夹层撕裂至主动脉导致主动脉夹层。操作时需仔细，在透视下进针和导丝，并随时造影确定是否在真腔。一旦发生，可先观察 10 余分钟，大多可以自行恢复，否则可以放置支架。如果无法置入，影响到远端血供时，可以手术置换或行动脉旁路术。另外一种情况是球囊扩张时选择的球囊直径过大，扩张成形时导致内膜撕裂而出现夹层，如夹层较小，而方向为逆血流方向，多可自行恢复，如夹层内膜掀起，尤其是顺血流方向，需同期行支架置入术，贴附内膜。

6. 远端动脉栓塞或血栓形成　可以发生在锁骨下动脉远端，亦可能发生于穿刺点远心端的下肢动脉。原因可能是术中抗凝不够，操作时间过长，或腔内操作引起粥样斑块脱落，在血管远端形成栓塞。防治的措施是术中适度抗凝，手法轻柔，并经常检查桡动脉搏动及穿刺侧足背动脉搏动。如果发现栓塞，可术中溶栓，大的栓塞应尽早手术取出。

7. 支架移位　术中的支架移位多为支架释放时"前跳"所致，需掌握各种性能支架的释放要点。术后中远期亦可出现支架移位，因此术后定期随访 CTA 具有重要意义，必要时需再次行支架置入术甚至开放手术修复。

8. 再狭窄　是平滑肌细胞迁移和增殖及内膜增生所致，而不是动脉粥样硬化斑块再发所致。CAS 的再狭窄率较低，是处于可以接受的范围。对于再狭窄可以采用球扩的办法。

9. 下肢深静脉血栓形成　与患者血脂、血黏度、血流变等异常使血液处于高凝状态；穿刺局部压迫时间过长、过紧；患肢制动时间过长和高龄等因素有关。因此，对个别有高度血栓形成倾向的患者在肢体制动期间要加强肢体被动活动，准确应用抗凝剂，病情允许的情况下可尽早主动活动肢体。一旦发生下肢深静脉血栓，要卧床休息，抬高患肢制动，防止静脉血栓脱落导致肺动脉栓塞甚至危及生命；准确应用溶栓、抗凝药物，并监测凝血功能防止各器官的出血；有抗凝禁忌者需考虑性下腔静脉滤器置入术；注意观察患肢的动脉搏动、皮肤温度、颜色、是否肿胀等情况。

七、临床效果评价及随访

根据现有的临床研究文献报道，锁骨下动脉闭塞性病变的腔内治疗和外科血运重建手术疗效的对比研究发现，外科开放手术治疗似乎比腔内治疗有更好的远期通畅率，但选择腔内治疗有它的合理性：风险低，恢复快，住院时间短，可以早期恢复正常活动。因此，腔内治疗前的评估和适应证的把握十分重要。

患者的院外长期治疗包括应用适当的药物治疗动脉粥样硬化以降低总体心血管并发症的风险，包括针对患者的基础疾病（高血压、糖尿病、高脂血症等）进行适当的药物治疗。此外，戒烟应作为综合治疗的一个重要组成部分。术后的抗血小板治疗如上所述，阿司匹林与氯吡格雷双重抗血小板治疗持续到术后 1 个月，之后长期应用阿司匹林或氯吡格雷，后者较前者不良反应更少，尤其是消化性溃疡患者推荐使用氯吡格雷。

术后 1 个月进行随访，随访应包括详细地、有针对性地询问病史和体格检查，至少包括双上肢血压测定，其他包括桡动脉搏动的触诊、皮肤温度颜色的观察等。介入治疗术后 2 年内应每半年进行一次超声检查评价主动脉弓上血管起始部的血流情况，之后每年行超声复查，测量锁骨下动脉的血流速度以评估再狭窄程度。而骨性结构后方的血管无法使用超声检查，此时 CTA 有助于评价远期疗效，并及时发现有无相关并发症的出现。

（李毅清　滕云飞）

第九节　腋 - 腋动脉旁路术

一、适应证

1. 动脉粥样硬化、大动脉炎、TOS、锁骨下动脉盗血综合征等各种原因导致的上肢血供不足。

2. 显露、控制、切除和血管重建困难，必须旷置处理的锁骨下动脉瘤患者。

3. 锁骨下动脉外伤解剖重建困难，旷置处理后。

二、禁忌证

患者有心、脑、肝、肾等重要脏器功能不全，以至于无法耐受手术者。

三、术前准备

除一般手术的常规准备外，术前应戒烟，手术前 3 天停用血管扩张药及抗血小板凝聚药，以减少术中出血。控制高血压（< 140/80mmHg）、心率（60 ~ 80 次 / 分）、高胆固醇血症（LDL < 100mg/dl）等。做双侧上肢及锁骨下动脉 CTA/MRA/DSA，双上肢动脉彩超等辅助检查，年老者应常规行超声心动图及肺功能试验等辅助检查。糖尿病患者应控制血糖接近正常水平。

麻醉：因需要进行皮下隧道，以及切口位于两侧，麻醉方式以全身麻醉优先。

监测：除心电监护外，有条件者可在术前经桡动脉置管，可在术中严格监测和控制动脉压、血氧饱和度。

四、手术要点、难点及对策

1. 体位　仰卧位，肩背部垫高 5 ~ 10cm，使双肩呈后展位，并使双上臂分别向左右两侧平伸 90°，以显露腋动脉，同时使腋动脉周围皮肤保持适度的放松。

2. 切口　锁骨中点至肩缝连线下 2 ~ 3cm（约 2 横指）做 8cm 左右横行切口，此处大致为胸小肌外缘，切口不宜距锁骨太近，否则不易显露腋动脉。

3. 显露　切开皮肤、皮下组织，切开浅筋膜，暴露胸大肌，沿胸大肌纤维方向切开，切断附着于喙突的胸小肌肌腱，可以看到位于胸锁筋膜深处的脂肪组织中的腋鞘及其包绕的血管神经束，打开腋鞘，首先看到的是腋静脉，而腋动脉则位于其上方和深面，游离腋静脉并向尾侧牵拉可以方便地暴露腋动脉，在腋动脉前有腋静脉分支，为了充分显露腋动脉，可以将腋静脉分支结扎。注意保护腋静脉主干和臂丛神经，对于不确定性质的条索状组织尽可能不予离断。游离动脉时应当尽可能地贴近动脉壁，同时注意保护邻近的胸神经及它们形成的环路。腋动脉被游离出来后，可用血管吊带绕过血管牵拉其远离腋静脉和臂丛神经。最后注意的是腋动脉的分支变异较大，游离暴露时应注意（图 1-60，图 1-61）。

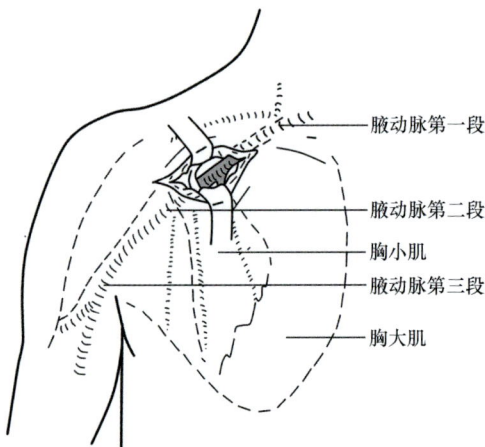

图 1-60　腋动脉的分段

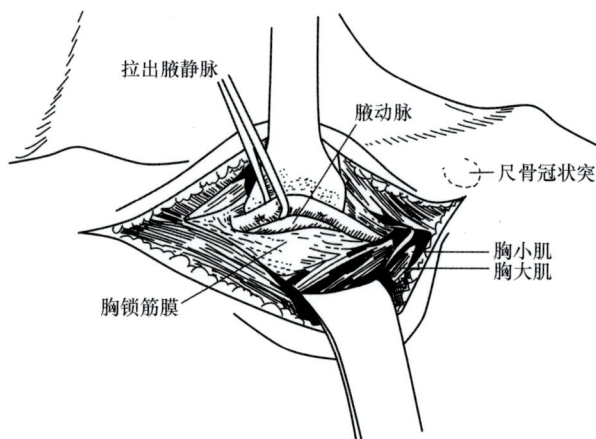

图 1-61　腋动脉的游离与解剖

4. 旁路血管与腋动脉的吻合　　可将 8mm 的人工血管或者自体静脉剪成 45° 的斜面，增大吻合口的面积，以利于吻合后血流通过。大部分的血管吻合点位于胸肩峰动脉近端，通常，这么大的血管分支需要完整保留，但是对于小部分的患者，为了更好地暴露腋动脉，也可以在根部将其结扎。由于胸外侧神经与胸肩峰动脉的胸肌支相伴行，在结扎动脉主干时应注意保护此神经。

5. 旁路血管通过皮下隧道　　在皮下和胸骨前钝性分离出可供人工血管通过的隧道联通双侧切口（图 1-62）。将注满肝素盐水的人工血管从皮下隧道拉至患侧切口，注意人工血管的标志，防止发生扭曲。如果使用自体静脉进行搭桥，切记使用肝素盐水反复冲洗管腔；当自体静脉与一侧腋动脉吻合结束后，进行另一侧操作时，应注意保护作为旁路血管的静脉，勿使其受压而导致血管内膜的戳伤或者破裂。

6. 旁路血管与患侧腋动脉端侧吻合　　阻断患侧腋动脉，将人工血管与患侧腋动脉行端侧吻合，方法同健侧。吻合接近完成时，分别开放腋动脉远端及人工血管，观察回心及健侧供血情况。冲出残留气体及有可能存在的血栓或动脉硬化残渣，再阻断血流，完成吻合，血管缝线打结前充分排气，最后依次开放人工血管、腋动脉远心端、腋动脉近

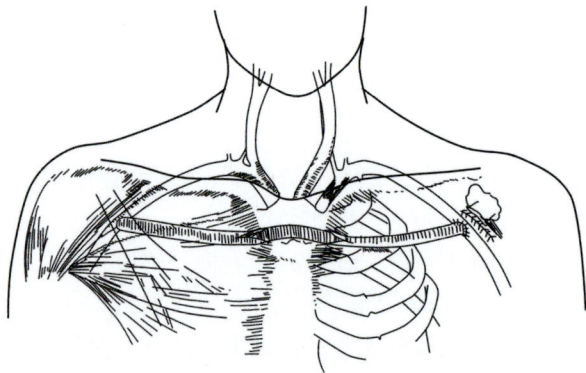

图 1-62　腋 - 腋动脉人工血管旁路移植术

心端血流。

7.关闭切口　冲洗切口，留置引流管，缝合胸小肌，缝合深筋膜，缝合皮下及皮肤。

五、术后常见并发症的预防与处理

1.腋动静脉出血　常由术中止血不完善、结扎线松脱造成。术中应注意在游离暴露腋动脉过程中断掉的腋静脉的细小分支，其出血相对隐蔽，有时在术中仅表现为术野缓慢渗血。吻合口明显出血者，要加针缝合，否则会大大增加术后出血的危险。若确定是假性动脉瘤形成，需尽早手术，清除血肿，缝合破口。如果术野渗血未引起足够重视，常在术后发现引流量异常。

2.自体静脉旁路血管出血　常由于游离自体静脉时，细小的分支未予充分结扎，与双侧腋动脉吻合后，因其出血点位于皮下隧道内，未能及时发现。处理方法为：应常规在阻断一端的前提下，对所取之静脉反复进行肝素盐水的灌入，以及时发现静脉管壁上的细小破口，可使用 Prolene 线给予缝扎处理；如果出现长段的静脉管壁反复渗血或者虽经多次缝扎后依然有多个微小的破口，可将此段切除后将两端静脉重新吻合后使用，以确保旁路血管管壁的完整性。

3.旁路血管闭塞、狭窄　术后常规给予抗凝及抗血小板治疗。要密切观察患者双上肢皮肤颜色、皮温、动脉搏动及双上肢血压，若怀疑出现血供障碍等，可及时行动脉超声检查或动脉 CTA。术前术后可常规触诊双侧桡动脉搏动，以对比患侧血供是否得到恢复，健侧血供是否因手术导致新的缺血。术后常规使用抗凝药物，并密切观察患者引流袋内引流量，如果引流量较大，可适当减少抗凝药物使用量甚至停用抗凝药，甚至给予适当止血药物。患者出院后可根据患者情况单联（阿司匹林）或者双联（阿司匹林/氯吡格雷）使用抗血小板药物，使用期间应注意有出血风险，双联使用抗血小板药物一般不超过 3 个月。如有必要，患者应终身服用阿司匹林。患者应在术后一年内每 3 个月复查一次颈动脉的 CTA/MRA 或超声，以充分了解旁路血管的通畅情况。如果已经发生旁路血管的再次闭塞或血栓形成，严重影响血供的可再次行手术治疗。

4.旁路血管感染　旁路血管发生感染，多见于人工血管上，所以其术后应常规使用抗生素。术后短期内体温轻度升高属于正常的机体反应，一般不需特别处理，若持续高热伴白细胞明显升高，则应考虑是否有人工移植物感染导致的全身脓毒血症的可能。其诊断依据为移植物外露、局部创口化脓或者出血、人工血管所经过的皮肤明显压痛，当形成菌栓时可导致远端肢体缺血坏死。其处理原则为尽快取出已经感染的人工血管，并局部清创、充分引流，从源头上清除感染源。对于取出人工血管后的腋动脉的处理，应根据患者远端肢体的血供情况来判断：若患者远端血供情况尚可，可将受累段血管结扎，其近、远端使用自体静脉再次行旁路术；对于部分患者，单纯结扎腋动脉亦是选择，相当一部分患者在慢性缺血的过程中已经有了充分的侧支循环开发，腋动脉的结扎往往并不导致截肢，有关研究发现上肢外伤时，结扎腋动脉，截肢率为 43.2%；若远端肢体血供较差，估计无法通过治疗得到明显改善时，应尽早截肢以挽救生命。

5. 人工血管排斥反应　　发生率较低，少数特殊体质的患者对人工移植物有强烈的异物排斥反应，其处理原则同上。

6. 上肢淋巴水肿　　术中操作时尽可能注意对淋巴结、淋巴管的保护，在分离的过程中，尽可能减少电刀的使用，尽可能使用丝线结扎，特别是在暴露过程中碰到淋巴结的时候，应尽可能结扎或者给予缝扎。

7. 臂丛神经损伤　　注意术中不要钳夹甚至切断臂丛神经及其分支。在腋动脉的远端，前方有正中神经、下方有尺神经、背侧有桡神经等围绕，因此游离时靠近动脉非常重要。在暴露游离动脉时，可使用动脉阻断带将神经牵拉到一侧。应尽量避免使用电刀，以防止不必要的神经损伤。另外，摆体位时，应注意不要让双侧上肢过分外展，术中应注意双上肢是否受压等，以免臂丛神经出现不必要的损伤。其损伤后的表现包括：肩关节无法外展，肘关节不能屈曲，上肢肌肉瘫痪，肢体感觉异常等，一旦患者术后出现相关症状，可于术后 3 周行肌电图（EMG）及神经传导速度（NCV）的检查，以确定是否有神经损伤及严重程度。感觉神经动作电位（SNAP）和体感诱发电位（SEP）有助于节前节后损伤的鉴别，前者 SNAP 正常，而 SEP 消失；后者 SNAP 与 SEP 均消失。对于牵拉伤等，可行保守治疗，包括口服神经营养类药物（维生素 B_1、维生素 B_6、维生素 B_{12} 等）；电刺激疗法、红外线、磁疗等。无效者可考虑行外科手术治疗。

六、临床效果评价

随着血管腔内技术的开展，该手术方式的使用范围已经逐步减少，其缺点主要在于移植血管较长，胸骨前皮下隧道容易受压，从而导致血栓形成（齐立行等，2010），而且跨胸骨的血管移植物会给将来可能需要的冠状动脉或大血管的重建造成障碍。国内的研究（郭建明等，2013）表明，术前椎动脉反流程度越重，术后改善越明显，最长 9 年的通畅率可达 83.3%，也有部分国外的研究（van der Vliet JA，1995；William H. Edwards，1994）都推荐用颈动脉 - 锁骨下动脉搭桥而不是腋 - 腋动脉搭桥术来治疗锁骨下动脉近端的闭塞。

旁路移植的通畅率一般受到患侧血管流出道和吻合口状况的影响。因此术前通过动脉造影对患侧远端流出道进行评价非常重要，流出道不好无法获得长期通畅。同时，进行血管吻合时，应注意边距，以防止吻合口狭窄。术后患者应尽量不背单肩包或双肩包，以免对旁路血管产生压迫作用，导致患侧缺血。最关键的是旁路血管，特别是人工血管作为旁路血管时，其是否发生感染关系到手术成败。对于本手术，其影响因素主要有：①患者术前的基础身体情况，若患者有糖尿病，并且血糖未得到控制，其术后发生人工血管感染的可能性大大增加，因为对于糖尿病的患者，术前应积极控制其血糖水平；②本手术切口邻近腋窝，其受细菌感染可能性较大，在严格消毒、备皮的基础上，可以术前、术中、术后使用抗生素积极预防感染发生，如有必要，术中术后可常规取切口附近细菌培养；③手术部位淋巴组织和脂肪组织丰富，术中应尽可能减少电刀的使用，避免发生脂肪液化和淋巴漏，导致皮下积液影响局部愈合；④人工血管作为异物，对机体的刺激，特别是在某些特殊体质的患者身上，容易导致感染发生，所以应尽可能使用自体静脉作为旁路血管，如果因管径、长度等原因必须使用人工血管时，应尽可能避免人工血管与污染区的接触。

（李毅清 盛 石）

第十节 颈 - 颈动脉旁路术

一、适应证

1. 颈总动脉近端的狭窄或闭塞引起的脑缺血症状，而颅内或颈内动脉通畅。
2. 无法切除的颈动脉瘤不宜行颈动脉内膜切除者。
3. 大动脉炎导致长段的血管闭塞，无法行内膜剥脱术。
4. CEA 后补片感染者。
5. 杂交手术中因主动脉腹膜支架锚定区的需要而覆盖颈动脉出口，预先行颈 - 颈动脉旁路术。

二、禁忌证

患者有心、脑、肝、肾等重要脏器功能不全，以至于无法耐受手术者。

三、术前准备

除一般手术的常规准备外，术前应戒烟，手术前 3 天停用血管扩张药及抗血小板凝聚药，以减少术中出血。控制高血压（< 140/80mmHg）、心率（60 ~ 80 次 / 分）、高胆固醇血症（LDL < 100mg/dl）等。做颈动脉彩色超声检查、经颅多普勒（TCD）、脑 CT 扫描或磁共振（MRI）、颈动脉 CTA/MRA/DSA 检查。糖尿病患者应控制血糖接近正常水平。高龄患者应常规行超声心动图、肺功能试验等以进一步判断对全身麻醉手术的耐受能力。

四、手术要点、难点及对策

1. 体位 仰卧位，肩背部垫高 5 cm，头部略倾，利于手术暴露和操作。
2. 切口 经两侧胸锁乳突肌前缘切口。
3. 步骤

（1）显露双侧颈总动脉（参见 CEA），颈总动脉游离后用动脉阻断钳或者头皮针管部分阻断健侧动脉，若动脉较细，吻合有困难，需测定颈内动脉反流压，若压力高于 50mmHg 方可阻断颈总动脉，否则应行内转流术。转流管的使用，参见本章第一节颈动脉内膜剥脱术。

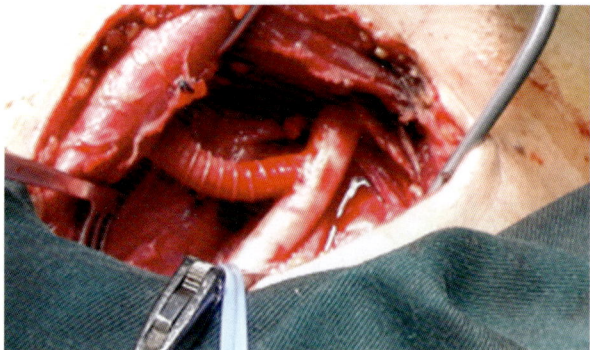

图 1-63 可见人工血管端侧吻合在颈动脉上

（2）移植血管用自体大隐静脉或8mm 直径的人工血管。可将移植血管剪成 45° 的斜面，避免吻合口狭窄，以利于吻合后血流通过。

（3）移植血管首先与健侧颈动脉行端侧吻合。颈总动脉阻断后，在其前内侧壁纵行切开，用 6-0 Prolene 无创伤缝线间断或连续外翻缝合。吻合完成后放松动脉阻断钳，使血液自移植血管喷出，然后近吻合口处阻断移植血管。

（4）用肝素盐水冲洗其管腔，如颈总动脉在吻合口两端分别阻断时，首先放松吻合口远端的阻断钳，然后夹闭；再放松近端阻断钳，最后在近吻合口处阻断移植血管，取出颈动脉阻断钳，恢复颈动脉血流。

（5）在颈阔肌深面分离一隧道（隧道容一示指通过）至对侧（患侧）颈总动脉。将移植血管通过隧道至对侧，与患侧颈总动脉行端侧吻合。两吻合口均有一定角度，便于血流通过（图1-63，图1-64）。注意旁路血管方向，勿发生扭曲。

（6）充分止血后，留置负压引流管或小的橡皮引流条，缝合颈阔肌及皮肤层。

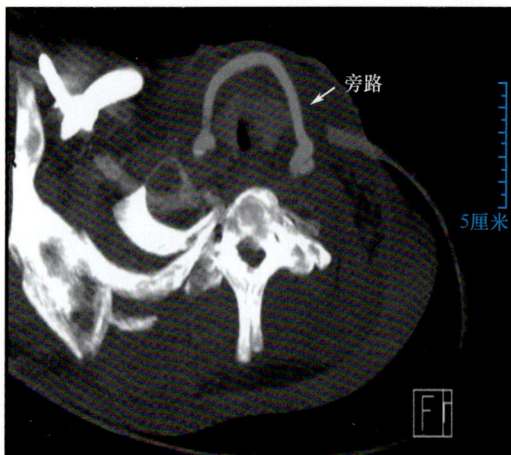

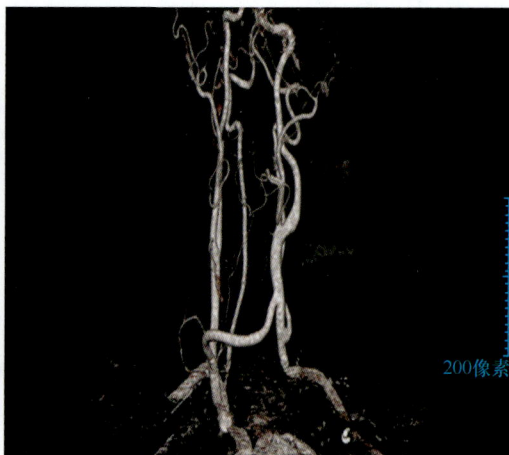

图 1-64 术后 CTA 示皮下作为旁路血管的人工血管管腔通畅

五、术后监测与处理

如果考虑到手术的完整性及为确定血流重建后颈内动脉搏动的情况，可在台上行多普勒超声检查，检查有否狭窄或动脉内活瓣等情况。

术毕应注意检查患者肢体活动及语言情况，有无脑梗死、脑神经损害症状及有无切口血肿发生。术后服用抗血小板聚集药物，1 个月后进行随访，以后每年行颈动脉的超声检查或者 CTA/MRA 等以评价颈动脉有无再狭窄和人工血管的通畅情况。

六、术后常见并发症的预防与处理

1. 围手术期脑卒中　　是颈 - 颈动脉旁路术最常见、最严重的并发症。导致卒中的原因包括在解剖颈动脉或血流重建后的脑血管栓塞，在栓塞基础上或无栓塞继发下的吻合口部位血栓形成，还包括在术中阻断颈动脉引起的脑缺血，术中阻断时间不宜超过 30 分钟。神经病变的体征可立即出现在清醒的患者及手术后麻醉恢复期。

如果患者在手术室清醒的情况下出现严重的神经系统症状，应立即再次麻醉，暴露探查颈动脉。条件允许的情况下，此时应使用手持多普勒探头评价术后血管通畅情况。如果吻合口部位发生闭塞，则应在肝素化的基础上行动脉切开并探查，查找栓塞的来源。如果通过多普勒检查确定颈动脉通畅，可以行术中颅内血流图描记查明脑卒中原因，如果完整的血流图显示无异常，则可能为栓塞引起，立即手术将无效，应采用抗凝、抗血小板等保守治疗。

如果患者在术后当时无神经系统病变，而在术后最初数小时内出现神经病变，此时应迅速做出处理的决定，是将患者返回手术室进行评定还是暂且保守支持治疗。治疗方式取决于客观证据及患者病情与进展情况。通常，如果未发现吻合口部位病变且患者情况逐渐恢复，可采取以抗凝治疗为基础的支持治疗并且密切观察病情变化。反之，如果在颈动脉分叉部位发现任何病变或者患者病情未见好转，较安全的处理为将患者返回手术室行再次探查及按前述方法进行可能的修补处理。

2. 脑过度灌注综合征（hyperperfusion syndrome，HPS）　　是颈 - 颈动脉旁路术术后早期发生的急性（少数为延迟性）、以严重脑血流增加（主要是手术侧）为特点的一组综合征，主要临床表现为严重的局限性头痛、局限性和（或）广泛性痉挛、手术侧半球脑出血。颈 - 颈动脉旁路术围手术期并发症的发生率约为 3%，其中脑过度灌注综合征更为少见。如要预防此并发症发生，术后可预防性应用抗高血压药物控制血压及少量应用脱水药物（如甘露醇等）。

3. 脑神经损伤　　暂时或永久的脑神经损伤是颈 - 颈动脉旁路术另一重要的并发症。最常受累的神经包括舌下神经、迷走神经、喉返神经、喉上神经及面神经的下颌缘支。脑神经损害的发生率差异较大，暂时损伤发生率为 3% ~ 10%，而永久性损害发生率为 1% ~ 2%。避免此类并发症需要术中仔细解剖及减少下颌骨下方的牵拉以避免损伤下颌缘支，以及警惕解剖异常情况。大多数情况下，即便术后诊断脑神经损害也不必再次行手术处理。特别本手术需同时进行两侧颈动脉的解剖游离，应该更加谨慎，以免损伤损伤双侧神经，引起灾难性的后果。

4. 切口血肿　　伤口血肿的情况偶尔发生，尤其对于围手术期抗血小板治疗的患者。为减少此并发症的发生，可以在术后 24 小时内于伤口放置小的橡胶引流条及在关闭伤口前应用鱼精蛋白对抗肝素化。颈部血肿最致命的后果是引发呼吸道梗阻，如果发现患者出现任何呼吸道梗阻的征兆，应立即返回手术室行血肿清除以及进行适当的止血处理。吻合口渗血可导致假性动脉瘤，需再次手术，清除血肿，缝合破口。

5. 颈动脉远期再狭窄　　远期出现再狭窄，可考虑行 CEA 或 CAS 手术。

6. 旁路血管闭塞、血栓形成　　术后常规使用抗凝药物，并密切观察患者引流袋内引流量，如果引流量较大，可适当减少抗凝药物使用量甚至停用抗凝药，甚至给予适当止血药物。患者出院后可根据患者情况单联（阿司匹林）或者双联（阿司匹林 / 氯吡格雷）使用抗血小板药物，使用期间应注意有出血风险，双联使用抗血小板药物一般不超过 3 个月。如有必要，患者应终身服用阿司匹林。患者应在术后一年内每 3 个月复查一次颈动脉的 CTA/MRA/ 超声，以充分了解旁路血管的通畅情况。如果已经发生旁路血管的再次闭塞或血栓形成，严重影响血供的可再次行手术治疗。

7. 旁路血管感染　　多发生在人工血管上，所以其术后应常规使用抗生素。术后短期内体温轻度升高属于正常的机体反应，一般不需特别处理，若持续高热伴白细胞明显升高，则应考虑是否有人工移植物感染导致的全身脓毒血症的可能。其诊断依据为移植物外露、局部创口化脓或者出血、人工血管所经过的皮肤明显压痛、当形成菌栓时可导致远端肢体缺血坏死。其处理原则为尽快取出已经感染的人工血管，并局部清创、充分引流，从源头上清除感染源。

8. 人工血管排斥反应　　发生率较低，少数特殊体质的患者对人工移植物有强烈的异物排斥反应，其处理原则同上。

七、临床效果评价

本手术的效果主要取决于旁路血管的通畅程度及术中阻断对脑组织的影响，以及是否有神经损伤等。术前应进行充分而完善的手术评估，同时，进行血管吻合时，应注意边距，以防止吻合口狭窄，旁路血管通过隧道时应注意其方向。

对于旁路血管的通畅率，其影响因素主要有：①患者术前的基础身体情况，若患者有糖尿病，并且血糖未得到控制，其术后发生人工血管感染的可能性大大增加，因为对于糖尿病的患者，术前应积极控制其血糖水平；②本手术切口邻近腋窝，其受细菌感染可能性较大，在严格消毒、备皮的基础上，可以术前、术中、术后使用抗生素积极预防感染发生，如有必要，术中术后可常规取切口附近细菌培养；③手术部位淋巴组织和脂肪组织丰富，术中应尽可能减少电刀的使用，避免发生脂肪液化和淋巴漏，导致皮下积液影响局部愈合；④人工血管作为异物，对机体的刺激，特别是在某些特殊体质的患者身上，容易导致感染发生，所以应尽可能使用自体静脉作为旁路血管，如果因管径、长度等原因必须使用人工血管时，应尽可能避免人工血管与污染区的接触。

有关研究表明，颈 - 颈动脉转流术，其术后出现脑梗死及神经损伤的概率均要高于单纯的 CEA，因此，我们认为，常规情况下，依然优先选择 CEA。

（李毅清　盛　石）

第十一节　颈动脉 - 椎动脉旁路术

一、适应证

各种原因导致的椎动脉供血不足而引起的后循环缺血。例如，颈椎病导致位于颈椎横突孔内的椎动脉第 2 段受到外部的压迫；椎动脉开口狭窄或者椎动脉夹层等；杂交手术中需要，而将椎动脉吻合至颈动脉上保持椎动脉的血供不受后续介入操作的影响，如直接起源于主动脉弓的优势侧椎动脉，可将其事先吻合至颈动脉上。

二、禁忌证

患者有心、脑、肝、肾等重要脏器功能不全，以至于无法耐受手术者。

三、术前准备

1.血、尿常规，凝血功能，生化学检查，乙肝、丙肝、艾滋病、梅毒等免疫学检查。
2.椎动脉狭窄程度、斑块性状评估。
3.颅脑 CTA/MRA 以了解颅脑侧支循环情况。
4.心、肺、肾等重要脏器功能评估。

四、手术要点、难点及对策

1.体位　患者仰卧位，颈肩部略抬高，轻度过伸位，头部向对侧旋转。
2.切口　自乳突下方向前下方呈弧形，长 12 ~ 14cm。
3.显露　沿上述切口逐层切开，胸锁乳突肌外牵，显露和游离颈总动脉及其颈内、外动脉分叉部，切口上方继续向深层解剖，切断颈丛耳感觉支。椎动脉的主要标志是乳突下方斜向外、下方的椎神经及 C_1 横突。但是在本手术中，如果已经清楚地游离出了颈动脉，椎动脉常常在其更深处，可用手指感觉下椎动脉的搏动及形态，有助于确定椎动脉的位置（图 1-65）。分离时应注意，椎动脉根部附近的神经、锁骨下动脉、胸导管等组织（图 1-66）。
4.吻合　在其下方找出椎动脉后，应尽可能将椎动脉直接吻合至颈动脉上，以减少吻合口的数量。如果两者相距较远，直接吻合有难度，可将准备好的人工血管或者自体静脉与其侧吻合，其下方可与颈总、颈内、颈外动脉吻合（图 1-67）。尽可能使用自体静脉。椎动脉的 V3 段位置较深，手术操作有一定难度。
5.充分止血后，留置负压引流管或小的橡皮引流条，缝合颈阔肌及皮肤层。

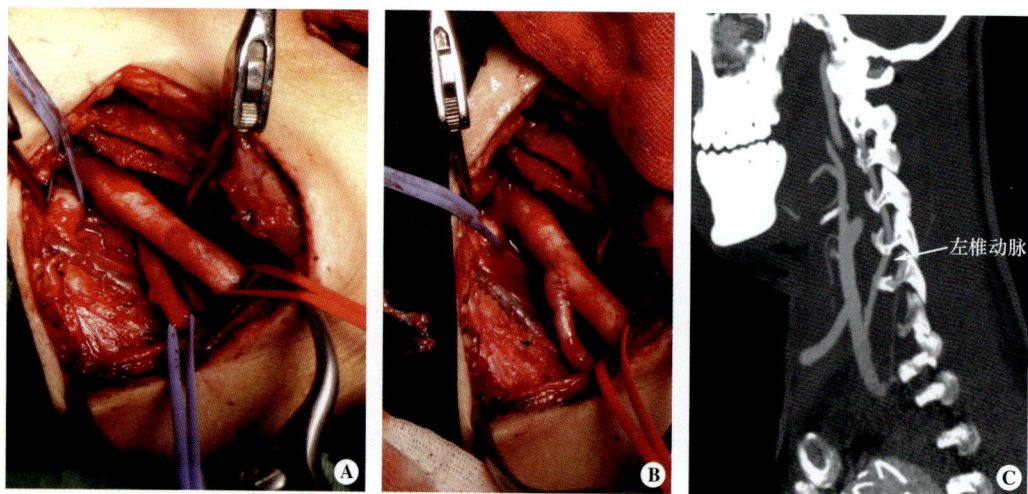

图1-65 游离暴露清楚的颈动脉与椎动脉及其毗邻关系（A）；椎动脉端侧吻合到颈动脉上（B）；术后 CTA上的表现可见椎动脉从颈动脉发出（C）

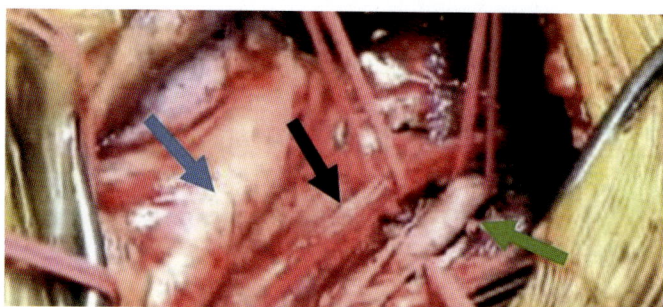

图1-66 颈动脉（蓝色箭头）、迷走神经（黑色箭头）和椎动脉（绿色箭头）

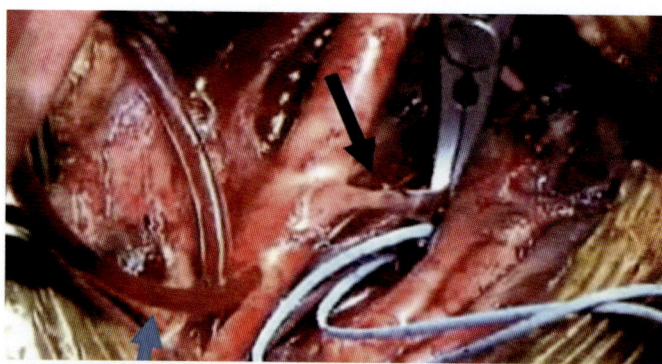

图1-67 以自体静脉为旁路血管（黑色箭头），行颈动脉-椎动脉旁路术

五、术后常见并发症的预防与处理

1. 围手术期脑卒中　是颈-椎动脉旁路术最常见、最严重的并发症。导致卒中的原因

包括解剖颈动脉或血流重建后的脑血管栓塞，在栓塞基础上或无栓塞继发下的吻合口部位血栓形成，还包括在术中阻断颈动脉引起的脑缺血，术中阻断时间不宜超过 30 分钟。神经病变的体征可立即出现在清醒的患者及手术后麻醉恢复期。

如果患者在手术室清醒的情况下出现严重的神经系统症状，应立即再次麻醉，暴露探查颈动脉。条件允许的情况下，此时应使用手持多普勒探头评价颈 - 椎动脉旁路术术后血管通畅情况。如果吻合口发生血栓，则应在肝素化的基础上行动脉切开并探查动脉血栓，查找栓塞的来源。如果通过多普勒检查确定颈动脉通畅，可以行术中颅内血流图描记查明脑卒中原因，如果完整的血流图显示无异常，则可能为栓塞引起，立即手术将无效，应采用抗凝、抗血小板等保守治疗。

如果患者在术后当时无神经系统病变，而在术后最初数小时内出现神经病变，此时应迅速做出处理的决定，是将患者返回手术室进行评定还是暂且保守支持治疗。治疗方式取决于客观证据及患者病情和进展情况。通常，如果未发现吻合口部位病变且患者情况逐渐恢复，可采取以抗凝治疗为基础的支持治疗并且密切观察病情变化。反之，如果在颈动脉分叉部位发现任何病变或者患者病情未见好转，较安全的处理为将患者返回手术室行再次探查及按前述方法进行可能的修补处理。

2. 脑过度灌注综合征（hyperperfusion syndrome，HPS） 是颈 - 椎动脉旁路术术后早期发生的急性（少数为延迟性）、以严重脑血流增加（主要是手术侧）为特点的一组综合征，主要临床表现为严重的局限性头痛、局限性和（或）广泛性痉挛、手术侧半球脑出血。颈 - 椎动脉旁路术围手术期并发症的发生率约为 3%，其中脑过度灌注综合征更为少见。如要预防此并发症发生，术后可预防性应用抗高血压药物控制血压及少量应用脱水药物（如甘露醇等）。

3. 脑神经损伤 暂时或永久的脑神经损伤是颈 - 椎动脉旁路术另一重要的并发症。最常受累的神经包括舌下神经、迷走神经、喉返神经、喉上神经及面神经的下颌缘支。脑神经损害的发生率差异较大，暂时损伤发生率为 3% ~ 10%，而永久性损害发生率为 1% ~ 2%。避免此类并发症需要术中仔细解剖及减少下颌骨下方的牵拉以避免损伤下颌缘支，以及警惕解剖异常情况。大多数情况下，即便术后诊断脑神经损害也不必再次行手术处理。特别是本手术需同时进行两侧颈动脉的解剖游离，应该更加谨慎，以免损伤损伤双侧神经，引起灾难性的后果。

4. 切口血肿 伤口血肿的情况偶尔发生，尤其对于围手术期抗血小板治疗的患者。为减少此并发症的发生，可以在术后 24 小时内于伤口放置小的橡胶引流条，以及在关闭伤口前应用鱼精蛋白对抗肝素化。颈部血肿最致命的后果是引发呼吸道梗阻，如果发现患者出现任何呼吸道梗阻的征兆，应立即返回手术室行血肿清除及进行适当的止血处理。吻合口渗血可导致假性动脉瘤，需再次手术，清除血肿，缝合破口。

5. 椎动脉远期再狭窄 远期出现再狭窄，可考虑介入治疗。

6. 旁路血管闭塞、血栓形成 术后常规使用抗凝药物，并密切观察患者引流袋内引流量，如果引流量较大，可适当减少抗凝药物使用量甚至停用抗凝药，甚至给予适当止血药物。患者出院后可根据患者情况单联（阿司匹林）或者双联（阿司匹林 / 氯匹格雷）使用抗血小板药物，使用期间应注意有出血风险，双联使用抗血小板药物一般不超过 3 个月。如有必要，患者应终身服用阿司匹林。患者应在术后一年内每 3 个月复查一次颈动脉的 CTA/MRA/ 超声，以充分了解旁路血管的通畅情况。如果已经发生旁路血管的再次闭塞或血栓形成，严重影响血供的可再次行手术治疗。

7. 旁路血管感染　多发生在人工血管上，所以其术后应常规使用抗生素。术后短期内体温轻度升高属于正常的机体反应，一般不需特别处理，若持续高热伴白细胞明显升高，则应考虑是否有人工移植物感染导致的全身脓毒血症的可能。其处理原则为尽快取出已经感染的人工血管，并局部清创、充分引流，从源头上清除感染源。鉴于颈动脉和椎动脉相对较近的解剖位置，应在条件允许下，尽可能将椎动脉直接吻合至颈动脉上，以避免相关症状。

8. 人工血管排斥反应　发生率较低，少数特殊体质的患者对人工移植物有强烈的异物排斥反应，其处理原则同上。

（李毅清　盛　石）

第十二节　椎动脉腔内治疗术

一、适应证

在其他相关血管无法提供代偿，由椎动脉狭窄或者椎动脉夹层导致的椎基底动脉供血不足，引起患者反复后循环的短暂性缺血发作（TIA）或脑梗死等症状，经药物不能解决者。

二、禁忌证

1. 除椎动脉开口狭窄外，椎动脉颅内段及基底动脉和它们的分支大血管狭窄率在 50% 以上。

2. 椎动脉开口处血管扭曲成角＞ 90°。

3. 明显抗凝血及抗血小板禁忌者。

4. 造影剂过敏者。

5. 椎动脉长段闭塞无法开通者。

6. 椎动脉管腔内有血栓形成者。

三、术前准备

1. 进行心肺功能的常规评估。

2.术前进行规范的抗血小板治疗：氯吡格雷联合阿司匹林抗血小板聚集至少3天，给予他汀类降血脂和稳定斑块；同时控制血糖和血压。

四、手术要点、难点及对策

1.体位　仰卧位。

2.步骤

（1）改良 Seldinger 法穿刺股动脉，建立 7F 导鞘，全身肝素化。

（2）主动脉弓造影：0.035 英寸超滑导丝引导下置入 5F 猪尾巴导管，于主动脉弓行正位及左前斜位 30° ~ 45° 造影，总量 30ml，15ml/s。评估后循环供血情况及无名动脉、左颈总动脉、锁骨下动脉开口位置。

（3）超选椎动脉：选用眼镜蛇导管或多功能导管超选患侧锁骨下动脉，于椎动脉开口近端进行造影再次评估椎动脉血流情况，包括狭窄位置、长度、角度，必要时行 3D 重建造影。如果在锁骨下动脉造影时，未见椎动脉显影，尤其是锁骨下动脉管壁光滑连续，未见椎动脉残端时，应考虑是否有异位椎动脉的可能，相对常见的是起源于主动脉弓的异位椎动脉，如果同时伴有起始部的狭窄，将使得对椎动脉的定位更加困难。如果在造影时发现左侧颈总动脉与左侧锁骨下动脉之间见到连续或间断显影的上行血管，如果没有相关血管的显影，可使用 H1 导管在左侧颈总动脉和左侧锁骨下动脉之间仔细寻找。此处为比较常见的异位椎动脉起源处。由于椎动脉直径较细，当起始段狭窄时，如果常规的导丝很难通过，建议使用 0.014 英寸的微导丝进入。为防止操作中椎动脉内的斑块或血栓被搅动而脱落，可先不进入椎动脉内太深，在开口处造影，如无明显狭窄，导管可进一步深入椎动脉内操作。

（4）置入 7F 导引导管至锁骨下动脉近端，接生理盐水持续冲洗滴注。置入 0.014 英寸导丝超选入病变段椎动脉远端直至水平段，注意控制导丝位置。

（5）椎动脉球囊扩张术：如前法所示，如果发现椎动脉明显狭窄，可在患者于吸气状态下再次造影评估椎动脉起始端狭窄位置、程度和长度，对于狭窄程度达 90% 者可行球囊预扩张，扩张球囊可选用 4 ~ 5mm 直径短段快速交换球囊。

（6）椎动脉支架置入术：选用合适规格的支架。通常选用直径为 4 ~ 6mm，长度长于病变段 5mm 的球扩支架为宜。以远端超出病变段 2 ~ 3mm，近端进入锁骨下动脉 2 ~ 3mm 为宜（图 1-68，图 1-69）。

（7）撤出导入系统，再次造影评估支架位置、贴壁情况及残余狭窄情况，血流恢复及后循环血流改善情况。必要时可行后扩张。撤出导管导丝，拔出穿刺鞘，封堵穿刺点，加压包扎。

五、术后常见并发症的预防与处理

1.脑梗死　多由于术中斑块或血栓脱落而引起。术中操作必须轻柔细腻。椎动脉本身较细且容易发生痉挛，一般不使用脑保护装置。如前述，使用 0.014 英寸直径的微导丝和确定起始处无明显狭窄后再将导管置入，可降低斑块或者血栓脱落的风险。

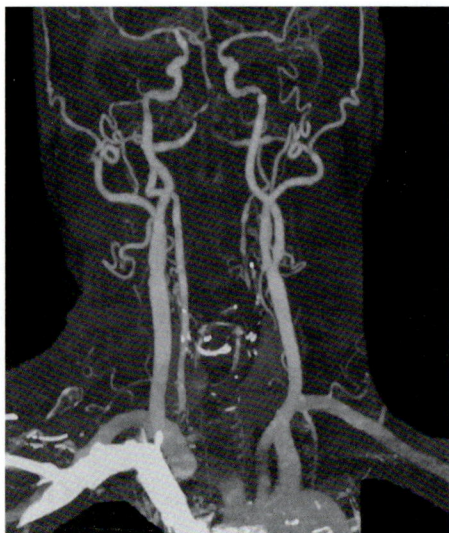

图 1-68　右侧椎动脉起始段明显闭塞　　图 1-69　支架成功地安装在病变段

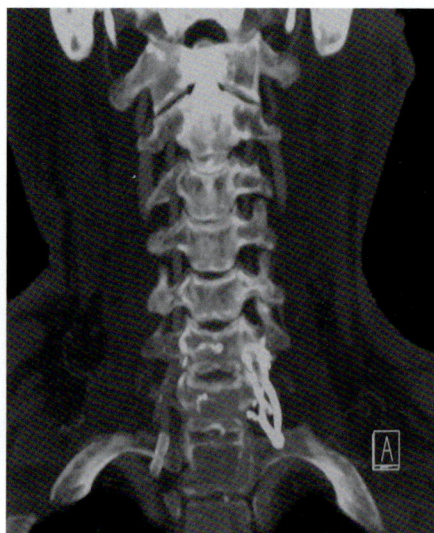

2. 支架后血栓形成　　肝素化程度不够，术后应该常规抗血小板治疗。

3. 术后穿刺点出血、假性动脉瘤等　　穿刺点出血是常见的并发症，多在鞘管拔除后出现。主要原因：穿刺插管不顺利致重复穿刺；术后手法压迫股动脉穿刺处不适当；术前宣教不到位，患者肢体未能有效制动；术后过早活动。为了减少术后穿刺局部出血，应不断提高穿刺技术，尽量避免重复穿刺；选择在穿刺点上方紧靠腹股沟韧带之下，将股动脉压迫至股骨上，而不应压在皮肤穿刺点周围；严密观察穿刺点周围皮肤颜色、温度、足背动脉搏动及伤口敷料情况；注意局部有无渗血、肿胀；按压局部有无波动感等以了解有无皮下出血；嘱患者卧床 24 小时以上，期间使用约束带制动，起到警示作用，引起患者的注意，有效防止患者穿刺侧下肢过度屈髋和屈膝，避免穿刺点的出血、血肿，确保制动效果。

4. 血管痉挛　　由于导管、导丝及造影剂的刺激可以导致血管痉挛，特别容易发生痉挛的是椎动脉，操作的轻柔和规范能有效预防痉挛的发生，可以选用尼莫地平、罂粟碱治疗。

5. 支架塌陷、变形、移位　　选择合适的支架长度及准确地放置是防治的关键，同时经验丰富的操作者和对支架特点的掌握也非常重要。

6. 再狭窄　　是平滑肌细胞迁移和增殖及内膜增生所致，而不是动脉粥样硬化斑块再发所致。CEA 的再狭窄率较低，处于可以接受的范围。对于再狭窄可以采用球扩的办法。

7. 下肢深静脉血栓形成　　与患者血脂、血黏度、血流变等异常使血液处于高凝状态；穿刺局部压迫时间过长、过紧；患肢制动时间过长和高龄等因素有关。因此，对个别有高度血栓形成倾向的患者在肢体制动期间要加强肢体被动活动，准确应用抗凝剂，病情允许的情况下可尽早主动活动肢体。一旦发生下肢深静脉血栓，要卧床休息，抬高患肢制动，防止栓子脱落，促进静脉回流；准确应用溶栓、抗凝药物；注意观察患肢的动脉搏动、皮肤温度、颜色、肿胀等情况。

六、临床效果评价

术后患者后循环缺血的症状是否得到改善是该手术疗效的重要表现。因为椎动脉内不适合放置保护伞，因此应密切观察是否有椎动脉内斑块或血栓脱落而导致的脑缺血症状。

（李毅清　盛　石）

第二章　主动脉手术

第一节　主动脉夹层腔内覆膜支架隔绝术

主动脉夹层是指主动脉腔内的血液通过内膜的破口进入主动脉壁囊样变性的中层而形成夹层血肿,并沿着主动脉壁向周围延伸剥离的严重心血管急、危、重症。主动脉夹层根据 Stanford 分型标准分为两型:无论夹层起源部位,只要累及升主动脉者称为 Stanford A 型;夹层起源于降主动脉且未累及升主动脉者称为 Stanford B 型。由于传统开放手术有创伤大、术后恢复慢、并发症多等较多缺点,近年来逐渐采用创伤小、恢复快、手术时间短的覆膜支架腔内隔绝术治疗 Stanford B 型主动脉夹层。

一、适应证

1. Stanford B 型夹层或夹层动脉瘤的腔内治疗,也可应用于第一破口位于降主动脉但夹层逆向撕裂至主动脉弓甚至升主动脉的夹层病变。近端颈部血管长度应大于 15mm,以使人工血管 - 内支撑近端能稳妥地固定在正常主动脉壁上。

2. 主动脉与支架近端接合处无明显的主动脉扩张或动脉粥样硬化现象。

3. 股动脉和髂动脉的直径和条件可满足支架置入等,要求至少一侧髂动脉不能有严重狭窄、扭曲,以利于 21 ～ 24F 的导管顺利导入。

二、禁忌证

1. 第一破口位于升主动脉的夹层暂时不适合腔内修复术。

2. 径路血管因严重迂曲、狭窄不能允许输送器通过者不适合腔内修复术。

三、术前准备

1. 原发破口位置　全主动脉 CTA 常能清楚提供破口的准确位置。更精确定位依赖术中 DSA 技术。破口位于左锁骨下动脉附近的患者均行 CTA 脑血管成像,判断脑血管的代偿能力,只要患者 Willis 环完整并右侧椎动脉发育正常,即可代偿封堵左锁骨下动脉所致的左侧椎动脉血供不足。

2. 分辨真假腔　全主动脉 CTA 上真假腔特点是真腔小假腔大、真腔造影剂浓假腔造影剂淡、真腔无血栓假腔有部分血栓、真腔近端与正常主动脉延续假腔近端表现为逆向撕裂、真腔在内假腔在外、真腔呈直形假腔呈螺旋形等。熟悉真假腔走行的立体形态及内径比例，能够帮助术者掌握真假腔的空间关系，避免导丝误入假腔。

3. 评估径路血管条件　股动脉、髂动脉、腹主动脉的通畅程度，有无严重扭曲和局限性狭窄，能否顺利通过 21 ～ 24F 输送器。

4. 测量近端正常血管直径及降主动脉真腔与假腔的直径　决定使用支架型血管直径。选择覆膜支架的直径比接近近端破裂口处的正常主动脉直径大 10% ～ 15%。

5. 确认分支血管的供血状况　确定肠系膜上动脉和至少一侧肾动脉起自于真腔，了解夹层病变血流动力学变化和腔内修复术存在的潜在风险。

6. 手术时机　主动脉夹层超急性期（发病 24 小时内）及亚急性期和慢性期（发病 2 周以上）因为病灶区及血管壁的水肿较轻，视为最佳手术时机；而急性期特别是发病 24 小时 ～ 5 天内血管壁炎症水肿明显，超硬导丝及带膜支架易损伤血管壁使裂口扩大或形成新的裂口，一般不宜手术。

四、手术要点、难点及对策

1. 主动脉夹层腔内隔绝术在导管室中进行，局部麻醉或全身麻醉后。穿刺下肢股动脉（图 2-1A），置入 5F 或 6F 导管鞘和带刻度猪尾导管至升主动脉（图 2-1B，图 2-1C）。将猪尾导管留置在左锁骨下动脉内，作为左锁骨下动脉开口的标记（图 2-1D）。

2. 穿刺股动脉，送入 6F 猪尾导管，并间断造影确认导管在真腔。经猪尾导管注射造影剂，行左前斜位 45° 主动脉弓及胸腹主动脉造影，确定主动脉裂口的位置及大小（图 2-1E）。测量裂口距左锁骨下动脉的距离及左锁骨下动脉开口后正常主动脉直径（近端锚定区直径）。选择的支架直径比近端锚定区直径大 10% ～ 15%。支架型人工血管长度要求覆盖破裂口及附近 4 ～ 5 个肋间动脉分支，以阻断附近肋间动脉出口位置在入口的反流。

3. 然后再送入支架专用加硬长导丝，达升主动脉。再沿该超硬导丝送入有带膜支架的导送器，将导送器送至恰当的位置，确定移植物覆膜部分能完全封闭内膜破口（图 2-1F）。控制性降压至收缩压 80 ～ 90mmHg，防止主动脉阻断时支架近端突发高血压带来的"风袋效应"推动支架移位而锚定点下移，缓慢后撤外鞘管释放覆膜支架（图 2-1G，图 2-1H）。

4. 复查造影，一看弓上三支的血流是否通畅，以确定支架锚定位置准确；二看假腔显影程度，确定腔内隔绝的程度和效果。撤出导送器，缝合股动脉切口。

五、术后监测与处理

术后送监护室，监测其血压、心率等生命体征的变化，将血压控制在（100 ～ 120）/80mmHg，并监测血氧饱和度。术后常规应用抗生素 3 天。

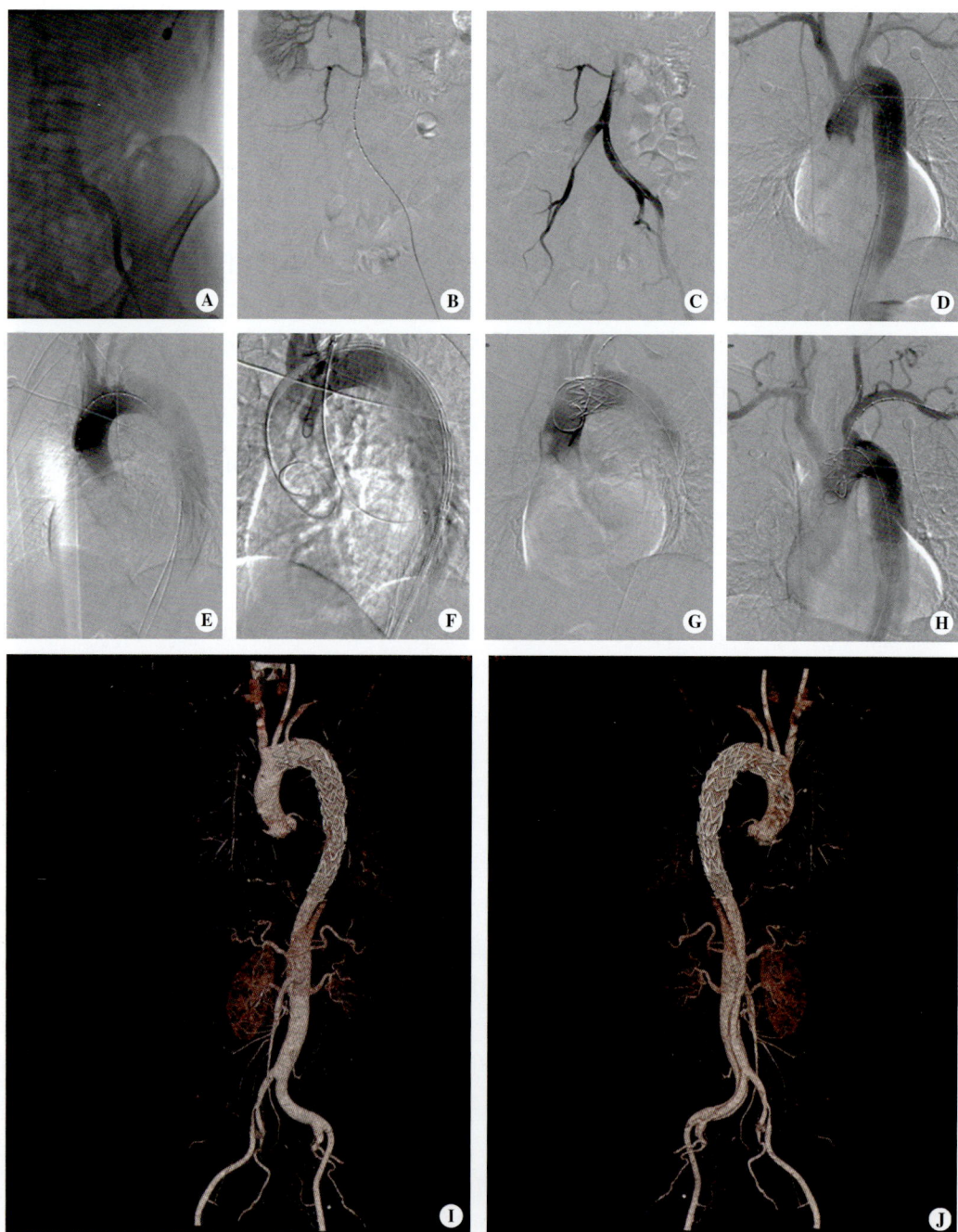

图 2-1 主动脉夹层腔内隔绝术

A. 穿刺左侧股动脉；B、C. 腹主动脉造影显示导丝位于真腔内；D、E. 左前斜位主动脉弓及胸主动脉造影；F. 沿超硬导丝置入

支架输送装置；G、H. 释放覆膜支架；I、J. 术后 CTA 显示内膜破口封闭良好，无明显内漏发生

六、术后常见并发症的预防与处理

主动脉腔内覆膜支架隔绝术后并发症发生率为 10% ~ 30%。常见的并发症如下。

1. 内漏　是指支架置入术后在支架腔外及邻近的血管腔内出现活动性血流的现象，是腔内修复术失败的主要原因。形成内漏的原因有：血管成角、血管钙化或覆膜支架选择错误。如漏出量少可不做任何处理，内漏一般在 3 ~ 6 个月时自行闭合，持续存在的内漏可导致夹层继续增大甚至破裂。因此，如果内漏超过 10% 可通过球囊扩张、加袖套状移植物等方法改善移植物或锚定区构型，使两者紧密贴合。

2. 截瘫　发生率据报道为 2.5% ~ 13%，夹层内膜破口多位于左锁骨下动脉开口远端 1 ~ 3cm 的降主动脉，即 T_3、T_4 高度，脊髓供血重要的肋间动脉一般位于 T_8 ~ L_3 之间。在降主动脉近端放置腔内移植物，一般不封闭脊髓的重要供血肋间动脉，发生截瘫的风险低于胸腹主动脉瘤。但是，如果需要封闭左锁骨下动脉，同时又存在腹主动脉瘤等情况的主动脉夹层，需要采取措施预防截瘫。术中选用尽可能短的腔内移植物、动脉远端使用裸支架延长远端锚定区、应用糖皮质激素、维持脊髓灌注压，必要时可脑脊液引流。

3. 腔内移植物破裂　发生的概率较低，但由于主动脉夹层的患者群体年龄较主动脉瘤明显年轻，往往有数十年的预期生存时间，这对腔内移植物的耐用性提出了更高的要求。目前使用的腔内移植物是将人工血管膜缝合在金属支架表面，缝制过程破坏了织物的完整性，加上释放于体内后，随着主动脉搏动，金属支架顶点长期的摩擦作用，最终有可能导致移植物破损，并且体外实验证实了较高的移植物破裂率。近年来，对于环形支架移植物与传统 "Z" 形支架移植物的对比研究日益增多，认为这一设计能有效减低腔内移植物的破裂率。

（金　毕　王　剑）

069

第二节　胸主动脉瘤切除 + 血管重建术

胸主动脉瘤，尤其是马方综合征主动脉根部瘤伴主动脉瓣关闭不全和主动脉夹层动脉瘤，起病凶险，死亡率高，多年来一直是对心血管外科医生的挑战。胸主动脉瘤手术创伤大、出血多，手术时主动脉阻断位置高，对血流动力学影响大；术中涉及脑、脊髓和肾等重要脏器的缺血保护及重要脏器的动脉重建，手术时间长，操作复杂。

一、适应证

1. 急诊手术　创伤性动脉瘤，主动脉瘤合并夹层，动脉瘤出现破裂倾向，升主动脉瘤合并心包积液，降主动脉瘤出现纵隔巨大血肿或胸腔大量积液、积血。

2. 尽快手术　具有明显症状或瘤体直径 > 6.0cm 的动脉瘤、假性动脉瘤和感染性动脉瘤。动脉瘤合并主动脉瓣关闭不全或冠状动脉缺血。

3. 择期手术　无症状但动脉瘤瘤体直径＞5.5cm，瘤体直径5.0～5.5cm但有猝死或夹层分离家族史的马方综合征，随访中瘤体直径增长速度＞1.0cm/年的主动脉弓动脉瘤，增长速度＞2cm/年的主动脉根部瘤。

二、禁忌证

术前存在严重的凝血功能障碍，肝肾功能不全及颅内严重并发症，不能耐受体外循环者。

三、术前准备

胸主动脉瘤手术时应根据病变部位和合并病变选择适当的手术方式和体外循环方法，术中保护重要器官免受缺血损伤是关键所在。

四、手术要点、难点及对策

1. 升主动脉瘤的基本术式　胸主动脉瘤的手术方式取决于病变的部位和累及范围。对于马方综合征和类马方综合征导致的主动脉根部瘤伴主动脉瓣关闭不全，Bentall 手术已经成为经典的手术方法，即用带瓣人造血管置换病变的主动脉瓣及升主动脉（图 2-2A），再行冠状动脉移植（图 2-2B）。如果冠状动脉开口移位明显，可行改良 Bentall 手术，即主动脉壁直接吻合法移植冠状动脉开口。该方法可保留完整瘤壁，出血时可用瘤壁包裹移植带瓣管道，达到止血目的；出血量大时，行瘤壁腔与右心耳吻合是有效的救命措施。部分患者冠状动脉开口移位不明显，则以纽扣法行标准的 Bentall 手术，采用此方法对换瓣和吻合的缝合技巧要求高。对于冠状动脉开口移位不明显的患者，也有人采用 Cabrol 手术，即用5mm 的人造血管两端分别与左右冠状动脉开口端端吻合，再将该血管与带瓣管道行端侧吻合。Cabrol 手术因移植动脉内易形成血栓，潜在的危险多，故目前在临床未得到广泛应用。我们认为应尽量选择 Bentall 手术。

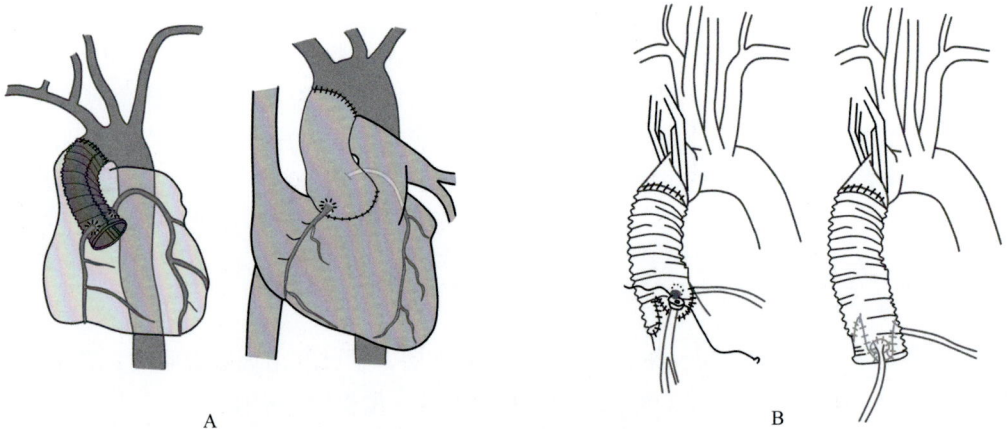

图 2-2　Bentall 手术模式图

A. 应用带瓣人造血管替代升主动脉根部和主动脉瓣膜；B. 移植左右冠状动脉

2. 弓部主动脉瘤切除与脑保护　对弓部动脉瘤患者进行全弓置换，因手术死亡率高而争议较多。10多年来由于深低温停循环及脑灌注技术的改进，全弓置换手术死亡率已明显下降。经右锁骨下动脉插管，对弓部动脉瘤进行手术，这种动脉插管方式有利于在中度低温下钳闭升主动脉，先进行主动脉根重建术，然后停止循环，切开弓部动脉瘤时，尚可应用右锁骨下动脉作顺行脑灌注，进行主动脉弓置换术。既简化了插管操作，也避免了深低温体外循环的不利影响。对主动脉弓下缘的动脉瘤，切断动脉瘤远端时可由右上向左下做斜切口，将发出头臂支的主动脉壁留于原处，移植的人工血管远端剪裁成漏斗形，即与主动脉远端切口相适应的斜面，在做弓部远端吻合时，头臂血管即移植于人工血管弓上，弓的近端按常规做端端吻合，这样可大大简化技术操作。也可应用带分支人工血管做全弓置换，先吻合远端，再从远往近逐一吻合头臂分支动脉，在完成左颈总动脉吻合后，即可开始下半身灌注和脑灌注。手术治疗 DeBakey Ⅰ型主动脉夹层动脉瘤，目前最常规的办法是升主动脉置换、四分支人工血管重建主动脉和弓部血管（图 2-3A），并于深低温停循环下采用术中支架系统行支架象鼻手术，重建弓的后中部和（或）降主动脉段（图 2-3B），支架象鼻手术是在现有条件下治疗 DeBakey Ⅰ型主动脉夹层动脉瘤应用最为广泛的手术方式。

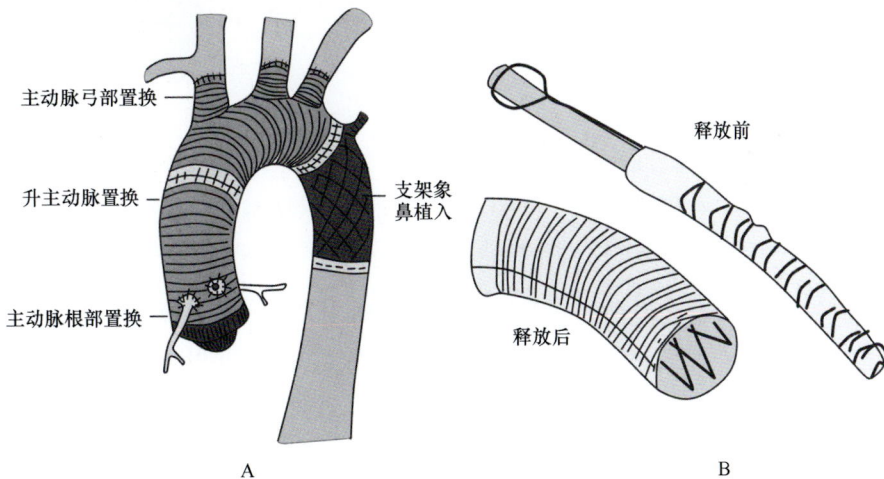

图 2-3　深低温停循环下行升主动脉置换 + 象鼻支架手术

A. 弓部行四分支人工血管置换 + 支架象鼻；B. 术中支架系统行支架象鼻手术，重建弓的后中部和（或）降主动脉段

3. 主动脉弓部杂交手术　为了减少主动脉弓部手术的并发症，采用胸主动脉支架杂交手术不需要停循环甚至不需要体外循环。传统手术与腔内修复技术结合的原杂交（hybrid）手术，极大地扩大了腔内隔绝手术的使用范围，又避免了完全开放手术创伤较大的缺点。主动脉弓部杂交手术按照锚定区的解剖分类：Ⅰ型弓部杂交手术，正中开胸，以侧壁钳部分阻断近端正常升主动脉，用四分支人工血管与升主动脉行端侧吻合（图 2-4A），分支人工血管分别与头臂血管端端吻合。经人工血管分支顺行置入并释放覆膜主动脉支架，近端锚定正常的升主动脉。主动脉Ⅱ型弓部杂交手术存在升主动脉和主动脉弓部近端动脉瘤。Ⅰ型夹层动脉瘤未累及远端胸降主动脉支架锚定区，需要重建近端锚定区，这类患者需要重建升主动脉，需行主动脉根部置换（图 2-4B）。需要体外循环，但无需深低温停循环。升主动脉上的人工血管分支行头臂血管搭桥，支架经其顺行置入，近端锚定人工血管主干。

Ⅲ型弓部杂交手术需要重建近端锚定区，远端锚定区在膈肌以下，多为使用支架移植物重建弓的后半部和降主动脉段，同时行全弓置换。手术可在浅低温体外循环下完成，避免了深低温及停循环对机体造成的损伤，节省了复温时间，缩短了体外循环时间，减少了机体损伤和凝血功能障碍。

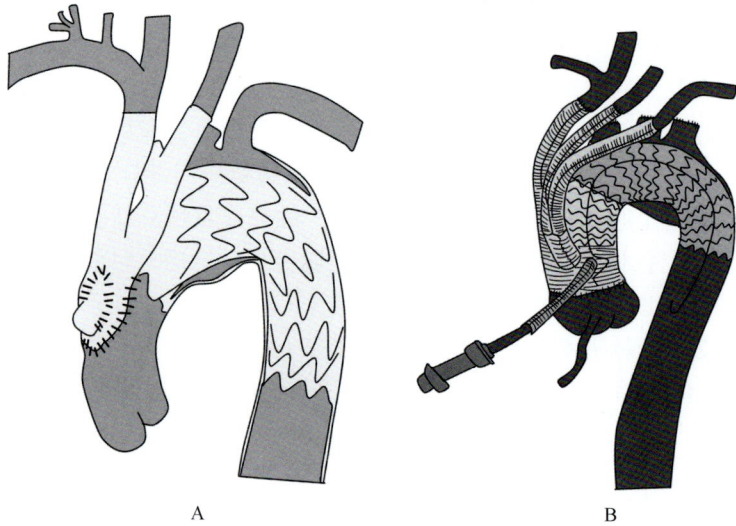

A   B

图 2-4 主动脉弓部杂交手术

A. 升主动脉正常的Ⅰ型夹层杂交手术，用四分支人工血管与升主动脉行端侧吻合，分支人工血管分别与头臂血管端端吻合。顺行置入并释放覆膜主动脉支架，近端锚定正常的升主动脉；B. Ⅰ型夹层动脉瘤或主动脉Ⅱ型夹层杂交手术，主动脉根部置换，升主动脉上的人工血管分支行头臂血管搭桥，支架经其顺行置入，近端锚定人工血管主干

4. 胸降主动脉瘤与脊髓保护　绝大部分手术行降主动脉人造血管置换术。降主动脉瘤的手术治疗重点主要是围绕如何避免脊髓缺血造成截瘫等严重并发症。一方面，在术中维持脊髓血供，如采取左心房 - 股动脉转流或是股静脉 - 股动脉转流术对重要肋间动脉进行供血、脑脊液的引流减压及肋间动脉的重建。$T_9 \sim L_1$ 肋间动脉为脊髓供血的重要分支，手术中需要尽可能快地恢复此段肋间动脉的血流供应。另一方面，各类神经元保护药物如钙通道阻滞剂、氧自由基清除剂及抗氧化剂等，加上低温保护脊髓，可以拮抗或削弱缺血或炎性刺激对脊髓带来的损害。低温本身对于降低脊髓的代谢似乎无何特殊意义，但是可能通过各种体内途径稳定细胞膜，减低神经传导及氧耗。

5. 技术要点　保证吻合口严密不漏血是手术的难点，对于夹层分离，动脉壁薄弱、钙化、严重变性时采用内外加毡的"三明治"缝法；左右冠状动脉移植大多采用"纽扣"法；精细吻合完毕后可借助鱼精蛋白、纤维蛋白原、血小板进一步止血；缝合明显的漏血点后，可用人工血管片捆绑止血或残存动脉瘤壁缝合包埋止血；最后还用明胶海绵和止血纱布填压止血。经过以上步骤，绝大部分出血都可以止住。

五、术后常见并发症的预防与处理

胸主动脉瘤手术后难免并发多种并发症，如出血、低心排血量、心律失常、不同程度脑损害、呼吸功能不全、肾功能不全或肾衰竭、截瘫、声音嘶哑、伤口或全身感染等，及时正确地处理十分重要。疑有脑损害者，术后继续头部降温或冬眠疗法能有效地保护和恢复脑功能。合并心肺功能不全、低氧血症甚至合并肺部感染者，适当延长心肺支持。术后3～5天果断进行气管切开，并加强气道护理和抗感染治疗。对于急性肾衰竭患者术后尽早进行床旁血液透析。心室颤动也是造成手术失败的重要原因之一，应及时用利多卡因、胺碘酮等药物静脉滴注治疗及预防恶性心律失常。此外，术后积极预防感染、监控血糖水平、控制血压、加强营养支持均有利于患者的恢复。

（金 毕 王 剑）

第三节 胸主动脉瘤支架置入术

胸主动脉瘤在临床上常见于胸主动脉夹层动脉瘤和胸主动脉真性及假性动脉瘤，病因复杂，起病急，病情凶险，因其手术难度大、并发症多、病死率高，其治疗仍是临床上的难题。在过去10年里，胸主动脉瘤腔内修复术由于其微创的优势，使得并发症发生率及死亡率均明显下降，已经逐步代替传统外科手术成为首选的治疗方式。

一、适应证

1. 真性动脉瘤　当前被公认的手术指征判断标准为：无症状真性动脉瘤，其主动脉直径≥5.5cm，或者为邻近正常主动脉直径的2倍；有症状的真性动脉瘤，其主动脉直径为5cm，预示动脉夹层或破裂的发生，其症状主要表现为声音嘶哑、背痛、呼吸与吞咽困难等，因此有症状的患者具有手术指征。

2. 假性动脉瘤　多因主动脉外伤所引起，感染或主动脉壁溃疡均可引起假性动脉瘤，其瘤壁由血栓与主动脉周边的纤维组织包裹而成，容易产生破裂，一旦发病，其自然死亡率较高，因此假性动脉瘤患者具有手术指征。

3. 主动脉壁间血肿　据相关研究显示，大约5%的急性主动脉夹层者最终确诊为主动脉壁间血肿，B型壁间血肿的手术指征有难治性反复胸痛，且存在血肿增大、主动脉溃疡及主动脉漏等问题，进展成主动脉夹层。

4. Stanford B型主动脉夹层　若发生动脉进行性增粗、破裂、内漏、假性动脉瘤或远端缺血等并发症，应及时实施手术。慢性主动脉夹层常进展成夹层动脉瘤。

5. 其他　动脉瘤瘤体两端正常动脉长度大于1.5cm，且瘤体两端无重要分支血管。

二、禁忌证

1. 动脉瘤位于升主动脉，或累及主动脉弓各主要分支，包括头臂动脉、左颈总动脉、

073

左锁骨下动脉，或累及主动脉瓣。

2. 动脉瘤累及重要肋间动脉，支架置入术后有截瘫风险。胸腹主动脉瘤，动脉瘤累及肠系膜上动脉或左右肾动脉。

3. 股动脉或髂动脉狭窄扭曲或闭塞，支架输送系统无法通过。

三、术前准备

1. 应行螺旋 CT 血管造影（CTA）或磁共振血管造影术，以获得全主动脉和骨盆动脉径路的影像，了解瘤体的纵径和横径、膜主动脉和胸主动脉弯曲度、入路血管通畅度，夹层裂口与左锁骨下动脉和腹腔干开口的关系等（图 2-5A，图 2-5B）。

2. 左椎动脉优势性者，先行左椎动脉或左锁骨下动脉重建术，再将移植物近端置于左锁骨下动脉和左颈总动脉之间，将左锁骨下动脉一起隔绝。对右椎动脉为优势动脉且 Willis 环完整的患者可不重建左锁骨下动脉或左椎动脉。

四、手术要点、难点及对策

1. 入路多选择股动脉，其次为髂外动脉。如果髂动脉异常扭曲，可以先从股动脉插入一强直导丝，经主动脉从股动脉穿出以引导输送系统，或经腹膜后行髂动脉或主动脉侧壁切开置管，腹主动脉或髂动脉严重阻塞者最好先期行 PTA 术。

2. 手术室要求同时具备开展常规血管外科手术和腔内手术的设备条件。通常 C 形臂左前斜位 30°～60° 以显示左锁骨下动脉起始部及病变部位，近端瘤颈短者尤为重要。夹层病变还应选择合适角度以显示近端裂口部位。

3. 手术过程　局部麻醉或全身麻醉后，全身肝素化，暴露股动脉，穿刺后插入鞘管，送入 6F 猪尾导管，DSA 定位左锁骨下动脉开口、瘤体上下缘或夹层近端裂口后，经超强导丝置入携带支架的输送系统至病变部位，支架定位，应用药物将收缩压降到 70～80mmHg，然后快速撤出鞘管，释放支架（图 2-5C，图 2-5D），球囊扩张近端接口，DSA 造影检查释放情况。术后 CTA 可检查支架膨胀情况和内漏情况（图 2-5E，图 2-5F）。

4. 注意事项

（1）支架的选择：术前准确测量动脉瘤的长度、直径与身体长轴的关系及瘤颈的三维参数，从而选择构型、长度、直径合适的支架。长度应以完全封闭裂口或动脉瘤的最短长度为原则。直径应比正常置入区动脉管径大 2～3mm（10%～15%）为原则，直径过小容易出现内漏、移位。直径过大支架展开不完全或损伤内膜。

（2）支架的定位。为防误堵左锁骨下动脉开口，术前应准确标记左锁骨下动脉开口左缘，瘤体上、下缘或夹层裂口，可用体外放置金属标记物、带标记造影管或体内骨性标记。在手术时经左肱动脉置入导管于左锁骨下动脉开口处，既可随时造影又可用来标记。倘若夹层裂口距左锁骨动脉小于 1.5cm，应于术前或术后行左锁骨下动脉转流术，也可选用近端无覆膜遮盖的支架。

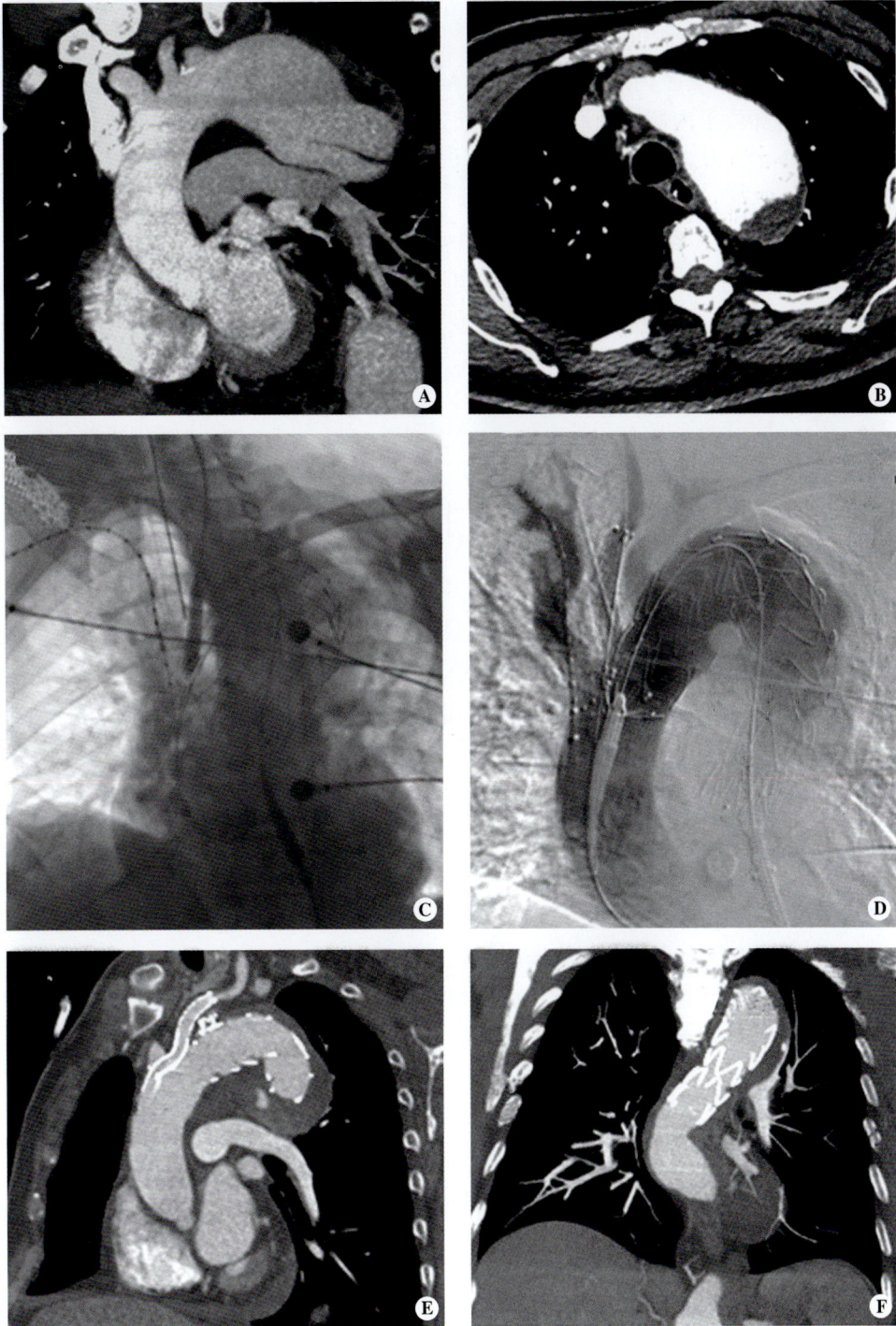

图 2-5　胸主动脉夹层动脉瘤支架置入术

A、B. 术前 CTA 显示胸主动脉夹层动脉瘤，瘤体直径＞ 6cm；C、D. 胸主动脉支架置入，需注意锚定区是否足够，本病例左颈总动脉采用烟囱技术扩大锚定区；E、F. 术后 CTA 显示支架膨胀良好，无内漏发生

（3）确认第一裂口。对于主动脉夹层，应准确找到第一裂口，应将 DSA 与 CTA 图像结合起来考虑，左前斜位有助于发现裂口。

（4）确保操作在真腔内进行。一般 DSA 下主动脉夹层真假腔的特征有：真腔小、血流速度快、在夹部位于内侧；而假腔直径大、血流速度慢、在夹部常位于外侧；置放前经股动脉插管行全主动脉造影，进一步明确裂口部位和夹层真假腔，推进导管时随时造影也有利于确定导管位置。

（5）主动脉夹层多裂口的处理。当近端裂口封堵后，可能仍有血液经远端裂口逆行灌注，是否需处理尚存在争议。一般认为可密切随访，部分患者会因假腔内血栓形成而自闭，如导致假腔持续扩张，可用裸支架封堵远端裂口而保护重要血管。

（金 毕 王 剑）

第四节　胸腹主动脉瘤切除术

目前临床上升主动脉瘤和腹主动脉瘤是最为常见的主动脉动脉瘤。除此之外，降段胸主动脉瘤和胸腹主动脉瘤也并不罕见。胸腹主动脉瘤指动脉扩张至少达到正常管径的 1.5 倍。一旦出现破裂后，死亡率极高。胸腹主动脉瘤的手术难度高，风险大，是血管外科手术的一大难点。

一、适应证

1. 当胸腹主动脉瘤直径超过 5cm 时，需行胸腹主动脉瘤修复术的患者。
2. 不论动脉瘤直径大小，出现胸痛症状的患者。
3. 当动脉瘤较大产生呼吸困难或吞咽困难等压迫症状的患者。
4. 不论动脉瘤大小，怀疑或确诊破裂的患者。

二、禁忌证

1. 有手术高危因素，如高龄、心肺功能受损、机体一般状态差、肾功能不全等。
2. 既往开胸和开腹手术病史。

三、术前准备

除了一般手术的常规准备外，还需要求手术前 4 周严格戒烟。控制患者的血压（< 130/80mmHg）及心率（< 100 次 / 分），对心功能、肺功能、肾功能进行常规评估，对肺功能、肾功能不全的患者需要进行相关辅助药物治疗。术前上胃管及尿管。

CTA：是术前最常用的检查，能够准确提供病变的范围、位置、瘤体直径等数据。$T_8 \sim L_1$ 段主动脉是否用附壁血栓有助于我们判断此节段的肋间动脉是否开放。

MRA：也可以用于胸腹主动脉瘤的术前评估。MRA 对于检查主动脉壁本身是优于 CTA 的，并且能够避免射线暴露对患者带来的弊端（图 2-6）。

血管造影：由于目前 CTA 与 MRA 都已经广泛应用，血管造影作为术前评估检查已经很少使用。但其可作为腔内治疗术中影像检查，提高手术成功率。

心脏超声：有研究表明，左心室功能受损是最强烈的围手术期死亡危险因素。心脏超声可以在术前对心脏功能进行初步的评估。

脑血管评估：如果主动脉阻断部位位于弓部，术前需要对颈动脉进行评估，以减小脑卒中的风险。

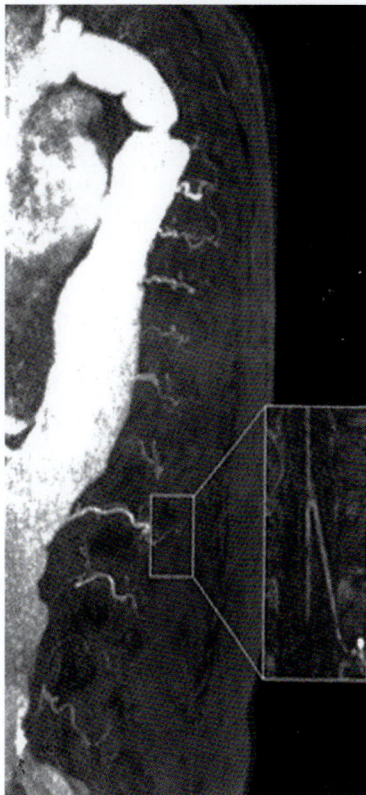

图 2-6　术前 MRA 显示患者的肋间动脉和连接脊髓前动脉的主要动脉，帮助决定哪些动脉需要进行重建

资料来源：Jack L. Cronenwett，K. Wayne Johnston. 2013. 卢瑟福血管外科学 . 第 7 版 . 郭伟，符国伟，陈忠译 .

四、手术要点、难点及对策

1. 体位与切口　脑脊液引流管放置完成后，患者右侧平卧于真空床垫上，双肩与手术床的角度大概为 60°，左髋为 30°，这样更加方便进行腹部手术。对于 I 型、II 型及 III 型胸腹主动脉瘤患者，横行切开胸廓直到肋缘（通常为第 6 肋间）。I 型病变的切口可止于脐上。IV 型病变的切口需要经过第 8 肋间，且只需要达到肋前部即可。

2. 主动脉显露　在肋骨拉开后，暴露腹主动脉可以选择经腹腔或者腹膜后途径。从降结肠、脾和左肾背侧进入，并将其进行翻转。但对于二次手术者，由于上次手术进行了肾固定，若按原路进入，在肾静脉的周围进行操作时，易损伤肾静脉，故无法按上述路径进入。此时可以部分切开横膈膜的前面部分及部分肌肉，这样可以避免损伤膈神经。是否保留副神经，根据术前患者肺功能的情况来决定。若术前患者肺功能不佳，可将膈肌主动脉裂孔处的肌纤维钝性分开，保证中间部分的完整，使用套管套过其余膈肌来上下牵拉，以便在不同水平进行吻合。在主动脉水平，膈肌脚组织可以纵行分开（图 2-7）。将腹腔内其他脏器向右推移，可以暴露膈肌与腹腔之间的主动脉。当正中弓状韧带被切开后，右手示指可以用来分离膈肌下胸主动脉远端直到腹主动脉这一段主动脉的前壁，通常可以达到左肾动脉的起始部。对于巨大动脉瘤，需将膈肌与主动脉分离开，并在膈膜周围放置一个能向四周扩张的环形器械。继续向远端解剖，所有沿主动脉方向上的组织都需要横断。左肾

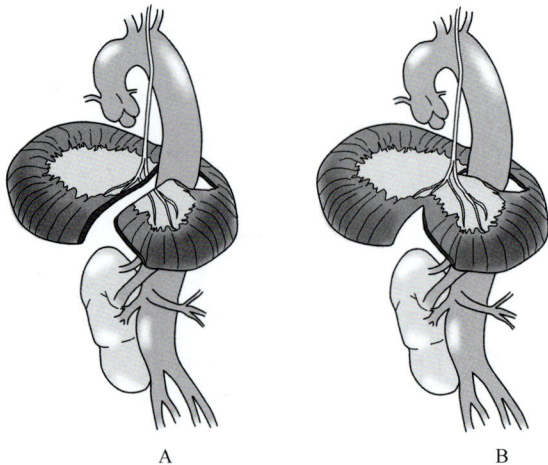

图 2-7 膈肌脚切开

A.原先需要将膈肌完全切断；B.现在只需要部分切断即可

动脉从主动脉分支出来的位置，是切开肾下主动脉的腹膜后组织的开始标志，也是向头端延伸切开弓状韧带和膈肌的解剖标志。术中注意辨认输尿管，以防损伤。若动脉瘤累及髂动脉，需将髂总、髂内、髂外动脉游离以利于结扎。

3.体外循环 对于Ⅰ型、Ⅱ型、Ⅲ型胸腹主动脉瘤患者，体外循环可以采用股动脉和股静脉或者左股动脉和肺静脉插管。还可以通过持续低温乳酸钠林格盐水对肾进行保护。

4.吻合和修复 对于需要切除的主动脉区域，先行主动脉近端和远端的阻断试验。持续 10 ~ 15 分钟，检测脊髓躯体感觉诱发电位的变化。若无变化，再开始进行切除和吻合。吻合时阻断主动脉有两种方法：序贯性阻断和由远端及近端阻断。

序贯性阻断从近端到远端逐步进行主动脉重建，这样可以减少反流方法定位腰间动脉时造成的出血。阻断点根据动脉瘤病变的范围来决定。通常选择左锁骨下动脉远端，若病变范围较大，可以在左颈总动脉和左锁骨下动脉之间阻断。近端阻断时一定要解剖清晰，防止损伤喉返神经和迷走神经。同时将主动脉和食管完全分离，避免术后形成动脉食管瘘。首先放置阻断钳，然后对末端主动脉进行灌注，维持远端的平均动脉压为 60mmHg。主动脉与食管最好完全游离，近端吻合使用 3-0 或者 4-0 的单丝丙纶缝线，是否需要聚四氟乙烯树脂支撑要根据主动脉壁的质量来决定。然后将阻断点下移，缝扎 T_6 平面以上的小动脉，以补片的方式重建 T_8 ~ T_{12} 间的肋间动脉。脊髓保护：除非 MEPs 显示脊髓功能减退，否则切开主动脉之前要结扎肋间动脉。对于第 8 ~ 12 肋之间的肋间动脉，理论上都需进行重建。若 MEPs 突然消失，且通过升高血压或远端主动脉灌注压等辅助措施都无法改善，那么需要将阻断节面内的肋间动脉予以重建。可以采用人工血管进行重建。肋间动脉重建：重建时，为了避免在补片以后形成动脉瘤，需要将主动脉组织尽量切除。这就说明缝合要尽量接近肋间动脉在主动脉的开口。缝合时要注意不要缝闭肋间动脉。当主动脉质地很差时，需要使用单独的聚酯人工血管来进行重建。一定要严密防止肋间动脉回缩，否则会引起腹膜外出血，引起周围组织肿胀，最终影响脊髓供血。

当胸主动脉部分完成后，接下来就是内脏动脉和肾动脉。多数患者可以通过补片技术来完成。对于Ⅰ型患者，在可能的情况下，阻断钳的放置点一般在肠系膜上动脉和双肾动脉之间，或者肾动脉的远端。远端吻合口在肾动脉水平，为了能保留内脏动脉和肾动脉，可以采用主动脉斜行切口，不必单独纽扣式重建。在不得不重建的情况下，可将两者一同做成纽扣状移植片进行重建（图 2-8）。而左肾动脉与它们相离较远，需要单独重建。切断腹主动脉前，建议首先重建左肾动脉，这样可以减少肾缺血的时间。对Ⅱ型、Ⅲ型、Ⅳ型患者，左肾动脉可采用 8mm 直径的人工血管进行重建。阻断切开肾动脉后，将人工血管与肾动脉采用斜行端端技术进行吻合，然后将一根灌注导管插入肾动脉来提供肾脏的血供，保持肾人工血管内灌注压为 60 ~ 70mmHg。或者直接切断肾动脉，在肾脏内保留低温灌注液，直到腹腔干、肠系膜上动脉和右肾动脉吻合完成后再吻合左肾动脉。左肾动脉吻合完后，切开腹主动脉，将体外循环导管插入腹腔干、肠系膜上动脉和右肾动脉。开始时，肾动脉内的平均流量是 150 ~ 300ml/min，内脏动脉流量为 200 ~ 500ml/min。若这三支动脉开口处动脉粥样硬化不明显，可用补片吻合的技术将三支动脉一起吻合在人工血管上。

当采用由远端至近端重建的方法时，可以避免内脏、肾、肋间动脉缺血。进行远端缝合的时候，阻断肾动脉以外，所有的内脏供血都是顺行的。然后将放置于右心房的静脉导管与股静脉连通，这样就可以建立体外循环，血液将灌注下肢。然后进行左肾动脉的重建。完成后进行内脏动脉和右肾动脉的重建，可以通过补片样重建（图 2-9）。

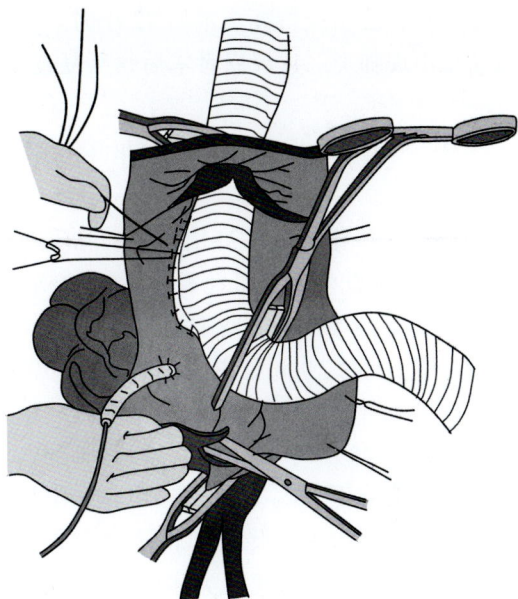

图 2-8　"纽扣"式将腹腔干、肠系膜上、右肾动脉与人工血管相吻合

5. 手术完成　若瘤体累及了髂动脉，则需要使用分叉型人工血管分别予以吻合。左肾动脉可以先经过体外循环进行灌注，最后再与人工血管主体吻合。也可以在任何阻断之前先与人工血管主体吻合。在手术结束前，患者的体温要恢复到 37°，并进行彻底止血。将体外循环管拔除，注入鱼精蛋白。最后，将动脉瘤在人工血管外侧缝合，并将膈肌脚缝合，防止出现疝。腹主动脉复位后，将膈肌完全修复。最后常规关胸关腹。

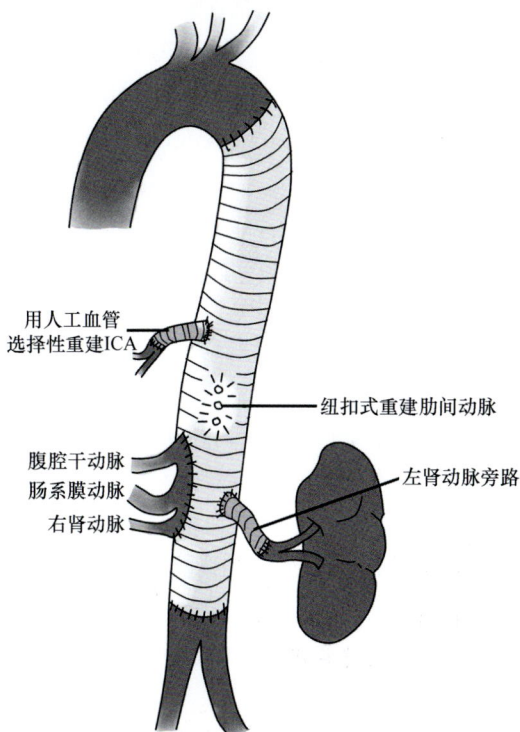

用人工血管选择性重建ICA

纽扣式重建肋间动脉

腹腔干动脉
肠系膜动脉
右肾动脉

左肾动脉旁路

图 2-9　典型 II 型 TAAA 术后示意图

五、术后监测与处理

术后 24 ~ 48 小时，维持心、肾、内脏、脊髓等的血流稳定是非常重要的。高血压患者与非高血压患者的血压管理是要区分开来的。对于后者，ICU 期间平均动脉压可维持在 80 ~ 90mmHg。对于高血压患者血压维持水平需稍高，维持平均动脉压以保证充分的诱发电位。术后要避免大的血压波动，血压高时可能导致出血，血压低时可能导致截瘫和肾衰竭。同时要注意凝血功能，若贫血较严重可以进行

输血。脑脊液引流持续至术后 72 小时。可使用呼吸机辅助呼吸，可治疗肺膨胀不全，也可以防止出现肺炎。建议患者术后每年复查 CTA，若病情不稳定，建议复查数次。

六、术后常见并发症的预防与处理

1. 心脏并发症　　主要由于主动脉阻断和广泛的软组织损伤导致的。近端阻断后会增加心脏负担，从而增加心脏耗氧量，诱发心肌梗死。外科手术、心肺转流、麻醉药物、心肌梗死、低温损伤都会导致心脏收缩力降低。手术损伤和左心房插管可能导致心房颤动。最终导致心力衰竭。同时，也可能并发右心衰竭，需要维持心脏收缩力同时减轻肺血管的收缩来纠正。

2. 肺部并发症　　呼吸衰竭是术后常见的并发症。并发呼吸衰竭的独立危险因素是呼吸机使用超过 48 小时、吸烟史、慢性肺病、合并心肾并发症。若不发生膈肌麻痹，呼吸衰竭的发生率会降低 30% ~ 61%。所以术中我们应该尽可能地保护左肺。同时在术中尽量保留膈神经，也可以有效降低术后肺部并发症的出现。肺功能损害也有可能是缺血再灌注或辅助循环技术引起的系统性炎症反应导致的多器官功能障碍中的一部分。

3. 肾脏并发症　　术后肾衰竭易诱导其他并发症。胸腹主动脉瘤术后若发生肾衰竭会使早期死亡率大增。肾衰竭最主要的危险因素是术前肾功能不全、动脉瘤的范围较大、缺血时间较长。术中低温晶体灌注能够有效地保护肾脏，可使用肾脏保存液（4℃的乳酸林格液中含有 25mg/L 的甘露醇和 1mg/L 的甲泼尼龙）。肾脏是压力依赖性器官，术中我们需要不断地检测肾内的压力，维持平均压力至少 60mmHg。

4. 胃肠道并发症　　胸腹主动脉瘤术后胃肠道并发症很少，主要包括：胆道疾病、胃肠道出血、消化性溃疡、肝功能不全、胰腺炎、小肠缺血及小肠梗阻。有胃肠道并发症的患者 30 天死亡率为 39.5%，比没有胃肠道并发症的患者显著增高。小肠缺血是术后最常见的胃肠道并发症，主要由栓塞、主动脉阻断、动脉粥样硬化引起。术中可以进行持续的肠系膜血管分流，这样有助于减少胃肠道并发症的发生率。

5. 脊髓并发症　　可分为速发型截瘫和迟发型截瘫。虽然在术中已经做了各种保护措施，但是在术后仍有截瘫情况出现。脑积液引流、远端主动脉灌注、肋间动脉重建都可以减少脊髓缺血和截瘫的发生率。术后神经系统症状个体差异比较大。在 MEP 监测下，Ⅰ型、Ⅱ型病变速发型截瘫率为 2.7%。大约有 25% 的截瘫患者是迟发型的。迟发型截瘫的危险因素包括：急诊手术、肾衰竭、损伤的肋间动脉的数量、Ⅱ型胸腹主动脉瘤。低平均动脉压和低灌注压同时出现是脊髓损伤最严重的危险因素。术后低血压可导致不可逆的脊髓损伤，出现明显的脊髓梗死。所以，术后维持充分的脑脊液引流和保持平稳的动脉压是非常重要的。同时在术中进行主动脉阻断时，可以使用冰盐水表面冷敷有可能出现缺血的脊髓节段，以达到中等程度的低温，这样也有助于减少脊髓缺血性并发症的发生。或采用远端主动脉灌流、分段阻断主动脉的方法。通常可以将胸主动脉分 2 ~ 3 次分段阻断。远端灌注则可通过带有转流泵的左心转流来完成。激素、甘露醇、氧自由基清除剂、钙离子拮抗药等药物具有膜稳定作用，抑制再灌注损伤，也有不错的效果。

6. 移植物相关的并发症　　与人工血管相关的并发症很少见，但是主动脉食管瘘和主动脉气管瘘是严重的并发症。主动脉支气管瘘的最常见症状是咯血。由于解剖原因，主要的瘘口常位于左侧主支气管和降主动脉人工血管或吻合口之间。这种并发症可能出现在手术后的几年或者几十年。主动脉食管瘘可能会出现大量的胃肠道出血，所以需要快速诊断。目前治疗术后主动脉食管瘘的首选是通过腔内方式覆盖主动脉瘘口。但是由于食管瘘的存在，反复感染和出血也是需要处理的问题。腔内治疗可作为一种抢救手段，待病情稳定后，必要时行部分食管切除，并将人工血管更换为自体移植物或通过升主动脉到降主动脉行解剖外旁路手术。

七、临床效果评价

有文献报道 II 型病变 5 年生存率为 66%，明显较其他类型的病变生存率（75.4%）低。其他研究例数较多的中心报道的术后 5 年、10 年、15 年生存率为 54%、29%、21%。若不接受手术，5 年生存率为 13%。所以，为了提高 5 年生存率，我们建议这类患者接受手术。

（金　毕　党一平）

第五节　胸腹主动脉瘤支架置入术

一、适应证

目前分支支架只有少数大型医学中心才能开展，只能应用于无法耐受开放创伤的高风险、瘤体巨大的患者。随着这项技术的成熟或长期报道的结果，适应证将会逐步放宽。如果患者选择开放性手术的死亡率预期超过 20% 和患者的预期寿命超过 2 年就可以实行这种手术。

二、禁忌证

主要是由于结构条件的限制，包括缺乏近远端锚定区、内脏动脉瘤明显成角或者狭窄无法通过支架者。

三、术前准备

常规术前准备同开放手术。除此之外，需通过 CT 和 MR 动脉造影来评价动脉瘤的解剖条件。精细地计划每一个分支和开口非常重要。动脉瘤的瘤腔内桥支架要能够连接桥支架和分支动脉。准确评估血管直径和支架直径，可以有效减少支架脱离的情况并能够良好地封闭动脉瘤。通常建议支架尺寸要大于锚定区血管直径 10% ~ 20%。正确测量支架的长度也是非常重要的，但是胸主动脉部分是十分难测量的。最好的办法是测量 3D 重建图像上的中轴线。

对于锚定区的选择，应尽量保留左锁骨下动脉，虽然有部分文献认为直接覆盖左锁骨下动脉也是安全的，但是也有对左锁骨下动脉闭塞后造成脑卒中、上肢缺血表现甚至脊髓缺血的报道。在术中，可以经左肱动脉放置一根导丝，这样有助于人工支架释放时准确、安全地定位。若万一覆盖了左锁骨下动脉，可以考虑栓塞左锁骨下动脉，以避免Ⅱ型内漏的发生。虽然左锁骨下动脉有较为丰富的侧支循环，覆盖后通常是安全的。但不能因此就把覆盖左锁骨下动脉作为常规操作。若为了获得足够的锚定区而不得不覆盖，那么在术前就需要通过影像学检查，仔细地评估右侧椎动脉、Willis 环是否完整。在确认覆盖后不会出现明显的并发症后，再进行操作。当覆盖左锁骨下动脉后并发症出现概率较大时，可行旁路手术进行血运重建。同时，覆盖后会明显影响脊髓供血情况。重建的术式可为颈总-锁骨下人工血管旁路术，同时结扎左锁骨下动脉，保留椎动脉。这样可以有效防止Ⅱ型内漏的发生。远端锚定区同样会面临这样的问题，可以采用带有分支的支架，或者当肠系膜上动脉和腹腔干动脉之间有足够的侧支循环时，也可以单纯覆盖腹腔干。

四、手术要点、难点及对策

1. 手术入路　多数手术是采用股总动脉作为手术入路。但由于术中需要较大的输送器，也有部分患者需要用到髂动脉入路，直接穿刺股总动脉，术后使用缝合器处理。穿刺对侧股动脉，可以放置标记猪尾巴导管进行造影。若计划将腹腔干覆盖，可以预先在腹腔干或者肠系膜上动脉内放置一根导丝作为标记。同样可以在左锁骨下动脉做相同处理。

2. 图像控制及输送　当近端支架接近锚定区后，利用猪尾巴导管进行左前斜位造影。为了使远端锚定区比较清楚，可使用侧位造影。一旦确认了锚定区，就可以在透视下将人工血管内支架经输送导管或鞘送入主动脉内。通常是首先让输送器越过病变部位，然后再缓慢回撤到目标位置。这样可以消除向前的力量。髂动脉的屈曲可以通过硬导丝来纠正。但这样可能增加髂动脉损伤的概率。若髂外动脉屈曲明显，有时可以选择避开这段血管，选择髂总动脉作为入路。

3. 释放　如果手术需要使用一个以上的人工血管内支架，那么应该首先释放直径较小的，这样更有助于封闭重叠区。如果两个支架大小相同，两者之间的重叠区要更长一些，放置Ⅲ型内漏。若需要放置三个支架，那么应该先放置近远端的支架，第三个支架放在两者之间。对于巨大的近端动脉瘤，建议先放置远端支架，这样可以使近端的支架更加稳定，使放置更加准确。主体人工血管支架内有多个短的分支和侧口，每一个都对应一支动脉。入路一般选择股动脉或者髂动脉，选择内脏动脉可以通过肱动脉。动脉和分支支架之间通过顺应性好的自膨式或球扩式人工血管内支架连接。根据动脉瘤的解剖特点，可以在近远端加延伸支架。该手术持续时间可能会到 6～12 小时。

4. 术后造影　手术完成后需要立刻进行造影，以明确是否存在内漏。Ⅰ型和Ⅲ型内漏需要立刻纠正，可以使用球囊扩张或者加用延长支架。撤出输送架时要小心，防止髂动脉损伤和内膜撕脱。当输送器撤到髂外动脉末端时要进行盆腔造影检查其完整性（图 2-10）。

五、术后监测与处理

术后不需要特殊管理，但若患者有脑脊液引流时应严格监测。如果患者没有神经系统并发症，术后第二天可以将引流管夹闭，第三天即可拔除。持续进行平均动脉压监测，维持在 80mmHg 水平。术前需预防性使用抗生素，术后若没有指征，无需常规使用。出院后 1、6、12 个月及以后每年需行 CT 或 MR 动脉造影复查并随访。

六、术后常见并发症的预防与处理

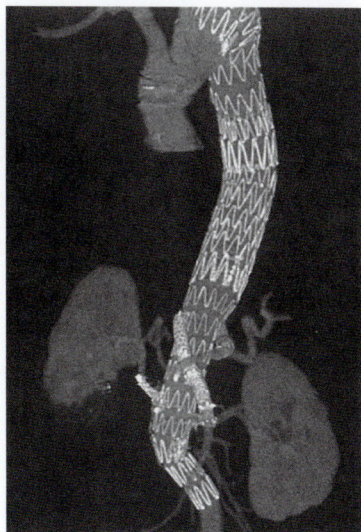

图 2-10　术后 CT 重建影像
显示胸腹主动脉瘤被分支人工血管内支架隔绝，腹腔干、肠系膜上、双肾动脉均通畅

1. 血管并发症　此类多数是由于本身发生了粥样硬化的动脉壁被直径较大的鞘管所损伤，如夹层、内膜翻转等。使用髂动脉作为入路可以有效减少此类并发症的发生。

2. 肾功能不全　根据目前的研究报道，最常见的并发症为术后肾功能不全。可能是由于造影剂肾病，操作引起的肾动脉栓塞、分支支架扭结或者血栓形成等原因。

3. 神经系统并发症　总是灾难性的，很多因素可能增加脊髓缺血的风险：既往或同期行肾下腹主动脉置换术、广泛的胸主动脉覆盖、肾功能不全、术中低血压及覆盖髂内或锁骨下动脉等。这些因素临床上通常无法控制，但覆盖髂内和锁骨下动脉可以通过改变手术计划来避免。术前放置脑脊液引流管，保持脑脊液压力小于 $10cmH_2O$，术后同时维持相对高血压状态。对迟发型截瘫有较好的效果。

4. 内漏　主要内漏类型为Ⅰ型、Ⅲ型内漏，Ⅱ型内漏较少，大部分不需要二次手术处理。

5. 瘤体增大　术后瘤体增大的情况比 EVAR 手术常见。通常是由于内漏导致或者压力传导到动脉瘤壁而导致。此类患者建议长期随访。

6. 支架移位、完整性受损　早期出现该情况的概率较大，现在支架技术更新后概率已大大降低。

7. 二次手术　定义是对患者进行的手术与第一次手术相关或者由第一次手术引起。大多数二次手术都是处理内漏。也有极少数是处理主动脉食管瘘。

七、临床效果评价

目前这种手术开展得仍然很少，有限的研究资料表明：技术成功率为 93% ~ 100%，分支血管重建成功率为 95% ~ 100%。平均失血量为 714ml，平均造影剂用量超过 200ml。平均住院时间为 9 ~ 10 天。手术死亡率为 5.5% ~ 9.1%，脊髓缺血发生率为 3% ~ 13%。

1 年生存率为 90%。

（金　毕　党一平）

第六节　腹主动脉瘤切除 + 血管重建术

　　腹主动脉瘤（abdominal aortic aneurysm，AAA）是指腹主动脉局限性瘤样扩张，超过 3 cm 或超过正常直径的 50% 即可诊断为腹主动脉瘤。75% 的患者并无临床症状，破裂是其最常见、最凶险的并发症，破裂后死亡率高达 80% ~ 90%。对于腹主动脉瘤患者，动脉瘤修复术是最有效的办法。目前手术方式主要包括开放性手术和动脉瘤腔内修复术（endovascular aneurysm repair，EVAR）。本节我们主要介绍开放性腹主动脉瘤切除 + 血管重建术。

一、适应证

　　1. 当腹主动脉瘤瘤体直径 > 5.5cm 时需行手术治疗。由于女性腹主动脉直径偏小，如果瘤体直径 > 4.5cm 就应该考虑手术治疗。

　　2. 不论瘤体大小，如果腹主动脉瘤瘤体直径增长速度过快（每半年增长 > 5mm）也需要考虑尽早行手术治疗。

　　3. 不论瘤体大小，如出现因瘤体引起的疼痛，应当及时手术治疗。

二、禁忌证

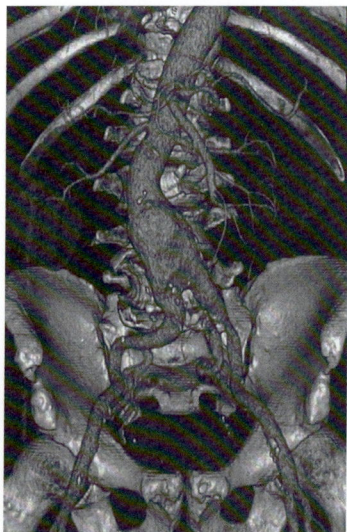

图 2-11　造影剂充盈血管后进行三维重建得到的图像

　　1. 有手术高危因素，如高龄、心肺功能受损、机体一般状态差、肾功能不全等。

　　2. 既往开腹手术病史。

三、术前准备

　　除了一般手术的常规准备外，还需要求患者戒烟，严格控制患者的血压（< 130/80mmHg）及心率（< 100 次 / 分），对心功能、肺功能、肾功能进行常规评估。术前上胃管及尿管。对于血流动力学不稳定的破裂性 AAA 患者，维持相对较低的收缩压（80 ~ 100mmHg，即允许性低血压）可防止主动脉进一步撕裂并限制失血。对于已采用足够的镇痛措施，但血压仍较高的患者，可采用静脉给予短效 β 受体阻滞剂（如艾司洛尔）来将血压调至正常值。给予腹主动脉 B 超、全主动脉 CTA、全主动脉 MRA 等影像学检查（图 2-11）。

心功能：心肌梗死是腹主动脉瘤患者围手术期死亡的重要原因之一。大多数心血管意外都继发于无症状的进展性冠心病。术后发生心血管意外的高危因素有：术前 6 个月内发生过心肌梗死；术后出现颈静脉怒张和第三心音；术前有频发室性期前收缩；高龄患者接受急诊手术；主动脉狭窄；术中出现低血压等。在手术前，对患者的心功能进行正确评估具有重大的意义。心电图和心脏超声，必要时进行冠脉 CTA 检查，都对发现心血管危险因素有重要作用。

肾功能：术前必须明确评估患者肾功能情况。尿量、尿常规、肌酐、肌酐清除率、尿素氮等指标都需要掌握。中、重度肾功能不全的患者，术后死亡率明显升高。在必要时，术前可进行透析以减少术后出现相关并发症的可能性。

肺功能：高龄、慢性阻塞性肺疾病、用力呼气中间部分平均流速低于正常预计值 60%、用力肺活量低于正常预计值 80%、手术时间过长等都是术后出现肺部并发症的高危因素。术前需要对肺功能进行全面的评估，以明确手术风险，指导手术方案。

四、手术要点、难点及对策

入路选择：AAA 的开放性手术有两种入路选择，经腹腔（transabdominal approach，TA）和经腹膜后（retroperitoneal approach，RA）。TA 应用广泛，几乎每一个外科医生都熟知这种入路。对于既往有 RP 手术史的患者，TA 是首选。RP 常用左侧腹部切口，既往多次开腹手术史的患者优先选用 RP 入路。

麻醉：开放性腹主动脉瘤切除＋重建术选择全身麻醉。置胃管以利于术中胃减压显露动脉瘤颈和术后胃肠功能恢复；置尿管可观察尿量，了解肾功能变化；桡动脉置管可实时动态测血压，随时观察血压变化；中心静脉置管可准确监测中心静脉压，在大出血时保证输血输液，维持血压稳定。

（一）经腹正中线修复方式

1. 体位及切口　患者取仰卧位，腰部垫高。通常取正中切口，从剑突到耻骨联合。这种切口可以充分暴露腹腔内情况（图 2-12）。若无法确定动脉瘤上缘，必要时可向肋间延伸切口。若术前已确定直形移植物即已足够并且无腹腔手术史，可采用脐上横切口。

2. 开腹及暴露腹主动脉　逐层打开腹腔，并仔细检查腹腔以防漏诊其他疾病。完成腹腔探查后，将大网膜和横结肠向上拉起固定，并将全部小肠移至腹腔右侧，乙状结肠推向左下

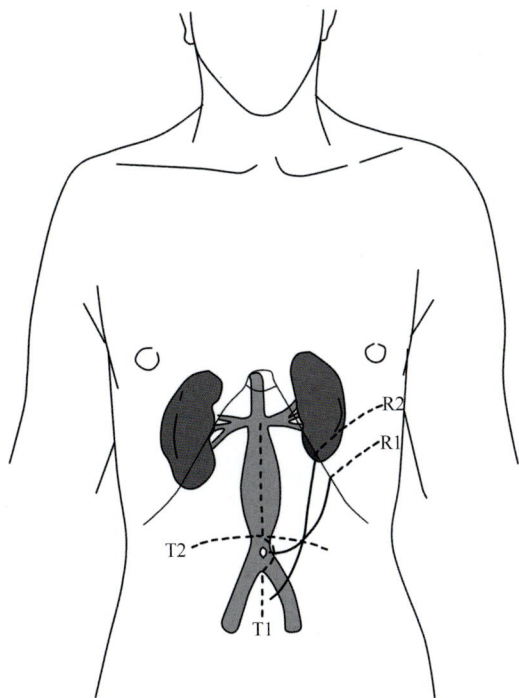

图 2-12　常选择的切口位置

方，暴露腹膜后腔。进行该操作时要注意，在将小肠翻向右侧时，要防止损伤肠系膜血管。若肠道有粘连，也要非常小心，防止肠道穿孔。可使用大盐水纱布覆盖保护。从主动脉分叉下方开始，向上到肠系膜下静脉右侧 Treitz 韧带稍上水平切开后腹膜，以暴露腹主动脉。若必要时，可断开肠系膜下静脉并牵拉胰腺，以充分暴露主动脉。左肾静脉通常跨过主动脉前方走行，偶尔可见走行于主动脉后方，通常可被 CT 发现，这是瘤颈的解剖标志。仔细分离左肾静脉至汇入下腔静脉处，必要时可结扎各属支以方便牵拉。但是需尽量避免结扎左肾上腺和性腺静脉。瘤颈的后壁不需完全游离，游离 3/4 周径即可（图 2-13）。

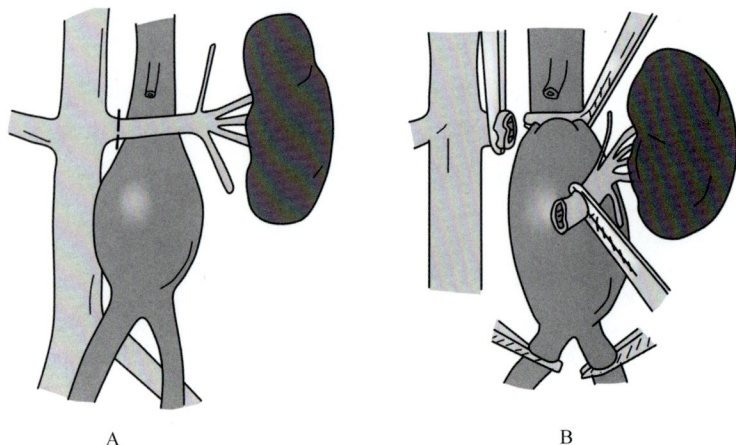

图 2-13 左肾静脉离断

A. 左肾静脉离断位置；B. 左肾静脉离断后图示

3.瘤颈准备 首先需要找到动脉瘤与正常主动脉的交界处，可能的情况下应尽量暴露至少 1cm 的正常主动脉以方便放置阻断钳。分离范围不必延伸至主动脉后方，建议使用手指钝性分离，器械分离容易损伤腰动静脉造成大出血。

4.髂动脉准备 腹主动脉下端无其他覆盖，但须避免损伤肠系膜下动脉。在动脉瘤累及髂动脉的情况下，会需要分离髂动脉。腹主动脉分叉处的神经较难辨认，男性患者在手术时须尽量避免伤及该处以免损伤性功能。除了肠管之外，输尿管是唯一越过右髂动脉前方的结构。除了要避免直接损伤输尿管外，还要避免损伤输尿管的血供，须减少大范围牵扯。在腹膜折返处可将乙状结肠肠管向主动脉方向掀开，这样便能暴露出左髂动脉及输尿管。若病变未累及髂动脉，可首先阻断髂动脉，以免瘤腔内血栓脱落导致下肢动脉栓塞。若动脉瘤累及髂动脉，则髂内外动脉必须全部暴露。钳夹时，可将髂动静脉同时钳夹，以避免分离髂动脉时可能造成的血管损伤及大出血。

5.主动脉重建 若动脉瘤并未累及髂动脉，则自腹主动脉分叉处开始分离 2cm 的长度。避免完全分离髂动脉，防止损伤周围静脉。进行主动脉阻断前，应全身肝素化。在瘤颈正常部位使用 Glover 钳阻断主动脉，力度以远端搏动消失为宜。在动脉瘤壁偏右侧纵向切开，避开肠系膜下动脉开口。切口向上延伸至瘤颈中线处后横向左右切开瘤颈的前半部。切口向下延伸至腹主动脉分叉处。取出瘤腔内的血栓并送检。打开瘤腔后，迅速控制腰动脉及滋养动脉出血，使用 5-0 无损伤血管缝合线 8 字缝合（图 2-14）。检查肠系膜下动脉有无反血，如果没有通常即可结扎。髂动脉未受累及，使用直形移植物，以端端方式将主动脉近远端与移植物相吻合，用 3-0 无损伤缝线自后壁中线开始连续缝合。针距不能超过 3mm。若瘤颈完全切断，采用连续外翻缝合，若后壁尚未完全切断，则后壁连续内翻缝合，其余地方连续外翻缝合（图 2-15）。完成打结的部位需位于左前侧，以避开十二指肠。移植物的长度须适度，太长血流再通后会出现扭曲，太短则会存在较大张力。如果动脉瘤累及到髂总动脉（髂总动脉扩张＞2cm），则使用分叉移植物。其主体不宜过长，以防形成扭折影响下肢血供。远端吻合需在扩张的髂总动脉远端进行，远端使用 5-0 无损伤缝线进行连续缝合。原则上尽量保证一侧的髂内动脉血流。若分叉处有扩张而髂内动脉又没有被累及，可先把髂内、髂外动脉端端吻合之后再与移植物端侧吻合。在释放阻断之前，应当进行近远端反血，并与麻醉师沟通，以免血压有大的波动。

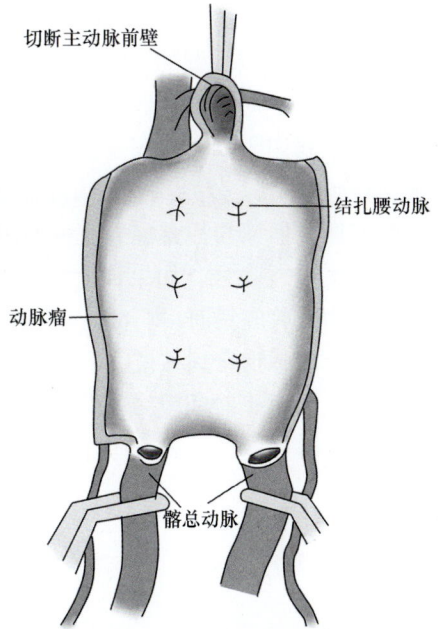

图 2-14　缝扎腰动脉

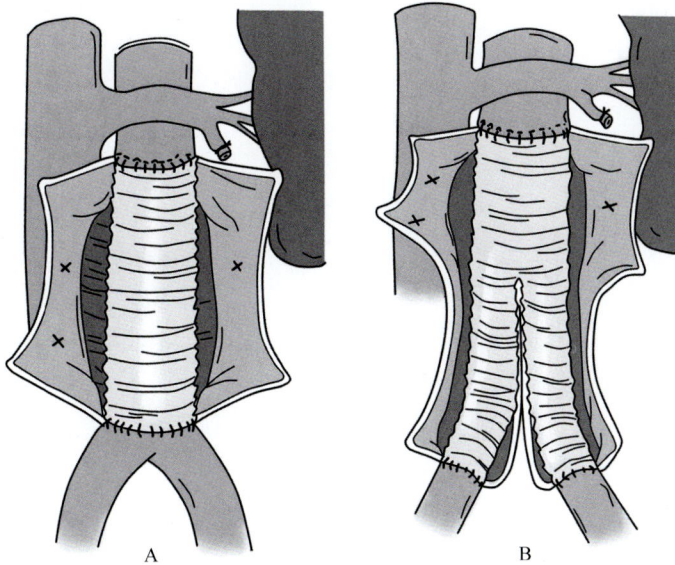

图 2-15　将移植物进行动脉瘤内缝合

A. 直形移植物缝合；B. 分叉形移植物缝合

6. 缝合　在确切止血后，用可吸收缝线在移植物外层连续缝合关闭动脉瘤囊壁。用可吸收缝线关闭后腹膜。将小肠按原位回纳，关腹前注意乙状结肠的血供是否良好。最后逐层关闭腹壁。

7. 肾上主动脉显露　当需要在腹腔干以上的主动脉水平阻断时，需要切断肝胃韧带后方可显露膈肌脚。在少数情况下，肝左叶增大紧贴腹膜后间隙，须切断这一膈肌脚并牵拉后才可显露主动脉。食管可通过触摸到鼻胃管来区分。对这一水平的主动脉环绕阻断带之前，要小心以免撕裂后壁的腰动脉分支。沿主动脉表面向下分离，须小心避免损伤腹腔其他脏器如胰腺等。对于近肾腹主动脉瘤患者，如果肾动脉与肠系膜上动脉之间的距离过小，无法在此区间内阻断，则需要将腹腔内的脏器翻转，以显露出肾上主动脉。我们可以使用左侧旋转肠道组织，左半结肠、结肠脾曲、脾和胰腺都移向中间位置，可显露出肾上腹主动脉。切断左侧膈肌脚可以暴露肾上主动脉到腹腔干水平。进行内脏旋转之后，就可以在肾上主动脉水平进行吻合。如果肾上主动脉有扩张，为了尽可能多地切除瘤样主动脉壁，可将人工移植物修剪成斜面，吻合到包括腹腔干、肠系膜上动脉、右肾动脉的主动脉上。这种情况下，应将左肾动脉吻合到移植物上。肾表面可用冰进行降温，或者用冷肝素溶液以 10U/ml 速度缓慢灌注。对于时间较短的肾缺血，冰是首选，因为其造成的全身低温并发症更少。近端吻合完成后再进行远端的吻合。

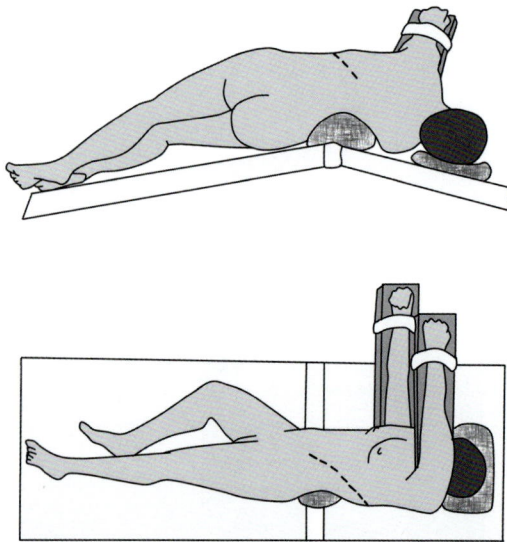

图 2-16 经左侧腹膜后入路时的体位选择

（二）经腹膜后路径修复方式

1. 经左侧腹膜后入路

（1）体位及切口：患者左侧躯体右旋约 45°，右侧卧位，小布袋固定，使手术床轻度凸起，提高肾位置。双臂垂直身体右侧放置并固定。肾下型腹主动脉瘤常选择从脐至第 12 肋范围内的弧形切口，如果需使用分叉型移植物，则切口需延至脐下 2～3cm（图 2-16）。

（2）分离：在主动脉通畅的情况下，我们应该首先控制流出道，防止形成动脉夹层或者血栓脱落。如果需要阻断的是股动脉，那么取常规的腹股沟纵行切口来显露。流出道控制后，给予肝素 30～50U/kg，钳夹腹主动脉。此时应将肾下主动脉分离清楚。左肾静脉的腰支垂直越过主动脉并转向肾动脉，须注意以免伤。

（3）瘤颈准备：通常进入腹膜后间隙的部位在腹直肌后鞘与侧腹壁肌肉的交界处。切断腹直肌前鞘和肌肉组织后，离断腹外斜肌。然后切断腹直肌后鞘与腹外斜肌的连接，随后显露腹膜后间隙。钝性分离腹膜后间隙，充分游离。左侧输尿管周围环绕血管丛。充分游离左侧输尿管。将覆盖左肾的胸腰筋膜切开，暴露汇入左肾静脉的左侧生殖静脉，并在生殖静脉汇入左肾静脉处结扎生殖静脉。如此即可暴露出瘤颈。主动脉分叉处需密切注意阴部神经，以防术后出现性功能障碍。

（4）动脉重建：控制瘤内出血和吻合过程基本同前述。

（5）关闭切口：最后按层次缝合，此时应放平手术台，以减少切口张力。

2. 经右侧腹膜后入路

（1）体位及切口：患者肩左旋 30°～45°，腰抬起同左侧路径。切口从腋前线第 10 或第 11 肋间延伸至同侧腹直肌前鞘。

（2）显露：进入腹膜后间隙后，寻找并进入腹膜与肾筋膜（Gerota 筋膜）之间的间隙，将腹膜囊推向左侧，暴露腹主动脉。分离周围软组织，暴露瘤颈。左肾静脉向上牵拉，必要时可以切断。分离并牵拉下腔静脉，结扎处理小的属支。

（3）动脉重建及关腹过程同经左侧腹膜后路径。

（4）肾上动脉修复：当动脉瘤累及肾动脉水平以上时，皮肤切口可以根据相应主动脉的解剖条件选在第 9、10、11 肋间。若切口超过第 11 肋间，通常会进入胸膜腔。如果切口在第 11 肋间隙，通常能够避开胸膜腔。进入腹膜后间隙后，需暴露肾筋膜。将左肾向中上方牵拉，以暴露后腹膜腔到膈肌水平。切断左侧膈肌脚可以暴露肾上腹主动脉 5 ~ 6cm。从后方汇入左肾静脉的较大的腰静脉应该予以结扎。在近端阻断位置确定后，下方组织的分离方法基本同前。但是需要注意一点，不能向侧方牵拉输尿管，而应该紧贴后腹膜向右侧牵拉。在动脉瘤累及肾上主动脉的情况下，通常在腹腔干动脉的上端进行阻断，移植物成斜面进行吻合，包括右肾动脉、腹腔干、肠系膜上动脉。随后左肾动脉再植到人工血管上。左肾动脉吻合需在左肾限定缺血时间之内。一般肝动脉可阻断 15 分钟，肾动脉可阻断 30 分钟，在低温情况下可以阻断 30 ~ 45 分钟。

五、术后监测与处理

术后患者应送至 ICU，密切监测尿量、心肺功能、凝血指标、胃肠道功能，并在必要的情况下给予辅助呼吸及镇痛治疗。同时需要预防性给予肝素治疗，防止移植物内血栓形成，除非患者有抗凝禁忌证。给予广谱抗生素 5 ~ 7 天。观察腹腔脏器及下肢血供情况，注意有无血栓形成及掉落。术后每 5 年应复查全主动脉 CTA。

089

六、术后常见并发症的预防与处理

（一）早期并发症

1.结肠缺血　是一种后果严重的并发症，虽然并不常见，但是发生之后的死亡率很高（40% ~ 65%），所以要警惕这种并发症的发生。临床表现为腹痛、持续性酸中毒、休克、不成熟白细胞增加、乳酸水平增高、血便等。肠壁全层坏死之后死亡率达到 80% ~ 100%，所以早期诊断该并发症十分很重要。长时间的低血压和损伤重要侧支血管，都会导致乙状结肠缺血。当出现以上症状时，可通过乙状结肠镜进行评估。乙状结肠缺血可分为三度，轻度缺血最常见，仅限于结肠黏膜和黏膜下层。患者可能有腹痛、肠梗阻、血性腹泻，此类缺血需要肠道复苏和排空休息。中度缺血累及肌层，最终可能导致缺血性肠管狭窄。重度为透壁性缺血和结肠梗死，一旦发生需要行肠道切除改变排便通路和人造肛门。最好在肠穿孔、腹部感染、败血症等严重并发症发生之前进行。广谱抗生素应该早期常规使用。

2.下肢缺血　手术结束后，在患者离开手术室前应评估外周动脉搏动情况，以便评估术中是否有瘤壁血栓脱落掉入远端动脉。在近端被阻断期间，灌注减少可能导致动脉血栓的形成。阻断过程中给予充分抗凝、对吻合口进行充分的顺行和逆行冲洗，都会使动脉血栓的发生风险降低。阻断位置须选在正常血管壁以减少粥样硬化性栓塞的发生。当出现了外周动脉栓塞之后，给予抗凝治疗。必要时，再次手术取栓。

3. 脊髓缺血　导致的临床症状多种多样，从短暂轻瘫到永久性迟缓瘫痪都有可能出现。在肾下型主动脉瘤手术后罕见，是不可预测也是难以预防的恶性事件。截瘫的风险和动脉瘤累及的范围和髂内动脉的损伤程度有关。解剖和手术因素也有作用，主要包括：主动脉的阻断时间和阻断位置，脊髓滋养动脉（腰膨大动脉，Adamkiewicz 动脉）的阻断，术中术后突发低血压，动脉粥样硬化性栓塞，以及缺乏充分的侧支循环。若能重建肠系膜下动脉及髂内动脉，会使脊髓缺血的发生率大大下降。同时下列措施也会降低脊髓缺血概率：脑脊液引流减压可以提高脊髓灌注压，同时术后给予纳洛酮、钙离子拮抗剂、激素等药物治疗，在术中使用冰盐水表面冰敷相应节段脊髓。

4. 其他早期并发症　包括如下并发症。出血：术后可能出现吻合口出血或腹腔积血，常与手术技巧有关系。有时需要再次手术处理。肾功能不全：可能与术中阻断时间有关，有的患者需要术后透析来维持。心肌梗死：术前必须改善患者心功能，尽可能降低术后发生心肌梗死的可能性。

（二）远期并发症

1. 切口疝或切口膨出　AAA 患者的结构完整性降低的倾向是毋庸置疑的。腹股沟疝和其他腹壁疝在 AAA 患者中的发生率远高于其他主髂动脉闭塞的患者。因此，AAA 患者术后发生腹股沟疝是较为常见的。有研究表明主动脉重建术后 1 年发生切口疝的概率是56%。身体指数的增加和切口长度的增加与膨出的发生率增加有关。典型的切口疝治疗要用到网状补片以增加原切口强度。对大多数的 RP 膨出患者可以采用支撑性缝合治疗，小部分损伤大或者侧腹壁功能丧失的患者采用网状补片重建侧腹壁的方法。

2. 吻合口动脉瘤　吻合口破裂会导致吻合口假性动脉瘤，术后 3 年主动脉吻合口发生率为 0.2%，髂动脉吻合口发生率为 1.2%，股动脉吻合口发生率为 3%。还有研究表明术后15 年假性动脉瘤的发生率达到了 20%，平均检出时间为 12 年。当破裂风险较大时，可行手术干预。

3. 移植物血栓形成　大约有 2.0% 的患者会出现移植物血栓形成，在没有抗凝禁忌的情况下，应给予抗凝治疗。

4. 移植物感染　1.3% 的患者会出现移植物感染。建议术后常规应用广谱抗生素。

5. 肋间神经痛　可能会严重影响患者的生活质量，少数患者可能需要切除第 12 肋间神经以止痛。

6. 其他远期并发症　包括移植肠侵蚀或肠瘘（1.6%）、动脉粥样硬化斑块栓塞（0.3%）、远期吻合口出血（1.3%）、性功能障碍、乳糜漏。

七、临床效果评价

择期开放手术早期死亡风险差异很大。这与病例来源和研究类型都有一定的关系。回顾众多的研究资料，平均死亡率为 5.5%。早期生存率的决定因素与下列因素成正相关：既往并存疾病状态、高凝、女性、黑色人种和医院缺乏足够的血管外科专业手术培训，与医院医生的数量成反相关。晚期生存率最有力的预测因素就是年龄。初次腹主动脉瘤修复术成功后，动脉瘤相关的因素就不是决定长期生存率的因素了。决定因素主要包括接受手术时的年龄、肾功能不全、合并的心血管疾病。

（金　毕　党一平）

第七节　腹主动脉瘤支架置入术

一、适应证

手术适应证同开放手术。除此之外还需满足特殊的动脉瘤解剖结构：瘤颈长度 > 15mm，瘤颈直径 < 30mm，瘤颈成角 < 50°，瘤颈附壁血栓 < 2mm，髂外动脉直径 > 7mm，髂动脉成角 < 90°，髂总动脉直径 < 18mm。

二、禁忌证

进行腹主动脉瘤腔内治疗的禁忌证主要针对那些动脉瘤解剖要求不符合适应证的患者。近肾或者肾上型腹主动脉瘤，血管直径过小，大范围主动脉壁钙化或者成角过大等。

三、术前准备

除同开放手术的术前准备外，腹主动脉瘤腔内修复术术前需要对患者的解剖特点进行精确的测量。CT 及 CTA 是术前最重要的检查，可以从中获得术前所需的所有解剖学数据。

主动脉瘤颈直径：在肾动脉下 15mm 处测量主动脉瘤颈的直径。人工支架应比瘤颈的直径大 10% ~ 20%，通常为大 3 ~ 4mm。目前 20 ~ 36mm 的支架可以适应 19 ~ 32mm 的瘤颈。必须要严格测量瘤颈的直径，否则 I 型内漏可能性极大。对于锥形瘤颈，支架的尺寸应大于大瘤颈的 10%，小于小瘤颈的 30%，如果不能满足这种要求（瘤颈近端 15mm 范围内直径变化超过 3 ~ 4mm），则人工支架不被建议。

长度测量：在近远端锚定区内准确地测量长度对选择合适的人工血管至关重要。利用轴位横切测量低位肾动脉和腹主动脉分叉处之间的距离是非常准确的，但通常会低估腹主动脉分叉处与髂内动脉之间的距离，特别是在血管严重扭曲的情况下。在髂血管严重扭曲的情况下，需要更长的髂支。

髂支的直径：髂支的直径一般要比最小轴位的髂动脉的直径大 10% ~ 20%。在无扩张性疾病的髂动脉中则可以换算成比血管直径大 1 ~ 3mm。

四、手术要点、难点及对策

1. 麻醉及血管入路　　在所有麻醉方式中，不管是让患者屏住呼吸还是使用呼吸机，都要求能控制患者的呼吸。大多数情况下可选择局部麻醉，也可选择区域阻滞或者全身麻醉。股动脉入路一般通过经皮穿刺或者开放切开暴露。经皮穿刺最大可使用 24F 的导鞘。使用 12～16F 的导鞘时，穿刺点的经皮封堵率达到 95%～99%。当穿刺孔较大时，经皮封堵的失败率可达 5%～10%。所以需要具备急诊外科手术修补的条件。腹股沟韧带以下股动脉分叉处以上 1～2cm 为最佳穿刺点。

2. 放置导丝　　将软 J 导丝放置在胸主动脉近端，通过导管交换硬导丝，这些导丝必须在 DSA 监测下配合导管导入，否则容易使导丝进入弓上分支导致斑块破裂及卒中的风险。硬导丝放置后，尾端固定在手术巾上，以便在整个操作过程中固定。通过股动脉将猪尾巴导管放置在肾动脉上方，通常在 L_1～L_2 之间。

3. 支架主体的输送　　在主体插入前，必须通过 X 线透视对对侧髂支开口或者髂支主体进行适当的调整，可沿轴线适度调整。静止状态下可能并不能带动整个主体，尤其是当髂动脉直径过小或扭曲时，此时可能导致支架扭曲。若髂动脉极度扭曲，主体输送可能会遇到困难。首先可以交换超硬导丝。少数情况下，体外按压主髂动脉段可能会有帮助。最后确认预料之外的闭塞性疾病不会导致这种困难。如果所有的操作都不能奏效，可以考虑使用"双导丝"。经髂动脉放置第二根超硬导丝有助于拉直扭曲部分。

4. 释放支架近端　　当支架主体放置于肾动脉周围及对侧髂支开口位置良好时，调整球管。使用造影剂高压注射器造影，用高流速低容量比，可以在较小造影剂剂量的条件下获得较清晰的造影。双侧肾动脉的显影非常重要。初步释放必须在目标位置上方 1～2cm 处，然后缓慢拖到低位肾动脉以下，使支架放置在低位肾动脉 2mm 以内，从而使支架与瘤颈的重叠区域增多，增加了锚定区，减少了 I A 型内漏的发生。其对降低支架移位的风险有重要的预防作用。在近端锚定区释放完成之后，继续释放主体直到对侧髂支。

5. 副肾动脉的处理　　少数患者具有副肾动脉，这样导致近端锚定区缩小。对于肾功能正常的患者来说，覆盖副肾动脉通常是安全的。若患者有严重的肾功能不全，覆盖副肾动脉会加重对肾的损伤。可选方法包括开窗型支架和开放手术。然而不论哪一种方法，死亡率和并发症的发生风险都很高，需要慎重考虑决定。

6. 插入对侧髂支　　模块型支架的下一步就是插入髂支，而一体化支架则省去了这一步。通常采用逆行插入对侧支开口的方法，可以使用如下方法简化。把对侧髂支预置在合适的位置，方便插入。将对侧髂支释放在中线的偏前方，这样顺应了髂动脉的角度。当一侧髂总动脉比对侧存在更严重的扭曲时，通过更扭曲的一侧放置支架主体可以使对侧髂支相对容易插入。随后通过动脉造影和瘤颈内旋转猪尾巴导管确认。当上述方法不能插入髂支时，可转为通过顺行性方式完成髂支插入。这种方法大多数可以通过肱动脉入路完成。

7. 髂支释放　　当确认对侧髂支已经被插入，髂动脉远端锚定区可以通过髂动脉鞘逆行性造影来完成。将髂动脉延长释放至髂内动脉开口处可以减少近端位移。在没有扭曲的髂动脉并且腹主动脉瘤直径小于 6cm 的患者中，覆盖区必须 ≥2cm。如果患者髂动脉严重扭曲，应避免将支架远端定位于高度弯曲的部位。如果髂支存在打折或狭窄，可以考虑通过球囊积极扩张成形。如果还有严重狭窄残留，可以考虑放置自膨式裸支架。

8. 术后动脉造影　支架释放完成后，需立即行动脉造影来评估支架释放是否满意。可以通过放置在肾动脉附近的猪尾巴导管来完成，可以采用高压注射器注射造影剂，总量 30ml，速度 15ml/s。用 20ml 的注射器抽吸导鞘以增加髂动脉血流。图像收集必须持续至髂动脉造影剂消失后 5 秒，这样可以发现迟发的 Ⅱ 型内漏。造影时需注意以下几点。①确认肾动脉和髂内动脉通畅。理想的近端锚定位置是在低位肾动脉以下 2mm 以内。②评估有无术前未预料到的髂外动脉闭塞性病变。如果存在，需在最后造影前将引导支架释放的硬导丝换成软导丝。硬导丝可能导致扭曲的髂外动脉成 "手风琴样" 改变，造成严重的狭窄假象。退出硬导丝后该现象消失。若确实存在闭塞性病变，应予以治疗。③评估是否存在内漏。

五、术后监测与处理

术后密切监测尿量、心肺功能、凝血指标、胃肠道功能。同时需要预防性给予肝素治疗，防止支架内血栓形成，除非患者有抗凝禁忌证。给予广谱抗生素 5 ~ 7 天。观察腹腔脏器及下肢血供情况，注意有无血栓形成及掉落。出院后需口服氯吡格雷及阿司匹林，术后每年应复查全主动脉 CTA。

六、术后常见并发症的预防与处理

1. 内漏　Ⅰ 型内漏：从覆膜支架末端渗漏至动脉瘤腔内。Ⅱ 型内漏：经腰动脉或者肠系膜下动脉分支逆行渗漏至动脉瘤腔内。Ⅲ 型内漏：经覆膜支架壁的缺陷处漏至动脉瘤腔内。Ⅳ 型内漏：置入覆膜支架 1 个月内覆膜支架壁的弥漫性渗漏。Ⅰ 型和 Ⅲ 型在离开手术室之前就需要立即发现并解决。早期内漏通常是 Ⅰ 型或者 Ⅲ 型，迟发内漏通常为 Ⅱ 型。在近远端瘤腔出现的迟发显影，也要考虑 Ⅰ 型或 Ⅲ 型内漏。主动脉袖套：原发性 Ⅰ 型内漏的治疗取决于支架与低位肾动脉的相互位置关系。如果两者的间距小于 3mm，在锚定区行顺应性球囊扩张。如果间距大于 5mm，在球囊成形术后可以使用血管袖套。裸支架置入：Ⅰ 型内漏持续存在时，置入裸支架可能会解决内漏。因为可以增加覆膜支架的径向张力，以消除 Ⅰ 型内漏。Ⅲ 型内漏在有足够的区域时通常采用球囊成形术来治疗。若重叠区不足，可置入髂支作为补充嫁接。术后在没有发现内漏的情况下可能出现囊内压增高，可能是由于无法检测出的内漏导致（图 2-17）。

2. 肾动脉闭塞　虽然将肾动脉部分或者完全覆盖很少发生，但是发生后需要紧急补救。可以将导丝跨越支架分叉处至对侧股动脉拖出，然后通过导丝拖拽支架远端。或者通过在支架分叉处上方的大顺应性球囊来拖拽支架远端。若无法成功，可在肾动脉放置球扩式支架以保留肾动脉血流。可通过肱动脉入路。或采用解剖外旁路技术。最后的方法是开腹重建肾动脉，这种方法风险较其他方法来讲更大。若术后意外发现肾动脉狭窄，可以分期处理肾动脉狭窄问题。

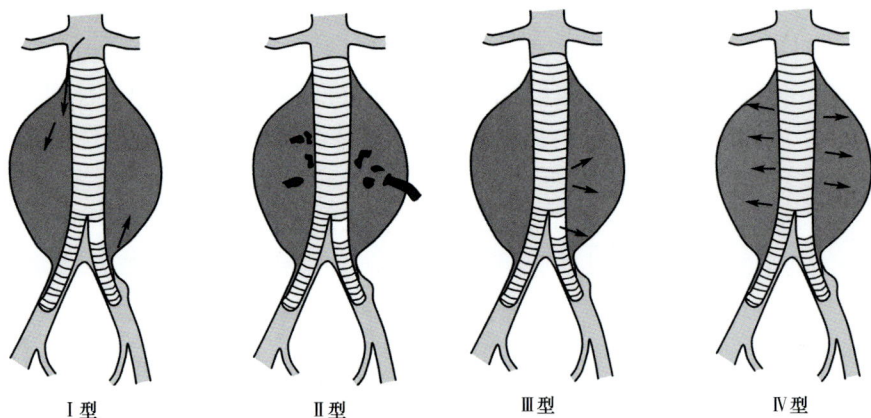

图 2-17　四型内漏的发生机制图示

3. 髂支闭塞　若髂总动脉直径小于 2cm，则为髂支合适的锚定区。若髂动脉直径大于 2cm，则锚定区需延长到髂外动脉，注意不要选择过大的髂支。当延伸至髂外动脉时，如何处理髂内动脉是每一个术者都需要考虑的问题。通常可以选用栓塞髂内动脉，以防止Ⅱ型内漏的发生，也可直接覆盖髂内动脉而不栓塞。虽然存在理论上造成Ⅱ型内漏的风险，但是实际上很少发生。也可以通过几种方法保护髂内动脉的血流。分支型人工血管内支架这种移植物需要特制。或从髂内动脉到同侧髂外动脉放置覆膜支架，对侧使用主单髂支架及股股转流，逆行供血髂内动脉。但由于髂外动脉及髂内动脉成角通常为锐角，所以只有少数患者能够实现。最后可以通过一个从髂外到髂内动脉的短的开放式旁路或者位移转流术。吻合口需在髂外动脉远离起始点 2cm，以获得足够的人工血管内支架锚定区。髂内动脉闭塞最常导致臀肌缺血所致跛行，发病率为 16%～50%。

移植物移位和损坏：直径较大、角度较陡的支架最容易发生移位。治疗方法取决于瘤颈的情况。如果原支架从长而直的瘤颈部下降，置入近心端延长袖套可重建连续性并消除内漏。但是短而无钩的支架并不比原来的覆膜支架更加牢固。

4. 覆膜支架感染　相对开放性手术，腔内支架置入术的风险相对较小。术后感染概率 0.43%。

七、临床效果评价

腹主动脉瘤腔内修复术正在被越来越多地实施，有研究表明，腔内治疗与开放性手术相比，远期死亡率并无明显差异，且围手术期死亡率明显低于开放性手术。对于年龄较大、围手术期风险高、腹主动脉-髂动脉解剖结构适合行腔内修补术时，患者会从修补术中受益更多。

当支架放置后没有出现短期内内漏，且支架没有移位、打折或者狭窄等情况时，可以认为是技术成功。除了技术成功的标志之外，还包括没有出现腔内修复术的并发症及对并发症的再次干预。

目前的研究普遍表明，在大型医学中心腹主动脉瘤修复术术后的死亡率要明显低于缺乏专业血管外科手术培训的医院。所以，血管外科医生的经验和技术水平，也会影响到患者的存活率。

（金　毕　党一平）

第八节　主动脉疾病的杂交手术

主动脉病变尤其是主动脉夹层是极其凶险的疾病，发病急，病情危重，病程短，病死率高，为了挽救患者生命，必须尽快手术治疗。所谓的杂交手术是传统开放式手术和腔内隔绝手术的结合，极大地扩展了腔内隔绝手术的适应范围，既简化了手术方法，又能取得良好的效果。

一、适应证

1. 非主动脉置换式杂交手术　主要是针对夹层逆行累及弓部血管的 DeBakey Ⅲ型主动脉夹层、破口位于主动脉弓且未逆行侵犯升主动脉、冠状动脉的弓部夹层和极少数破口位于升主动脉远端且夹层尚未侵犯升主动脉近端的 DeBakey Ⅰ型夹层。术中先对夹层累及的弓部分支血管头臂干、左颈总、左锁骨下动脉进行不同方法的人工血管旁路重建，再对主动脉进行腔内修复。因不涉及升主动脉的置换，称为非主动脉置换式"杂交"手术。

2. 主动脉置换式杂交手术　如 DeBakey Ⅰ型夹层合并主动脉瓣关闭不全，内膜撕裂口位于升主动脉，夹层累及左、右冠状动脉开口，或头臂血管严重受损的 DeBakey Ⅰ型主动脉夹层、马方综合征合并 DeBakey Ⅰ型主动脉夹层，称为主动脉置换式"杂交"手术。

二、手术要点、难点及对策

1. 非主动脉置换式杂交手术　此类"杂交"手术方法主要包括以下几类：①若撕裂口位于右头臂动脉开口区或其附近，则需开胸行升主动脉 - 左右颈总动脉 - 左锁骨下动脉人工血管旁路，再行主动脉腔内修复术；②若撕裂口位于左颈总动脉开口区，可开胸行升主动脉 - 左颈总动脉 - 左锁骨下动脉 "Y" 形人工血管旁路术，或经颈部切口左 - 右颈总动脉及左颈总动脉 - 左锁骨下动脉人工血管旁路术，再行腔内隔绝术；③若撕裂口位于左锁骨下动脉开口区或其附近，则先行左颈总动脉 - 左锁骨下动脉人工血管旁路。上述情况若右椎动脉及基底动脉环血供代偿良好，则可不必重建而直接封闭左锁骨下动脉（图 2-18）。

2. 主动脉置换式杂交手术　主要方法为在常温体外循环下行升主动脉人工血管置换，并使用人工血管重建升主动脉 - 弓部分支血管旁路，再行腔内隔绝治疗。对于"支架象鼻"手术，深低温停循环的目的仅仅在于向降主动脉内置入带膜支架系统，如果能避免深低温停循环，术后各脏器系统并发症将会显著减少。本"杂交"手术中升主动脉血管吻合技术是人工血管置换成功与否的关键，吻合时为增加血管吻合的强度，可于夹层内、外垫衬毛毡条进行吻合，同时保证血管吻合在相对牢固的血管组织上。为便于其后用介入方法置入覆膜支架，要保证弓部吻合口足够大，注意将升主动脉远端修剪成由右至左的斜面，选择合适口径的人工血管，以避免吻合口狭窄。完成升主动脉置换和升主动脉-弓部分支血管人工血管旁路重建后，再行主动脉弓-降主动脉腔内隔绝治疗。腔内隔绝治疗通常在 DSA 下完成，经股动脉逆行径路置入覆膜支架，覆膜支架近端裸区置于升主动脉远端吻合口，隔绝部位需包含主动脉弓（以封闭弓部血管开口）和降主动脉起始部。经逆行径路腔内隔绝时，应特别注意避免超硬导丝置入机械瓣内，防止影响机械瓣膜启闭引起急性左心衰竭。

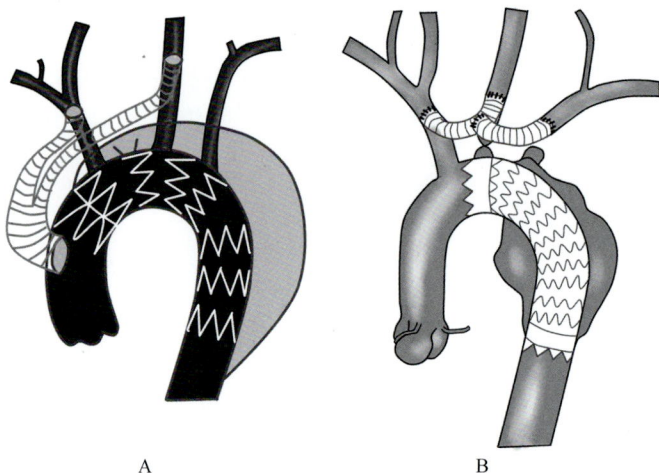

图 2-18　非主动脉置换式杂交手术

A. 升主动脉-左右颈总动脉-左锁骨下动脉人工血管旁路，主动脉腔内修复术；B. 左-右颈总动脉及左颈
总动脉-左锁骨下动脉人工血管旁路术，主动脉腔内隔绝术

三、术后常见并发症的预防与处理

旁路手术设计越复杂，解剖区域范围越大、吻合口越多，相关并发症越高。因此，力求以简洁的方案解决复杂的问题。颈部血管旁路手术并发症包括吻合口出血、脑缺血、神经损伤（迷走神经、副神经、舌下神经、舌咽神经和颈部交感神经丛）、胸导管损伤、静脉损伤引起的血肿、脑梗死、舌咽及膈肌感觉或运动障碍、霍纳综合征、乳糜漏、静脉血栓等。晚期并发症包括切口感染、移植物感染、吻合口狭窄和移植物闭塞等。旁路手术完成后，接受旁路手术的头臂动脉近端应予以结扎，防止反流性内漏。

腔内修复术相关并发症主要包括内漏、截瘫、移植物移位等。主动脉夹层患者动脉内膜广泛撕裂，支架型血管覆盖跨度大，术后发生 II 型内漏的可能性较高。目前，对于 II 型内漏尚无有效的处理方法。瘤体隔绝后压力减小，血栓逐渐形成，内漏便会消失，故可随访观察。影响脊髓功能障碍程度的因素很多，最重要的是动脉瘤的长度。手术应尽量保留肋间和腰动脉，特别是根大动脉；但术中对肋间动脉和腰动脉的损伤是无法绝对避免的。如果受损动脉的脊髓供血区域存在侧支循环，就可能不发生截瘫并发症。

（金　毕　王　剑）

第三章 髂动脉手术

第一节 髂动脉瘤切除术

动脉瘤是最常见的引发致残和致死的血管疾病之一。动脉瘤有多种形态、大小及位置，血管外科协会审计报告特别委员会（the Ad Hoc Committee on Reporting Standards of the Society for Vascular Surgery）定义动脉瘤为"动脉血管直径超过正常动脉管径 50% 时的永久性扩张"。髂内动脉平均直径约为 0.54cm；髂外动脉平均直径为 0.5 ~ 0.9cm；髂动脉动脉直径在性别之间差异较大，女性为 0.97 ~ 1.02cm，男性为 1.17 ~ 1.23cm。髂动脉瘤（iliac aneurysm，IA）是指病变发生在髂总动脉、髂内动脉及髂外动脉的动脉瘤，临床上髂动脉瘤多与腹主动脉瘤同时发生（图 3-1）。孤立性髂动脉瘤（isolated iliac aneurysm，IIA）是指不伴有腹主动脉瘤的髂动脉瘤，临床上少见，在所有主 - 髂动脉瘤中，仅 0.6% 为单独发生的髂动脉瘤。病变通常主要累及髂总动脉，髂内动脉瘤存在而不伴有髂总动脉瘤的情况很少，髂外动脉瘤极少发生。

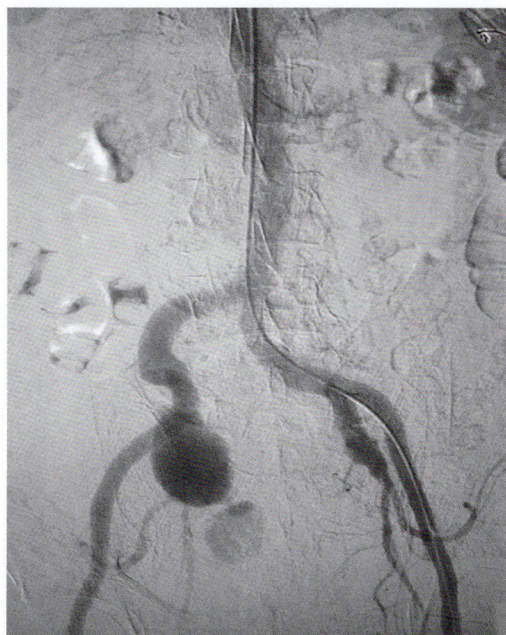

图 3-1 CTA 显示髂动脉瘤

髂动脉瘤的治疗方法主要包括外科手术治疗及腔内血管治疗等。

1. 积极修复干预的适应证　创伤性假性动脉瘤；感染性髂动脉瘤；直径为 4 ~ 4.9cm 的髂动脉瘤应择期行修复术；直径大于 5cm 的髂动脉瘤应尽快采取修复术；一切有症状的髂动脉瘤。

2. 积极修复干预的禁忌证　完全理解病情的患者及家属不愿手术；预期寿命不足 2 年；外科医师或研究中心的手术结果较疾病自然病程的结局差；严重并发症使手术风险超过髂动脉瘤自然病程的风险。

手术原则：动脉瘤切除术 + 自体大隐静脉或人工血管移植，重建远端血流通道（图 3-2）。

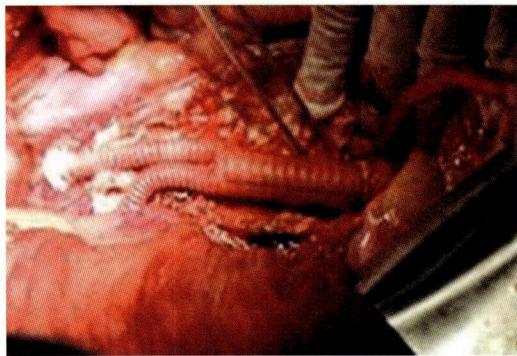

图 3-2 动脉瘤切除术 + 人工血管移植

一、适应证

确诊的髂动脉瘤，直径超过 3cm。

二、禁忌证

1. 近期有心绞痛或心肌梗死病史。
2. 局部及全身有严重感染，应控制感染后酌情考虑手术。

三、手术要点、难点及对策

手术入路包括经腹入路及腹膜后入路。髂动脉瘤同时伴有腹主动脉瘤者，可与腹主动脉瘤一起切除，用分叉型人工血管进行移植，单独发生的髂动脉瘤则施行动脉瘤切除术 + 人工血管移植。孤立性髂总动脉瘤和髂外动脉瘤处理相对容易，而髂内动脉瘤位于盆腔深部，易于周围脏器粘连，而且髂内动脉盆腔分支较多，手术较复杂。对于两侧髂内动脉瘤，应至少重建一侧血运，以保证盆腔血供。

四、术后监测与处理

髂动脉移植在盆腔缘，不易受体位影响，术后可以早期活动。但需严密观察下肢血供情况。术后应用抗生素，静脉滴注低分子右旋糖酐，口服双嘧达莫、阿司匹林预防血栓形成。定期复查，术后 3 个月复查，如果没有特殊情况，术后 5 年进行 CT 检查，确定有无动脉瘤复发和假性动脉瘤。

五、术后并发症的预防与处理

1. 出血　这一并发症是可以避免的，术中选择适当的吻合部位、注意细节和手术完毕前仔细止血。
2. 松钳性低血压　是髂动脉瘤开放手术的常见意外，上钳时缺血所致反应性远端血管扩张引起的轻微低血容量可以引起严重的低血压。预防很重要，要求松钳之前外科医师和麻醉医师相互密切配合。
3. 肢体缺血　偶见并发症。松钳后松脱的血栓被冲到下肢远端的结果。只要在重建下肢血流前充分冲洗去除松脱物质，就可以避免此并发症。
4. 肠缺血　通常与髂内动脉栓塞或闭塞有关。松钳之前去除所有松脱组织碎片，并且在髂动脉瘤修复术完成时确保至少一侧髂内动脉灌注就可以避免。
5. 输尿管损伤　偶有发生，由于髂动脉分叉和输尿管之间密切的解剖关系所致。彻底了解此区域的解剖学知识，仔细识别、分离并保存输尿管对避免此并发症至关重要。

6.肾衰竭 罕见并发症，由于输尿管损伤、低血压或者腹主动脉和髂动脉瘤修复术中肾动脉损伤引起。

7.偏瘫 是一种非常罕见的并发症，发生在脊髓动脉血供解剖变异和髂内动脉闭塞的情况下。

8.勃起功能不全 是中断跨越远端主动脉和髂总动脉神经的手术并发症。但是，近期文献认为多数主动脉和髂动脉瘤患者在修复术前就有勃起功能不全。动脉瘤修复术对勃起功能不全再次出现的作用机制仍不清楚。因此，髂动脉瘤开放手术中应该仔细分离保存神经。这可以通过从右向左分离主动脉和髂动脉来完成。

（润晓勤 李海涛）

第二节 髂动脉瘤腔内血管修复

近年来，血管腔内技术发展迅速，并已经应用于髂动脉瘤的治疗。应用覆膜支架治疗髂动脉瘤创伤小，恢复快，已经应用于越来越多的患者。支架覆盖髂内动脉者应栓塞髂内动脉，以防止内漏发生。远期疗效有待于更多的前瞻性研究（图3-3）。

099

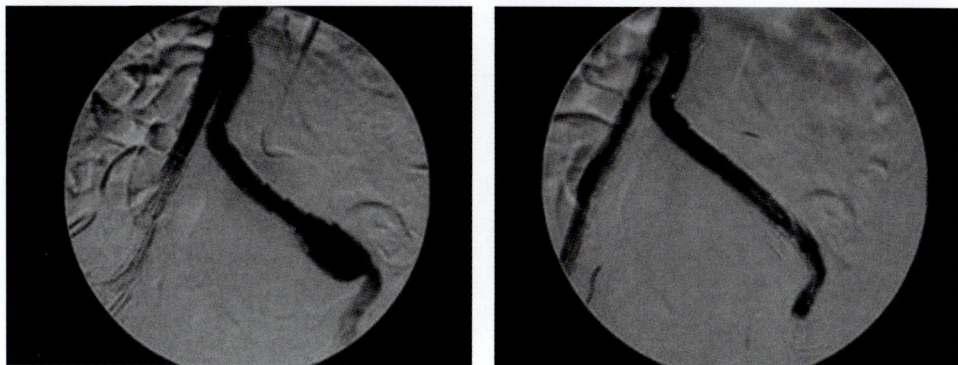

图 3-3 髂动脉瘤腔内血管修复

一、治疗方法

1. 单侧髂总动脉瘤腔内覆膜支架隔绝微创治疗 覆膜支架的位置是其近心端固定于腹主动脉分叉处，远心端固定于髂总动脉，但是：①合并有髂内动脉瘤状扩张时应同时栓塞髂内动脉瘤；②合并有腹主动脉瘤或髂动脉瘤无瘤颈时，覆膜支架近心端固定于腹主动脉或腹主动脉瘤颈近心端处，栓塞对侧髂内动脉并结扎对侧髂外动脉；同时行股-股人工血管转流术，建立对侧被覆膜支架隔绝的肢体血管的血流。

2. 单侧髂内动脉瘤腔内覆膜支架隔绝微创治疗　覆膜支架的位置要求其近心端固定于髂总动脉，远心端固定于髂外动脉，同时栓塞髂内动脉分支。

3. 双侧髂动脉瘤腔内微创治疗　可参照单侧髂动脉瘤的治疗方法进行双侧髂动脉瘤介入微创修复，也可按腹主动脉瘤腔内双腿覆膜支架腔内隔绝微创方法进行双侧髂内动脉瘤的修复。

二、术后监测与处理

血管腔内覆膜支架置入后瘤腔的血流反流或内瘘应引起注意，尽管目前的血管外科医生已拥有成熟的介入技术和良好的介入材料，但一旦出现以上情况应及时并积极处理。严密观察下肢动脉血运情况，诸如肢体疼痛、足背动脉、胫后动脉，以及皮肤颜色、皮温等症状体征。抗凝和祛聚药物治疗中应观察凝血情况。患者应于术后 3 个月、6 个月和 12 个月随访 CT。如果没有内漏和移植物移位的证据，随访计划可以量身定制，但是 CT 检查次数通常不应少于每 12 个月一次。

三、术后并发症的预防与处理

髂动脉瘤腔内修复术常见并发症是内漏、动脉损伤、覆膜后出血、肾衰竭、肢体缺血、手术失败和偏瘫。

动脉损伤并发症可以发生在入路动脉或者髂动脉瘤修复部位。入路动脉损伤通常累及作为入路的股动脉，并且引起覆膜后出血、假性动脉瘤形成和动静脉瘘形成。通过下列措施可以避免上述并发症：穿刺腹股沟以下股动脉、仔细地将穿刺针置入股动脉、推出导管鞘后直接加压或使用血管闭合器使穿刺点充分止血。髂动脉瘤修复部位的动脉损伤包括动脉破裂和夹层。两者都可以通过以下措施避免：仔细地置入导丝，在放置支架型人工血管时要小心不过度扩张血管成形球囊，在球囊扩张时避免直接损伤远端动脉。腹膜后出血是潜在的致命损伤，与高位穿刺股动脉（进入高于腹股沟韧带的髂外动脉，直接压迫困难）或者推出导管鞘后止血不充分有关。细致的动脉穿刺技术和仔细止血可以避免此并发症。肾衰竭是髂动脉瘤腔内修复术可以避免的并发症。需要注意的是肾动脉栓塞和造影剂中毒。此并发症可以通过邻近肾动脉处仔细的导管操作和尽量少用造影剂来避免。当术前患者有轻度至中度的肾衰竭时，可以在导管造影时用二氧化碳和钆喷酸葡胺作造影剂，以及包括乙酰半胱氨酸和水化的术前准备，将进一步的肾损害降至最低。肢体缺血是动脉瘤修复术中下肢动脉栓塞或动脉闭塞的结果。此并发症可以通过术中应用肝素、动脉穿刺和球囊扩张时仔细操作，以及准确的支架型人工血管释放来避免。手术失败多数是糟糕的手术技术和患者选择的结果。这种本可以避免的并发症需要中转开放手术来挽救。偏瘫罕见，但是可以见于动脉瘤腔内修复术的报道。

四、问题与展望

单纯髂总动脉瘤和髂外动脉瘤的处理相对容易。而髂内动脉瘤合并有肠瘘、动 - 静脉瘘等情况的髂动脉瘤的处理需引起充分重视。髂内动脉瘤位于盆腔深部，易于与周围脏器粘连，且髂内动脉盆腔分支较多，单纯瘤体近端结扎效果不确切，Sacks 等报道了单纯瘤体近端结扎后发生破裂的病例，说明瘤体远端及分支的处理很重要，应尽量在瘤外结扎髂内动脉分支，再切开瘤体，从瘤腔内确切缝扎反流的分支。对于双侧髂内动脉瘤，即使肠系膜下动脉通畅，结扎双侧髂内动脉发生结肠缺血和臀肌缺血的可能性仍然很大，故应至少重建一侧髂内动脉血运。此外，如双侧髂总动脉瘤切除时，也需注意至少重建一侧髂内动脉。

如合并髂动脉 - 髂静脉（下腔静脉）瘘时，在瘤体近、远端阻断后，切开动脉瘤，从瘤腔内侧将动脉瘤与静脉交通部直接缝合闭锁，然后切除瘤体。如合并肠瘘，特别是结肠瘘时，应行近端结肠造瘘，将瘤体及污染组织尽量切除，充分冲洗、引流后，根据情况行非解剖途径的血运重建术。

对于破裂性髂动脉瘤，在根据剧烈腹痛、休克及床旁 B 超等检查迅速诊断后，紧急术前准备，急诊手术治疗。开腹后应迅速控制腹主动脉，确认瘤体后，注意沿瘤体前面向远端游离，特别小心因髂动脉瘤长期压迫和侵蚀，可能与后方髂静脉紧密粘连，极易损伤，增加死亡风险。另一个容易损伤的器官就是输尿管。此外，在破裂性髂动脉瘤的抢救手术中，以抢救生命为首要原则，如同时合并髂内动脉瘤，可根据情况行缝扎旷置术，不需要勉强切除，可待二期处理。

腔内修复治疗（endovascular repair，EVAR）是近些年来发展非常迅速的一项技术，即利用介入操作技术，将带有内支撑的人工血管沿导管置入髂动脉瘤内，并固定于瘤体的远近端，使血流经过人工血管流向远端，隔绝血流不再冲击瘤腔，从而达到防止破裂的目的。条件是必须在瘤体两端有足够的正常髂动脉，用于固定内支撑人工血管。对于髂总动脉瘤进行腔内修复治疗时，必须先行髂内动脉封堵，否则可因髂内动脉反流导致内漏等并发症甚至瘤体破裂。

近来，已有应用髂内修复术成功治疗 IIA 的中期治疗报告，效果也很好，国内也有报道。Sanche 等报道 40 例 IIA 的腔内修复治疗结果表明，腔内修复术的成功率为 100%，4 年的一期通畅率为 94.5%；而在 Scheinert 等的 48 例 IIA 的腔内修复治疗报道中，腔内修复成功率为 97.9%，一期通畅率 1 年为 100%，3 年为 94.9%，4 年为 87.6%。但对于双侧 IIA，已有报道表明，腔内修复术可能因遮蔽双侧髂内动脉导致盆腔脏器缺血，出现臀肌疼痛和阳痿等症状。因此，腔内修复术可作为一种治疗的选择，适合于有高位手术风险且具有合适解剖条件的患者。

（润晓勤　李海涛）

第三节　髂动脉 PTA+ 支架手术

髂动脉闭塞症按照 2000 年 TASC 的分类法可分成四种类型。第一型：位于单侧或双侧髂总动脉或髂外动脉，长度 < 3cm 的单个狭窄段。第二型：位于髂总和髂外动脉，不累及股总动脉，长度 3 ~ 10cm 的单个狭窄段；位于髂总和（或）髂外动脉，不累及股总动脉，2 个长度 < 5cm 的狭窄段；单侧髂总动脉闭塞。第三型：位于双侧髂总和（或）髂外动脉，不累及股总动脉，长度 5 ~ 10cm 的狭窄段；单侧髂外动脉闭塞，不累及股总动脉；单侧髂

外动脉闭塞，并累及股总动脉；双侧髂总动脉闭塞。第四型：单侧髂总、髂外和股总动脉，多发长度＞10cm的狭窄段；单侧髂总和髂外动脉闭塞；双侧髂外动脉闭塞；包括腹主动脉和双侧髂动脉广泛病变者；髂动脉狭窄，伴有腹主动脉瘤，或者有腹主动脉瘤和髂动脉其他病变需一并手术者。随着介入技术的广泛开展，前三型均可尝试PTA+支架治疗（图3-4）。

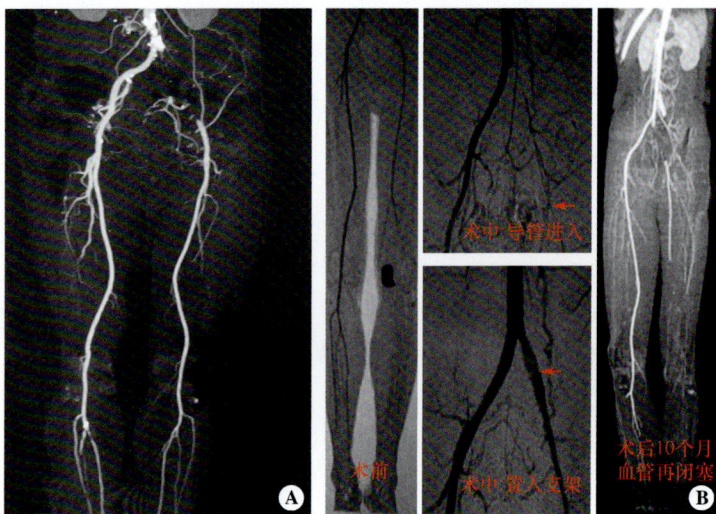

图 3-4 髂动脉 PTA+ 支架手术

A. 术前 CTA 检查；B. 术后造影

（润晓勤　尤　云）

第四节　主-髂动脉旁路术

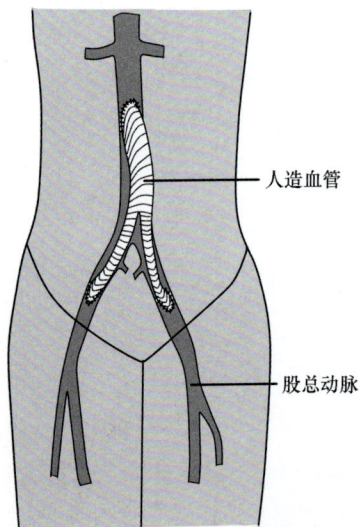

图 3-5 主-髂动脉旁路术

主髂动脉闭塞性病变的标准术式为人工血管的旁路移植，包括主-髂、主-股动脉转流、腋-股动脉转流及股-股转流术。其中主-股动脉和股-股动脉旁路重建最常见，主要是因为股动脉显露较为方便，血管吻合也方便。

主髂动脉旁路手术的要点在于吻合口的方式及移植物的选择。主动脉近端的血管吻合可用端端吻合和端侧吻合。一般端端吻合用于有瘤样病变或腹主动脉闭塞已累及肾动脉水平的患者。特殊情况下可做端侧吻合，如需要保存肠系膜下动脉等情况。远端的吻合一般都采取端侧吻合（图3-5）。

选择移植物的口径也很重要，如果移植物口径大于流出道的管腔，那么血流在移植物内就会缓慢，血栓形成的风险增大。

　　手术的常见并发症主要包括术后出血及近远期移植物闭塞和假性动脉瘤。出血的主要原因是关闭伤口时止血不彻底、血管吻合不细致及抗凝血药物过量使用等。近期的移植物闭塞常见原因有吻合时操作不当和移植物扭曲等；移植物远期闭塞较为常见，5 年发生率高达 5% ~ 10%，条件允许的情况下可以尝试取栓或重做转流。发生假性动脉瘤的主要原因是吻合时未能全层缝合、吻合口张力过高及感染等情况引起，发生率为 3% ~ 5%，常需要切除病变部位再做重建。另外移植物感染、性功能不全、腹主动脉肠瘘均见报道，但发生率不高。

（润晓勤　尤　云）

第四章　内脏动脉手术

急性肠系膜上动脉缺血是指多种原因导致肠系膜上动脉急性供血不足，从而引起肠壁营养障碍的一种综合征，临床处理较难，是一种病死率非常高的疾病。根据其病因，主要分为肠系膜上动脉栓塞、肠系膜上动脉血栓形成和肠系膜上动脉痉挛（非阻塞性肠系膜上动脉缺血）。肠系膜上动脉栓塞的栓子来源主要是：①心脏，如心房颤动、心肌梗死、风湿性心脏病、瓣膜置换或者房室间隔缺损修补术后形成的血栓或赘生物脱落；②肺脓肿或者脓毒血症的带菌栓子；③动脉粥样硬化斑块脱落或者动脉瘤内血栓脱落；④手术中来自内脏或其他部位的栓子。肠系膜上动脉血栓大多在动脉已有病变的基础上形成，如动脉粥样硬化、动脉内膜炎、动脉留、结节性动脉周围炎；血栓形成在肠系膜上动脉近端，肠缺血范围较栓塞广泛。早期诊断，积极手术治疗恢复血流再灌注是成功抢救的关键。急性动脉栓塞导致肠系膜动脉远端缺血多采用 Fogarty 球囊导管取栓术。动脉粥样硬化导致肠系膜上动脉起始段闭塞，单纯取栓达不到治疗目的，需行血管重建术，在取栓手术的同时有时还需要行肠系膜上动脉旁路移植术，重建肠管的血运。

第一节　肠系膜上动脉切开取栓术

一、适应证

一经确定诊断应立即积极准备手术治疗，早期手术是关键，早期诊断标准如下。

1. 突然持续性剧烈腹痛，伴有不同程度休克。

2. 有栓子来源的相关证据　器质性心脏病（心律失常，二尖瓣、主动脉瓣功能不全，心肌梗死，有心脏手术病史），胸主动脉瘤伴血栓形成等。

3. 患者临床症状与腹部体征不一致。

4. 实验室检查白细胞 $> 20 \times 10^9/L$。

5. 强烈的胃肠道排空症状如恶心、呕吐而后伴有便血，肠道刺激症状和（或）腹膜刺激症状。

6. 选择性肠系膜上动脉造影明确肠系膜上动脉内有栓子存在。

7. 若出现明显腹膜刺激症状，难以纠正的低血容量性休克和酸碱失衡（代谢性酸中毒），患者生命体征不稳定，说明已存在肠坏死，应在积极抗休克治疗的同时进行手术。

二、禁忌证

除非患者绝对不能耐受手术，否则均应积极手术。

三、术前准备

1. 留置胃管持续胃肠减压，减轻腹胀并记录胃液量，供补液时参考。

2. 留置尿管观察尿量，监测肾功能及电解质指标变化。

3. 如伴有心房颤动，提示可能有心源性血栓栓塞可能，注意控制患者心率，稳定血压。

4. 积极支持治疗，等渗盐水、胶体溶液纠正水、电解质和酸碱平衡紊乱及低血压等，静脉补充液体要充足，检测尿量、尿液颜色、尿液比重，必要时行中心静脉置管检测中心静脉压力。

5. 密切观察患者生命体征及腹部体征变化如体温、脉搏、血氧饱和度、腹膜刺激征表现、肠鸣音听诊，必要时可行诊断性腹腔穿刺。

6. 监测血常规、凝血功能、肝功能指标变化。

7. 确诊后应给予全身抗凝、溶栓、祛聚及扩血管药物治疗，防治继发血栓进一步形成并向远心段进展，解除动脉痉挛。

8. 静脉应用广谱抗生素预防和控制感染；适当应用镇痛药物。

9. 患者伴有严重心肺功能障碍、肝肾功能障碍时，术前应详细评估、严密监测，积极治疗，同时避免使用进一步加重损伤的药物。

10. 肠系膜上动脉造影是诊断的金标准，但有可能延误治疗，需要慎重考虑，若拟行肠系膜上动脉置管溶栓术，则考虑同时进行；在造影结束退出导管前可考虑注入罂粟碱等药物以扩张肠系膜上动脉，改善肠缺血，降低肠切除率或减少切除范围，但如果患者已经出现休克则慎用，以免造成血压进一步下降。

四、麻醉

气管插管全身麻醉，术中行心电、中心静脉压、动脉压及血氧饱和度监测。

五、手术过程

1. 体位及切口　患者取平卧位，手术消毒区域应从乳头至膝关节，以备可能取自体大隐静脉做血管移植材料。前正中切口，从剑突到耻骨联合上缘，充分显露腹腔。必要时可行双侧肋缘下斜切口，充分显露胃到直肠乙状结肠的消化道全程（图4-1）。

2. 腹腔探查　注意有无腹腔积液，了解其性状如颜色，是否清亮，有无异味及总量；明

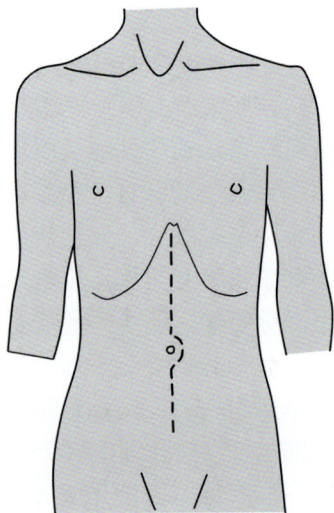

图4-1　手术切口

105

确肠系膜上动脉缺血的病因和范围，充分评估肠管活力，观察肠管的颜色、蠕动和有无坏死，尤其对术前未行肠系膜上动脉造影的患者（图4-2）。肠系膜上动脉血栓形成的患者，血管闭塞通常起始于肠系膜上动脉的起始段，肠系膜上动脉全程缺血，从Treitz韧带至横结肠中段的肠管均缺血；血栓栓塞通常发生在动脉分叉处，其近段的血管和相应的肠管不受累及，常表现为远端空肠和回肠缺血，需仔细检查空肠、回肠、阑尾至结肠脾曲。快速探查肠管后检查肠系膜上动脉及其分支血管搏动情况。由于在急性缺血的情况下，部分发生不可逆性坏死肠管的颜色可能正常，而严重缺血的肠管在血管重建后可能恢复活力，故除非肠管明显坏死、穿孔、肠道内容物流出，需要立即行肠管切除术，一般而言，应先重建肠系膜上动脉，恢复肠管血流。术中可使用利多卡因行肠管根部封闭，以利于促进肠管血供的恢复。

3. 肠系膜上动脉的显露（图4-3）　向上提起大网膜和横结肠，向左下方下牵拉小肠及其系膜，显露系膜根部，在小肠系膜根部附近肠系膜血管周围纵行切开系膜，小心分离肠系膜上静脉或者沿其分支向近段解剖其主干。肠系膜上动脉位于伴行静脉的左侧或后方，Treitz韧带的内侧。

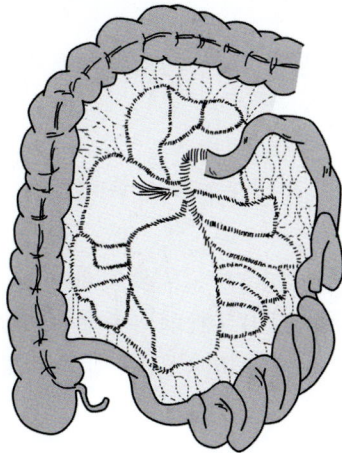

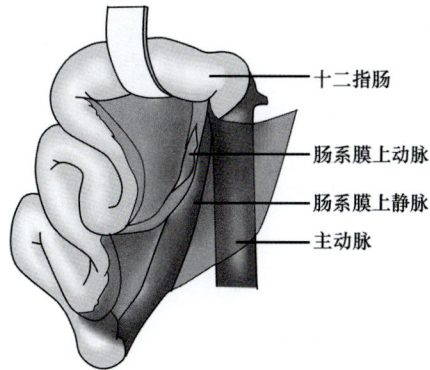

图4-2　肠系膜上动脉供血范围　　　　图4-3　肠系膜上动脉显露

自肠系膜上动脉根部向其远端，用双合诊法触及肠系膜上动脉的搏动。如为动脉栓塞，常可在搏动消失处触及质地较硬的栓子，并在肠系膜上动脉分叉内观察到继发性血栓。游离肠系膜上动脉直至栓塞远近端各2cm，绕以血管牵引带，然后游离出结肠中动脉和肠系膜上动脉空肠支，分别绕以血管牵引带，给予全身肝素化（静脉注射肝素0.5mg/kg）后，阻断肠系膜上动脉及其侧支的血流（图4-4）。在栓塞处或稍下方横行或者纵行切开肠系膜上动脉前壁，轻轻挤出或者血管钳取出血栓（图4-5）。

4. 取栓后血流不畅　3F或4F Fogarty取栓导管适合于近端血管取栓；远端血管较小，应采用2F或3F Fogarty取栓导管；远端的栓子或血栓也可用挤压或配合取栓导管将其取出。近端栓子在松开近端阻断，稍加外力挤压后，一般可被血流冲出（图4-6）。

5. 其他　当松开近远端的无损伤血管钳或阻断带后，近心段有搏动性喷血，远端有逆向血流，表明血栓完全取出。向肠系膜上动脉近心端和远心端分别注入肝素盐水（10U/ml）20～40ml，用5-0血管缝线缝合血管，横行切口可直接缝合，纵行切口需行静脉补片血管成形术，不可直接缝合，以免发生血管狭窄（图4-7）。

106

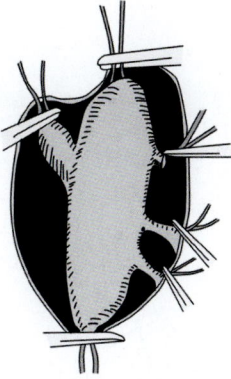

图 4-4　肠系膜上动脉的控制

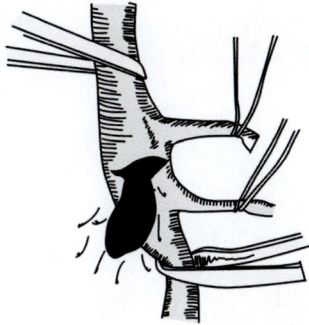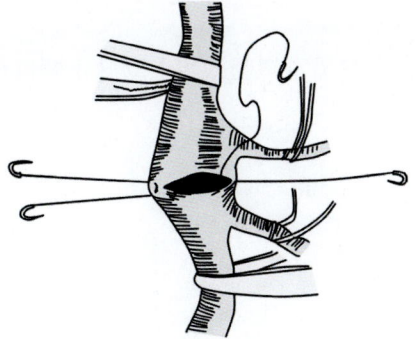

图 4-5　肠系膜上动脉切开取栓

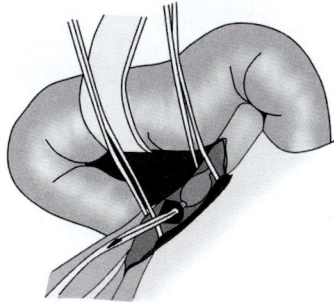

A

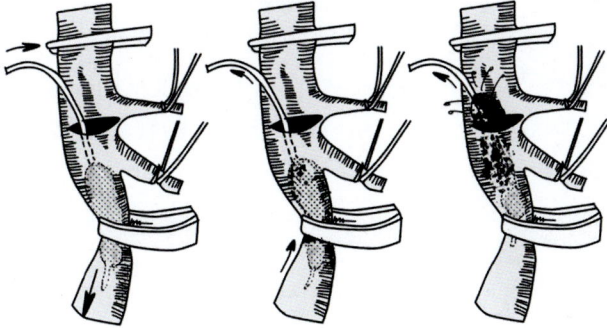

B

图 4-6　肠系膜上动脉导管取栓

A. 3F/4F Fogarty 取栓导管近端取栓；B. 2F/3F Fogarty 取栓导管远端取栓

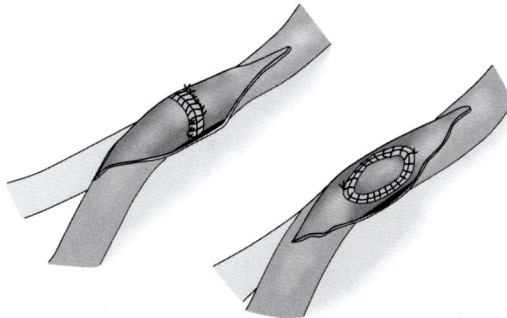

图 4-7　肠系膜上动脉取栓术后缝合方法示意图

六、手术要点、难点及对策

1. 需了解肠系膜上动脉主要供血区肠管（图4-8） 空肠、回肠、阑尾至结肠脾区。

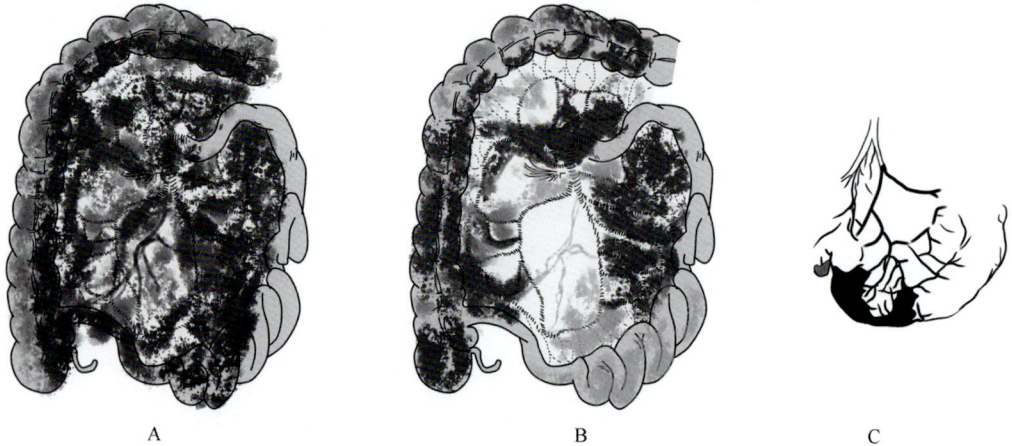

A   B   C

图4-8 肠系膜上动脉血栓形成和栓塞肠管发生坏死范围

A.肠系膜上动脉血栓形成；B.肠系膜上动脉栓塞；C.肠系膜边缘动脉栓塞

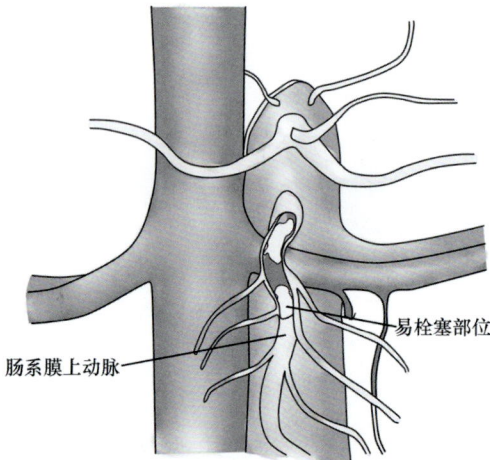

图4-9 肠系膜上动脉栓塞好发部位

2. 栓塞好发部位 动脉分叉处，结肠中动脉起始处（图4-9）。

3. 观察肠管的颜色、蠕动情况及有无坏疽

（1）轻度早期肠缺血：肠管颜色可能正常或者苍白，肠管呈收缩状态，与邻近正常肠管有分界。

（2）进展期：肠壁发蓝、水肿。

（3）后期：肠管麻痹扩张，肠管肥厚以致坏疽肠管呈紫黑色，肠管张力高，蠕动消失，对机械性或热刺激无明显反应。

4. 肠系膜上动脉显露 向上提起横结肠，湿盐水纱布提起小肠向左下旁开，显露系膜根部，在胰腺下方扪及肠系膜上动脉，条索状无搏动，证明已栓塞，在系膜根部纵行或横行切开后腹膜，显露肠系膜上动脉，游离肠系膜上动脉直至栓塞近远端各2cm。

5. 取栓的过程中要非常慎重，特别在将取栓导管插入远端血管小分支时，要避免损伤血管导致的大出血。为避免损伤血管，在行小血管取栓时，手术者可以将手置于肠系膜的一侧配合取栓导管将血栓挤出血管。

6. 血管吻合 5-0或者6-0血管缝合线横行缝合，避免血管狭窄；纵行切口需行静脉补片血管成形术。

7. 对于病情较重或者肥胖者，可采用肠系膜上动脉远端切开取栓：向上翻起盲肠，分离显露回结肠动脉长度约3cm，直径达3～4mm，两端上阻断带，在其之间做1cm纵行切

口，3F Fogarty 取栓导管向上插入近心端至腹主动脉，取出肠系膜动脉内的血栓，切开动脉远端的血栓可轻轻挤出。如果肠系膜上动脉分支内血栓不容易取出时，可在取栓后游离右髂总动脉 3 ~ 4cm，阻断后纵行切开 1cm，与回结肠动脉行侧侧吻合。

8. 恢复血运后肠管恢复情况判断　有生命力的肠管对机械性或热刺激有反应，没有浆膜下出血，颜色红润，动脉搏动有力；对肠壁颜色和搏动有好转但尚未完全恢复者，肠管存活有疑问，可旷置于腹腔外关闭腹部切口，给予抗凝及扩管治疗 12 ~ 24 小时，予以观察，如肠壁颜色和动脉搏动恢复正常，肠管确定存活，可还纳于腹腔，否则果断切除。

9. 原位取栓（肠系膜上动脉直接取栓如图 4-10 所示）

（1）优点：处理中段病例容易，远期再狭窄率低。

（2）缺点：处理近端需阻断主动脉，创伤大，术中及术后发生肾衰竭可能性增大。

10. 经腹主动脉取栓及内膜剥脱（图 4-11）

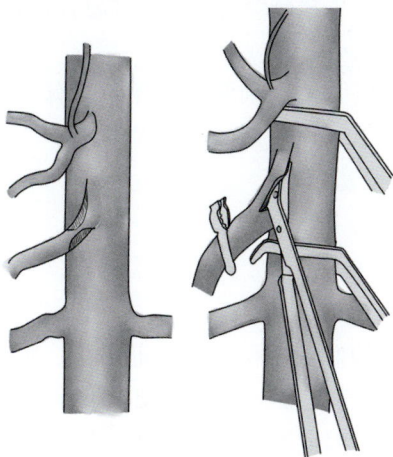

图 4-10　原位取栓示意图　　　图 4-11　经腹主动脉取栓及内膜剥脱示意图

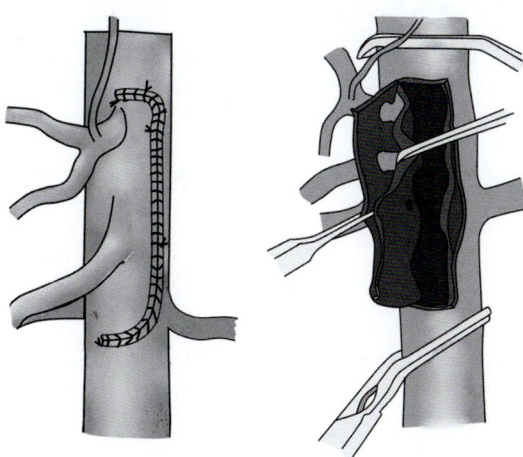

（1）优点：可同时处理多个内脏动脉狭窄。

（2）缺点：手术创伤大，需阻断肾动脉，术后可能出现的并发症较多。

11. 无论什么时候，必须首先考虑恢复肠系膜上动脉的血流，然后再考虑肠切除，血流恢复后，由于肠毒素吸收，可能会引起血压不稳定，应补充液体，维持水、电解质平衡及血压稳定。

七、术后监测与处理

1. 术后送重症监护病房，卧床休息，保持内环境稳定，检测心、肝、肺、肾等重要器官的功能恢复至正常。

2. 术后继续禁食水，胃肠减压，完全肠外营养，维持水、电解质平衡，纠正酸中毒。

3. 应用广谱抗生素及甲硝唑或者替硝唑预防和控制感染。

4. 术后肠系膜血管收缩，可考虑高选择行性的肠系膜上动脉血管扩张药物，如罂粟碱、前列地尔等。并应考虑抗凝治疗 2 ~ 4 周，以保证内膜在移植血管表面的彻底覆盖，监测凝血功能。

5. 术后继续抗凝治疗，在禁食期间可使用肝素或者低分子量肝素或者阿加曲班，同时需要监测凝血时间，国际标准化比值（INR），防止出血；肠功能恢复后，可在进食的同时口服抗凝药如华法林或者利伐沙班，如服用华法林则需要检测出凝血时间，并根据 INR 值调整用药剂量（INR 值 2 ~ 2.5）。

6. 有些时候，肠管的活力在血管重建后仍然难以判断。为了尽可能多地保留肠管，只要不是明显坏死的肠管，都应先保留，待二次剖腹探查时再决定是否切除。所以，是否行二次剖腹探查手术应在第一次剖腹时决定。一般在第一次手术后 12 ~ 36 小时进行。这时肠管是否有活力已经很明确。将坏死的肠管切除，肠管残端进行吻合，再次评估血管供血情况。如果患者发生难以解释的并发症，外科医生必须认真考虑进行二次探查，故第一次手术关腹时可考虑拉链等关腹。

7. 营养支持，适当补充蛋白质、维生素及微量元素，尤其是大部分肠管切除的患者，术后可能出现数周的腹泻，水样便，但会逐渐缓解。如发生短肠综合征，监测患者营养状态，必要时终生肠外营养。

8. 腹腔引流物可行分泌物细菌培养加药敏试验，以为抗生素调整选择合适有效的抗生素提供理论依据。

9. 密切观察病情，警惕心脏来源的栓子脱落再次栓塞。

八、术后常见并发症的预防与处理

1. 术后肠系膜上动脉血栓形成　取栓后栓塞部位的血管内膜常有一定损伤，如动脉内膜本身有病变如动脉粥样硬化，则更易形成血栓，对于有心脏基础疾病如心房颤动，瓣膜有附壁血栓或者赘生物，则有可能再次脱落引起栓塞，因此术后适当抗凝、抗血小板治疗是必要的，但因行开腹手术，则应严格检测出凝血功能，观察腹腔引流管引流液变化及腹部手术切口创面有无明显出血表现。

2. 术后肠管继续缺血坏死　切除后剩余肠管可能因分支血管缺血继续发生功能丧失、坏死，术后需严密观测患者生命体征变化，腹部体征变化，以及腹腔引流管引流液变化，必要时需行再次手术切除坏死肠段。

3. 术后肠漏、感染，脓肿的形成　术后肠吻合口愈合不良或出现缺血坏死，出现肠液渗漏，密切观察腹腔引流液变化，加强术后营养支持治疗，治疗的原则是首先禁食、引流、控制腹腔感染。肠外营养让肠漏自然愈合。如果无效，待炎症彻底消除后进行手术修补。

4. 术后短肠综合征　如果肠管坏死范围广泛，手术切除过多肠管造成保留肠管过少，能引起营养物质吸收障碍而出现消化不良、营养障碍，需加强营养支持，适当补充蛋白质、维生素及微量元素，必要时长期肠外营养支持。

5. 术后出现脏器功能不全、水和电解质紊乱、酸碱代谢失衡　肠道血运恢复后，可导致坏死物质吸收，引起患者体内微环境紊乱，需监测各脏器功能指标变化，及时对症处理，维持水、电解质及酸碱平衡。

（吕　平　尚　丹）

第二节 肠系膜上动脉旁路术

一、适应证

1. 肠系膜上动脉缺血是由动脉粥样硬化引起，肠系膜上动脉起始段狭窄后并血栓形成，单纯的动脉取栓术无法解除起始段的狭窄，不能恢复肠系膜上动脉血流灌注，治疗效果较差。

2. 慢性肠系膜缺血患者的典型三联症为餐后腹痛、恐食症，体重减轻和上腹部吹风样血管杂音；慢性肠系膜缺血三联症。

3. 血管造影提示两支或者三支内脏动脉狭窄 50% 以上或者完全闭塞，这时需要行肠系膜上动脉旁路移植手术。

二、禁忌证

1. 严重心肺肝肾功能不全，不能耐受手术者。
2. 同时有恶性肿瘤者。
3. 动脉造影显示内脏动脉病变广泛，估计手术效果不佳。

三、术前准备

（一）慢性肠系膜缺血患者

1. 积极控制血压平稳，改善心功能和常规术前准备如肠道准备等。
2. 改善营养 体重减轻或者营养不良者，术前给予适当胃肠外营养，营养状况改善后择期手术。
3. 确诊后应给予抗血小板、溶栓、扩血管药物治疗，防治继发血栓进一步形成并向远心段进展，解除动脉痉挛。
4. 常规评估主要脏器功能，行腹主动脉及肠系膜上动脉造影，明确病变部位，了解各分支血管及侧支循环情况。
5. 术前 12 小时预防性使用抗生素。

（二）急性肠系膜缺血患者（急性肠系膜上动脉血栓形成）

1. 留置胃管持续胃肠减压，减轻腹胀并记录胃液量，供补液时参考。
2. 留置尿管观察尿量，监测肾功能及电解质指标变化。
3. 积极支持治疗，等渗盐水、胶体液纠正水、电解质和酸碱平衡紊乱及低血压等，静脉补充液体要充足，检测尿量、尿液颜色、尿液比重，必要时行中心静脉置管检测中心静脉压力。
4. 患者伴有严重心肺功能障碍、肝肾功能障碍时，术前应详细评估、严密监测，积极治疗，同时避免使用进一步加重损伤的药物。
5. 密切观察患者生命体征及腹部体征变化如体温、脉搏、血氧饱和度、腹膜刺激征表现、肠鸣音听诊，必要时可行诊断性腹腔穿刺。

6. 监测血常规、凝血功能、肝功能指标变化。

7. 确诊后应给予全身抗凝、溶栓、祛聚及扩血管药物治疗，防治继发血栓进一步形成并向远心段进展，解除动脉痉挛。

8. 静脉应用广谱抗生素预防和控制感染；适当应用镇痛药物。

9. 肠系膜上动脉造影是诊断的金标准，但有可能延误治疗，需要慎重考虑，若拟行肠系膜上动脉置管溶栓术，则考虑同时进行；在造影结束退出导管前可考虑注入罂粟碱等药物以扩张肠系膜上动脉，改善肠缺血，降低肠切除率或减少切除范围，但如果患者已经出现休克则慎用，以免造成血压进一步下降。

四、手术方式

常用的动脉旁路术有肠系膜上动脉 - 髂总动脉侧侧吻合术、肠系膜上动脉 - 腹主动脉侧侧吻合术、肠系膜上动脉移位术，以及肠系膜上动脉 - 腹主动脉搭桥术。

（一）肠系膜上动脉 - 髂总动脉侧侧吻合术、肠系膜上动脉 - 腹主动脉侧侧吻合术

将狭窄段远端的肠系膜上动脉主干与右髂动脉或腹主动脉行侧侧吻合，动脉切口长度为 1cm，这两种术式相同，操作较为简单（图 4-12，图 4-13）。

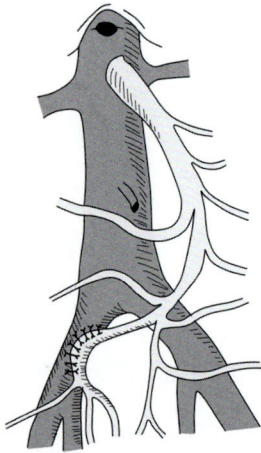

图 4-12　肠系膜上动脉 - 右髂动脉侧侧吻合术

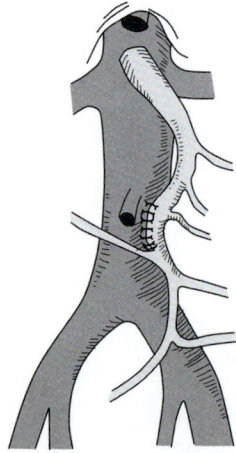

图 4-13　肠系膜上动脉 - 腹主动脉侧侧吻合术

（二）肠系膜上动脉移位术

首先游离肠系膜上动脉，然后显露腹主动脉，将小肠牵拉推向右下腹，湿生理盐水纱布保护，切断 Treitz 韧带，经十二指肠左侧切开后腹膜，游离腹主动脉前 2/3 周，长度为 3 ~ 4cm，心耳钳部分阻断腹主动脉，在其前壁做切口，大小与肠系膜上动脉直径大小相近，在结肠中动脉近端阻断肠系膜上动脉，在近主动脉处用丝线结扎，在阻断钳和扎线之间切断肠系膜上动脉，其远端使用 5-0 血管缝合线与主动脉行端侧吻合。

（三）肠系膜上动脉 - 腹主动脉搭桥术

有以下两个关键问题需要考虑。

第一，采用何种血管移植物，对于严重动脉粥样硬化的患者，有自体静脉和人工血管可供选择，但当肠管的活力不确定、有明显的肠管坏死必须切除，或已发生肠管穿孔、肠内容物外溢时，人工血管术后感染的可能性较大，不宜使用。这时，改用自体静脉（大隐静脉、上肢静脉等）移植物。因此，若能使用自体血管，应尽量使用自体血管。

第二，移植近心段吻合口位置的选择。理论上，腹腔干以上的腹主动脉是最佳选择，因为这种顺性移植的方法不改变血流的方向，同时该段主动脉受动脉粥样硬化的影响较小。但实际操作中很少选择这段动脉，主要是因为对显露腹腔干以上的腹主动脉的解剖结构不熟悉，而且手术时间较长。

1. 肠系膜上动脉 - 肾上腹主动脉搭桥术（顺行主动脉旁路术，图 4-14）

（1）选择标准：术前 CTA 评估肾上及肾下腹主动脉硬化情况，如果患者有非常严重的肾下腹主动脉瘤、髂动脉疾病，考虑选择顺行主动脉旁路术。

（2）手术方法：腹壁做双侧肋缘下斜行切口，在腹中线处相连。切断肝胃韧带用以显露主动脉穿过膈肌主动脉裂孔的部位。充分显露腹腔干以上的腹主动脉，紧贴膈肌阻断主动脉，用 4-0 血管缝合线行血管移植物 - 腹主动脉端侧吻合，将血管移植物穿过隧道，靠近肠系膜上动脉，用 5-0 血管缝合线在肠系膜上动脉病变的部位以远与其行端侧吻合。

1）优点：符合生理，减少因移植物扭曲、挤压引起血流湍流导致继发血栓。

2）缺点：显露腹腔干上动脉困难并可能造成肾脏缺血，内脏动脉搭桥不如下肢动脉搭桥通畅率高。

2. 肾下腹主动脉 - 肠系膜上动脉搭桥术（逆行主动脉旁路术，图 4-15）

113

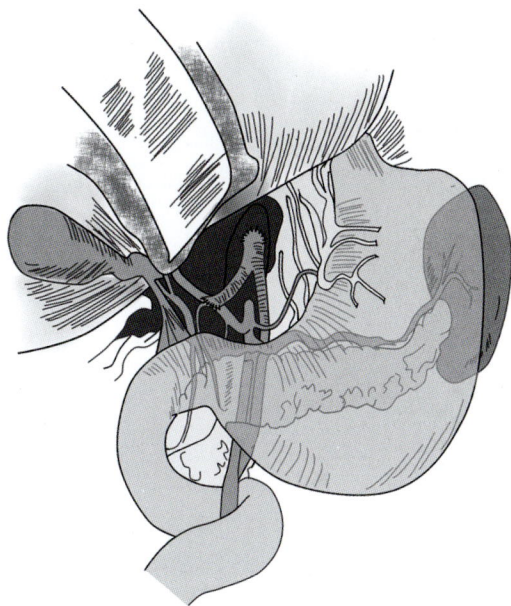

图 4-14　肠系膜上动脉 - 肾上腹主动脉搭桥术（顺行主动脉旁路术）

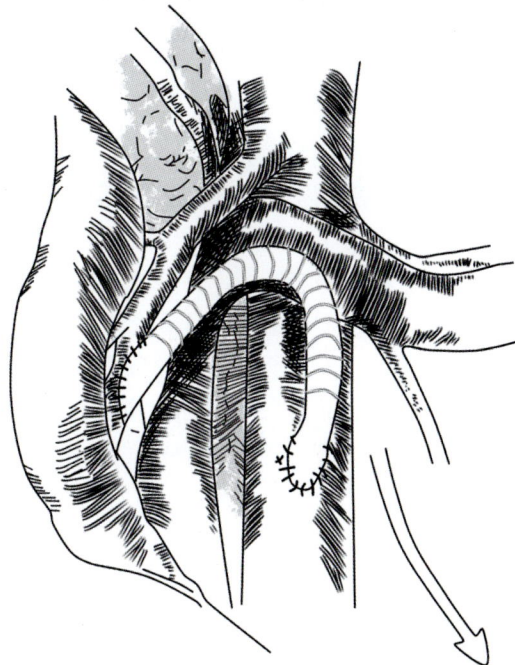

图 4-15　肠系膜上动脉 - 肾下腹主动脉搭桥术（逆行主动脉旁路术）

（1）选择标准：术前 CTA 评估肾上及肾下腹主动脉硬化情况。患者全身情况：年老体衰，尤其伴有肾功能不全选择逆行主动脉旁路术。由于解剖方便，实际工作中，近心段吻合口多选择肾下腹主动脉，有时也可选择右髂动脉，因为显露相对容易，容易吻合，阻断髂动脉相对比较安全。

（2）手术方法：肠系膜上动脉的显露方法与取栓术的显露方法相似。将大网膜及横结肠向上牵拉。切断 Treitz 韧带，并在十二指肠和肠系膜下静脉之间打开后腹膜，分离主动脉。在肾动脉以下水平阻断近心段血流同时阻断远心段血流。用 4-0 血管缝合线将血管移植物和主动脉行端侧吻合，血管移植物向头端方向。将十二指肠缝合回原来的位置，在腹膜后做个隧道，血管移植物通过隧道呈襻状绕过十二指肠上方。显露肠系膜上动脉并将其与血管移植物行端侧吻合。这种方法使用了较长的血管移植物路线并将血管移植物呈反"C"挂在十二指肠的上方，有效地防止血管移植物的扭曲、折叠。

血管重建后，肠管应用温热的等渗盐水润湿的纱布覆盖 20 ~ 25 分钟，再评估其活力。主观的评估包括：肠系膜的肠缘是否触及血管搏动、管壁的颜色及其活力、肠管蠕动情况等。具体同上所述。但主观评估并不完全准确，有研究表明，主观评估的准确性为 80% ~ 90%。所以在条件允许时，应用更客观的评估方法进行评估。

五、手术要点、难点及对策

1. 肠系膜上动脉很脆弱，尤其是在发生急性缺血时，取栓的过程中要非常慎重，特别在将取栓导管插入远端血管小分支时，要避免损伤血管导致的大出血。为避免损伤血管，在行小血管取栓时，手术者可以将手置于肠系膜的一侧配合取栓导管将血栓挤出血管。

2. 术中监测桡动脉及股动脉压，阻断时只使股动脉压下降 5 ~ 10mmHg，可减少对肾脏血供的影响。

3. 经过胰腺后间隙通过人工血管，可减少胃肠与移植物接触，减少并发症，术中发现小肠系膜及腹腔干周围淋巴漏，应仔细结扎。

4. 行腹腔干以上腹主动脉 - 腹腔干以上腹主动脉搭桥术时，有些潜在的问题需要特别注意。

第一，由于疾病严重和肠管坏死，通常需要使用自体血管进行移植。但血管移植物在通过胰腺后方的隧道段，薄壁的自体血管非常容易受压，导致术后血栓形成。

第二，显露腹腔干以上的腹主动脉和在胰腺后方做隧道的手术方法很少实施，所以手术解剖比较陌生，这些都会导致手术时间延长，手术者需要考虑患者是否能够耐受。

第三，腹腔干以上阻断腹主动脉将加剧肠管和肾脏的低灌注，导致组织进一步的缺血损伤。所以只有当患者有非常严重的肾下腹主动脉瘤、髂动脉疾病时，才应考虑这种顺行移植方法。

5. 肾下腹主动脉 - 肠系膜上动脉移植物要注意的问题如下所示。

第一，动脉粥样硬化所导致的肠系膜上动脉缺血患者，往往肾下腹主动脉粥样硬化病变严重，这将严重妨碍主动脉的阻断和血管吻合。所以，必要时也可以考虑髂总动脉作为移植动脉的近心端吻合部位。有学者曾经尝试肾下腹主动脉内膜剥脱术或肠系膜上动脉内膜剥脱术。但实施肾下腹主动脉或肠系膜上动脉内膜剥脱的难度较大，所以，只有当腹腔污染，而且无法使用自体血管行旁路移植术，使用人工血管进行旁路手术又难以避免其污染时，才考虑行内膜剥脱术。

第二，肠系膜上动脉和肾下腹主动脉在解剖上非常贴近，而显露它们时需要将它们彼此分开，这就带来一个问题，移植的血管要取多长才能更好地避免血管扭曲、折叠？只有根据术中的具体情况来确定。

六、术后监测与处理

1. 术后送重症监护病房，卧床休息，保持内环境稳定，检测心、肝、肺、肾等重要器官的功能恢复至正常。

2. 术后继续禁食水，胃肠减压，完全肠外营养，维持水、电解质平衡，纠正酸中毒。

3. 应用广谱抗生素及甲硝唑或者替硝唑预防和控制感染。

4. 术后肠系膜血管收缩，可考虑高选择性的肠系膜上动脉血管扩张药物，如罂粟碱、前列地尔等。并应考虑抗凝治疗 2 ~ 4 周，以保证内膜在移植血管表面的彻底覆盖，监测凝血功能。

5. 术后继续抗凝治疗，在禁食期间可使用肝素或者低分子量肝素或者阿加曲班，同时需要监测凝血时间，国际标准化比值（INR），防止出血；肠功能恢复后，可在进食的同时口服抗凝药如华法林或者利伐沙班，如服用华法林则需要检测出凝血时间，并根据 INR 值调整用药剂量（INR 值 2 ~ 2.5）。

6. 有些时候，肠管的活力在血管重建后仍然难以判断。为了尽可能多地保留肠管，只要不是明显坏死的肠管，都应先保留，待二次剖腹探查时再决定是否切除。所以，是否行二次剖腹探查手术应在第一次剖腹时决定。一般在第一次手术后 12 ~ 36 小时进行。这时肠管是否有活力已经很明确。将坏死的肠管切除，肠管残端进行吻合，再次评估血管供血情况。如果患者发生难以解释的并发症，外科医生必须认真考虑进行二次探查，故第一次手术关腹时可考虑拉链等关腹。

7. 营养支持，适当补充蛋白质、维生素及微量元素，尤其是大部分肠管切除的患者，术后可能出现数周的腹泻，水样便，但会逐渐缓解。如发生短肠综合征，监测患者营养状态，必要时终生肠外营养。

8. 腹腔引流物可行分泌物细菌培养加药敏试验，以为抗生素调整选择合适有效的抗生素提供理论依据。

七、术后常见并发症的预防与处理

1. 术后肠系膜上动脉血栓形成　取栓后，栓塞部位的血管内膜常有一定损伤，如动脉内膜本身有病变如动脉粥样硬化，则更易形成血栓，对于有心脏基础疾病如心房颤动，瓣膜有附壁血栓或者赘生物，则有可能再次脱落引起栓塞，因此术后适当抗凝治疗是必要的，但因行开腹手术，则应严格检测出凝血功能，观察腹腔引流管引流液变化及腹部手术切口创面有无明显出血表现。

2. 术后肠管继续缺血坏死　切除后剩余肠管可能因分支血管缺血继续发生功能丧失、坏死，术后需严密观测患者生命体征变化，腹部体征变化，以及腹腔引流管引流液变化，必要时需行再次手术切除坏死肠段。

3. 术后旁路血管内血栓形成　自体静脉桥或者人工血管桥内血栓形成，可导致肠系膜上动脉血运障碍，出现肠管缺血，功能障碍，严重时可能导致肠缺血坏死，必要时再次手术，因此术后适当抗凝治疗是必要的。

4. 术后血管吻合口狭窄　血栓形成术后适当抗凝治疗，并使用前列地尔、罂粟碱等扩管类药物。

5. 术后吻合口漏、出血　假性动脉瘤形成术中注意血管吻合的针距及边距，吻合口附近血管有无撕脱情况；关腹之前检查确认吻合口无明显活动性出血，术后注意观察腹腔引流管引流液的性状变化，必要时再次手术处理。

6. 术后肠漏、感染，脓肿的形成　术后肠吻合口愈合不良或出现缺血坏死，出现肠液渗漏，密切观察腹腔引流液变化，加强术后营养支持治疗，治疗的原则是首先禁食、引流、控制腹腔感染。肠外营养让肠漏自然愈合。如果无效，待炎症彻底消除后进行手术修补。

7. 术后短肠综合征　如果肠管坏死范围广泛，手术切除过多肠管造成保留肠管过少，能引起营养物质吸收障碍而出现消化不良、营养障碍，需加强营养支持，适当补充蛋白质、维生素及微量元素，必要时长期肠外营养支持。

8. 术后出现脏器功能不全，水、电解质紊乱，酸碱代谢失衡　肠道血运恢复后，可导致坏死物质吸收，引起患者体内微环境紊乱，需监测各脏器功能指标变化，及时对症处理，维持水、电解质及酸碱平衡。

（吕　平　尚　丹）

第三节　肠系膜上动脉腔内成形 – 支架置入术

肠系膜上动脉（SMA）的狭窄性病变引起的慢性肠道缺血临床上较少见，多见于女性；病因主要是动脉粥样硬化。慢性肠系膜缺血患者的典型三联症为餐后腹痛、恐食症，体重减轻和上腹部血管杂音。腹痛常出现在饭后 15～30 分钟后，可以持续 1～3 小时。腹痛的主要原因为胃消化时相内由于肠道血供向胃而肠灌注减少，因而不能满足饭后肠分泌、消化、蠕动增强等高代谢的要求而导致腹痛。由于进食后出现腹痛不适，患者相应地出现厌食，进而导致体重下降，这种现象称为"恐食症"。

一、适应证

肠系膜上动脉主干重度狭窄，导致肠道缺血。肠系膜上动脉主干夹层，影响远端供血。

二、禁忌证

肠系膜上动脉腔内成形 - 支架置入术的绝对禁忌证主要是对比剂过敏和无法耐受手术

患者。相对禁忌证包括大动脉炎、脉管炎等血管炎性疾病，因其再狭窄率高，不建议首选。另外对于闭塞性病变腔内治疗风险大，也需要慎重考虑。

三、术前准备

1.常规术前检查并化验。

2.多普勒超声检查 SMA 流速、CTA 或 MRA 检查。

（1）肠系膜双功超声：对于腹腔干和 SMA 闭塞性疾病是一种非常好的筛选工具，其特异性、敏感性的预测值均达到了 80% 以上。若其检查结果为阴性，基本上可以排除腹腔干或者 SMA 疾病的诊断。但其对检查者水平的依赖程度非常高，所以限制了其在临床上的广泛应用。

（2）CT 动脉造影：可以准确评估腹腔动脉的狭窄情况，结合传统 CT 影像可以排除其他潜在腹腔疾病。相比于肠系膜双功超声，CT 动脉造影很少受到技师技术的影响。CT 动脉造影能够满足绝大部分腔内治疗的评估要求，目前已经是最常用的术前检查技术（图 4-16）。

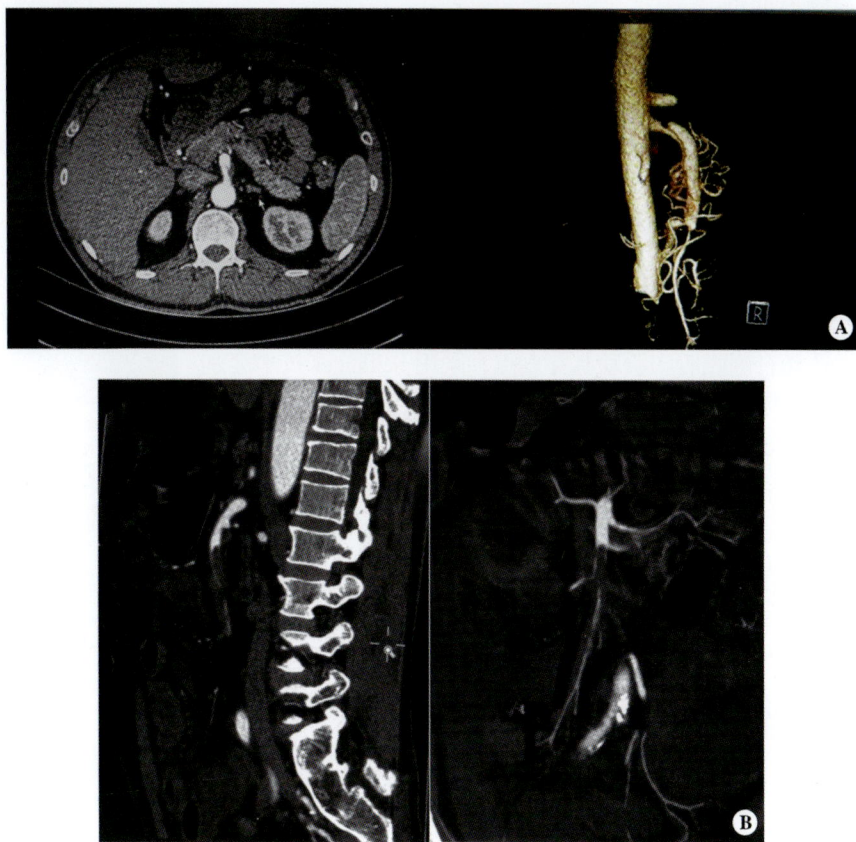

图 4-16　CT 动脉造影技术

A.肠系膜上动脉夹层；B.肠系膜上动脉血栓形成

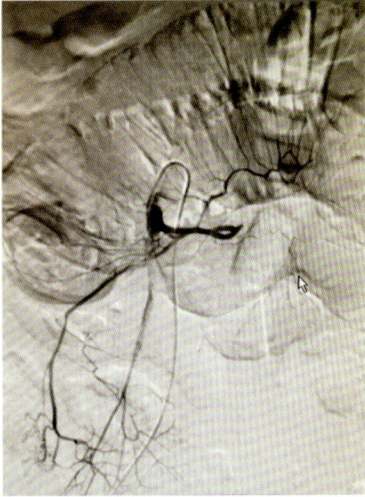

图 4-17 导管动脉造影

（3）MR 动脉造影：主要可以用于因肾功能不全或其他原因无法行 CT 动脉造影的患者，同时其对于软组织的显影效果也要优于 CT 动脉造影。

（4）导管动脉造影：一直以来是诊断肠系膜缺血的金标准。但是由于其为有创性检查，目前已很少将其单独作为术前检查来使用。检查的同时进行治疗的情况更多地使用到导管动脉造影（图 4-17）。

3. 术前抗血小板治疗，口服拜阿司匹林每天 100mg/ 次或者氯吡格雷 75mg/ 次。

4. 合并肾功能不全血清肌酐为 133 ~ 177μmol/L 的患者需要进行水化，具体方案为：术前 1ml/（kg•h）持续 12 小时静脉滴注 0.9% 或 0.45% 的生理盐水，预防造影剂对肾脏的损伤，注意患者的尿量，防止出现心力衰竭及肺水肿。

5. 使用抗生素、纠正酸中毒及电解质紊乱等问题。

6. 术前肠道准备。

四、手术入路的选择

入路：通常选择经股动脉或经肱动脉。由于肠系膜上动脉与主动脉之间的夹角十分锐利并且指向尾部。来自股动脉的导管和肠系膜上动脉的方向相反，所以抵抗冲击能力很弱，而肱动脉入路则避免了这个问题。但肱动脉入路也存在着自己的问题，如最大鞘管尺寸降低（通常男性 7F，女性 6F）、血栓导致脑卒中的风险增加，以及主动脉弓扭曲的患者寻找降主动脉开口有些困难。优先选择左肱动脉，因为通过头臂干增加了颈动脉血栓的风险。

穿刺：选择右侧腹股沟股动脉穿刺点，采用 Seldinger 技术穿刺股动脉；如果选择肱动脉入路，则在靠近左肱骨内侧头的左肱动脉进行穿刺，通常使用 21 号针头和 5F/6F 鞘管。导丝将猪尾巴导管引入腹主动脉。在手术中使用的导丝和导管都必须分别超过 240cm 和 80cm。将猪尾巴导管定位在第 12 胸椎水平，然后行主动脉前后位和侧位造影。当存在严重闭塞病变时，可以选择腹腔干或肠系膜上动脉其中通畅的一支进行选择性造影，等待延迟性显像从而获得闭塞病变节段图像。因为这两支之间存在大量的侧支循环。不论腹腔干是否被累及，肠系膜上动脉狭窄超过 50% 即有临床意义。

五、手术过程

1. 穿刺成功后，置入动脉鞘。

2. 置入猪尾巴造影导管进行主动脉及肠系膜上动脉非选择性造影，了解主动脉及肠系膜上动脉夹角，开口位置，周围血栓情况（图 4-18）。

3. 全身肝素化 0.5 ~ 1.0mg/kg。

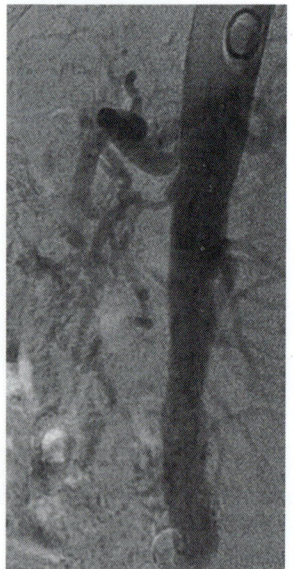

图 4-18 DSA 造影
可见肠系膜上动脉起始端明显狭窄决定进行治疗后，置入长鞘

4. 利用导管指引，将导丝选择进入 SMA，可以应用 0.035 英寸或 0.014 英寸的导丝系统。但 SMA 的开口病变，选择时有一定难度，建议使用尾端可以旋转的导丝，不断旋转的过程中轻柔地通过病变。当导丝通过病变后尽量保持导丝稳定，防止造成血管损伤。

5. 导丝通过后将导管跟进，这时可进一步造影检查或进行测压。

6. 如果病变位于 SMA 开口以远，可以直接将长鞘放置于 SMA 内；如果病变位于 SMA 开口，而且预计要放支架，长鞘通过前需要先进行预扩张。

7. 球囊扩张时通常选择直径为 4 ~ 6mm 的非顺应性球囊。扩张时可能会引发疼痛不适，扩张后进行造影检查。

8. 对于非开口病变，扩张后无明显残余狭窄，无明显血管破裂及夹层形成，可不放置支架。

9. 对于开口病变，多数需要放置支架。扩张完成后，沿球囊推进长鞘，使其通过病变，然后回撤球囊，这样可以防止斑块的脱落（图 4-19）。

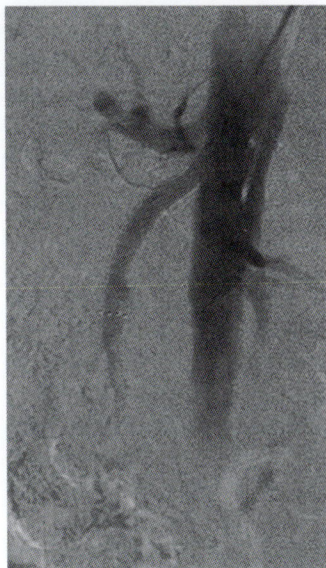

图 4-19　支架置入后 DSA 造影
可见肠系膜上动脉近端狭窄缓解明显，管腔通畅，撤出导丝、导管及鞘管。压迫或封堵穿刺点

10. 可选择球扩式支架或自膨式支架，前者定位准确，但顺应性差，而且长度局限，适合局限性的开口病变；后者定位差，但顺应性好，适合狭窄范围较长的非开口病变。支架定位后，回撤长鞘，然后释放支架；支架长轴中点应置于狭窄最严重处，否则可能发生支架的前跳及后缩。

11. 换入猪尾导管造影，明确支架放置情况及肠系膜上动脉血流通畅情况。

六、术后监测与处理

1. 术后早期可考虑小剂量使用抗凝药物如阿加曲班、肝素等，稳定后可建议长期口服抗血小板药物：服用氯吡格雷，每天 75mg，或者拜阿司匹林每天 100mg；必要时可考虑双抗治疗（同时服用拜阿司匹林和氯吡格雷），半年至 1 年后根据复查情况调整药物使用。

2. 合并肾功能不全的患者术后继续水化。

3. 根据腹部的症状逐渐恢复正常饮食。

4. 术后第二天，可行 SMA 双功超声或者 CTA 复查，作为以后随访的基线，术后 3 个月、6 个月、9 个月、12 个月及每年复查 SMA 的通常情况。

七、术后常见并发症的预防与处理

1. 穿刺点出血　入路动脉穿刺在术后容易因出血并发局部血肿或者假性动脉瘤。若术中穿刺损伤了伴行静脉，则可能出现动静脉瘘。穿刺时操作需谨慎，避免损伤静脉，术后给予加压包扎，尽量减少术后出血。

119

2. 支架内血栓形成 支架内血栓形成会导致腔内手术失败，但目前动脉血栓形成原因尚不是十分明确。可能与血管支架内径过小、管壁侧面较粗糙有关。金属支架使血细胞和纤维蛋白原易于沉积，形成血栓。通过改善支架制作工艺，使支架内壁尽量光滑，可以减小动脉血栓形成的概率。

3. 靶血管夹层或者破裂 在导丝或导管进入 SMA 和腹腔干后，若因解剖条件不佳或者操作不慎，可能损伤动脉内壁甚至刺穿动脉壁，造成动脉夹层或者破裂。术中一定要在造影的引导下，谨慎操作，尽可能避免尖端对动脉壁的损伤。若出现了此类并发症，在可能的情况下，可使用覆膜支架覆盖。当出血情况无法控制时，应果断转为开腹止血。

4. 造影剂肾病 大量造影剂对肾脏是较大的负担，当患者本身就有肾功能不全时，术后会有较大可能出现急性肾衰竭。术前应注意监测患者肾功能，若发现有肾功能不全的表现，应适当给予水化和碱化，尽量改善患者肾功能情况。

5. 造影剂脑病 大量造影剂的使用同时会对大脑产生损伤。造影剂脑病常见的表现是精神障碍如神志淡漠甚至出现昏迷，或者出现谵妄甚至被害妄想。术中在保证造影效果的同时，尽量减少造影剂的使用，有助于预防术后造影剂脑病的出现。

八、临床效果评价

建议在术前患者就开始服用氯吡格雷，以减少术后支架内血栓形成的概率。

对于腔内修复来讲，入路的选择是十分重要的。通常我们建议选取左肱动脉入路，既可以顺应 SMA 与腹主动脉的成角，也可以避免经过头臂干减少颈总动脉血栓形成的概率。

单纯球囊扩张对 SMA 狭窄效果有限，推荐初次就使用支架。在 SMA 或者腹腔干内操作时，一定要谨慎，避免对血管壁损伤造成夹层或者破裂。

腔内修复术和开放手术一样，成功率都十分高。术后症状缓解较为明显，同时缓解率也较高。目前已报道的腔内修复的并发症率和死亡率分别为 15% 和 3%。腔内修复对比开放性手术来看，住院时间大大缩短。但远期通畅率还是较开放性手术为低。

（吕 平 尚 丹）

第四节 肾动脉旁路术

肾动脉旁路术多适用于难治型肾血管性病高血压及各种肾动脉狭窄性病变的治疗。肾动脉狭窄（renal artery stenosis，RAS）引起肾脏的血流减少，可激活肾素-血管紧张素系统，造成血压升高及心功能紊乱；而进行性的管腔狭窄可能导致肾脏缺血，引起进行性肾实质破坏和肾功能降低等肾结构和功能的改变，导致肾衰竭。多发性大动脉炎、动脉粥样硬化和肌纤维发育不良是 RAS 的常见病因。肾动脉阻塞性病变的血管重建术式最常见的为主动脉-肾动脉旁路术，其次为人造血管-肾动脉旁路术、肾动脉狭窄切除术、肝肾旁路术及脾肾旁路术等。现在经皮腔内血管成形术（percutaneous transluminal angioplasty，PTA）及血管内支架术（endovascular stenting，ES）也越来越多应用到临床。

一、适应证

1. 相对年龄较轻，为取得长期疗效，即使局灶性狭窄也可采取手术治疗。
2. 非局限性、长段或多发性硬化性狭窄，最好手术治疗。
3. 经皮血管腔内肾动脉成形术（PTRA）后再狭窄而不宜行球囊扩张，或严重并发症发生。
4. 腔内治疗技术上有困难，如解剖畸形、导丝不能通过，或腔内治疗出现并发症。
5. 肾动脉分支病变合并有需手术处理的其他病变，如腹主动脉瘤、主 - 髂闭塞症等。
6. PTA 无法治疗的分支型病变。
7. 肾功能良好的肾动脉阻塞性病变，多分支狭窄或动脉瘤、多发性大动脉炎性肾动脉狭窄。
8. 不需要切除肾动脉血管的梗阻性高血压，以及其他难治性肾动脉血管性高血压等。

二、禁忌证

1. 心、脑因长期高血压而患有严重并发症或并存的严重疾患。
2. 大动脉炎病变仍在发展的活跃期，病因未得到控制者。
3. 病变广泛侵犯肾动脉主干及分支者，或主干已完全闭锁者。
4. 肾实质内或狭窄后的分支内有较广泛血栓形成者。
5. 双侧肾动脉狭窄后已出现尿毒症及水、电解质失常。应先治疗尿毒症、贫血，纠正电解质异常，待全身情况好转后，方可施行手术治疗。

三、术前准备

除了常规手术准备外，在围手术期减少高血压药物用量，使用降压药物达到最低限量，若降压药必须要用，可选择血管扩张剂及选择性 β 受体阻滞剂。术前 2 周应停用一般降压药，以免术后血压骤降后，致使生命器官的血灌注量极度减少而发生危象。如血压特别高，舒张压高达 120 ~ 140mmHg 时，短效程的降压剂如 α 甲基多巴仍可应用，可适当延缓手术时机。普萘洛尔可持续至术前。如急需手术，高血压又不能控制时，可经静脉注射硝普钠，可达到手术所要求的条件。

此类患者的血容量较正常减少 500 ~ 1500ml，术前静脉补液以免因利尿或疾病本身引起的血容量不足致术后血压突降而致休克。因继发性醛固酮增多症及长期利尿治疗所致的低血钾症，在术前应该得到纠正，以降低麻醉及手术对心肌激惹的敏感性。

泌尿系统的任何感染皆应于术前得到控制和清除，肾盂肾炎于术前 3 周即给予有效的抗感染治疗。如存在氮质血症，应加以适当的纠正。如为大动脉炎所致的狭窄，需进行综合性治疗，待度过活动期，局部病变稳定后，始可施行手术治疗。

若进行血管造影等有创检查后，手术应延期，术中常规使用肺动脉漂浮导管及桡动脉留置导管严密监测体液平衡、血压和心功能情况，于术后 48 小时持续监测。肾动脉阻断前至少

10分钟静脉给予甘露醇12.5mg和肝素100～200U/kg，有时肾动脉重建结束后需使用鱼精蛋白中和肝素的抗凝作用，手术中精确的失血量及体液置换量必须监测，以免低血压发生。

四、手术要点、难点及对策

（一）切口及显露

从剑突到耻骨联合的腹部正中切口能很好地显示双肾动脉。该切口在剑突处向某一侧延长时，可更多获得3～4cm的近端暴露（图4-20）。

1. 左肾动脉暴露　沿腹主动脉纵行切开后腹膜。游离肠系膜下静脉推向左侧及十二指肠推向右侧。若肠系膜下静脉显露有困难，可予以切断。分离左肾静脉，其上缘肾上腺静脉及下缘生殖腺静脉需结扎切断，使其游离可向上牵引达6～7cm，以便显露其上方的肾动脉（图4-21）。偶尔将游离后的左肾静脉向下牵引可更充分显示左肾动脉。有时另外一支较大静脉由左肾静脉发出，斜向下内连接下腔静脉，也需结扎切断，才可充分游离左肾静脉。

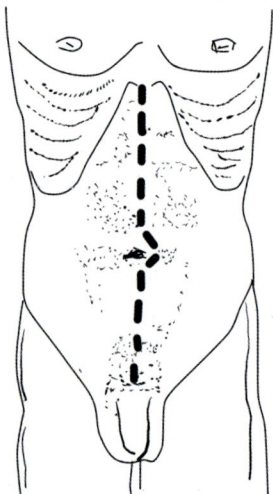

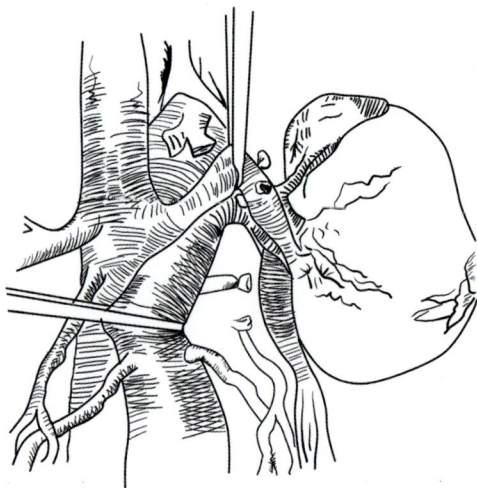

图 4-20　手术切口　　　　　图 4-21　左肾动脉暴露法

2. 右肾动脉显露　右肾动脉有相当一部分行下腔静脉后方，暴露较困难。

（1）近段暴露：先游离左肾静脉，用牵引带向上提拉，可能需结扎切断2～3根腰静脉，将下腔静脉向右侧迁移，可显露右肾动脉近端（图4-22）。

（2）中、远段显露：游离左肾静脉，向上牵引，游离下腔静脉向左侧牵引，在下腔静脉后面分离右肾动脉的中、远段。也可切开十二指肠降段及右结肠外侧的后腹膜，将两者向内侧游离和推移。分离右肾静脉向上牵引，显露右肾动脉（图4-23）。

注意：有时会有一支副肾动脉从主动脉前壁、肠系膜下动脉开口上方大约2.5cm发出，注意避免损伤该动脉。

（二）手术方法

1. 主动脉-肾动脉旁路术　适用于肾动脉近侧狭窄，是目前治疗肾血管性高血压最常用的手术方式。移植物首选大隐静脉，若口径太小，可用髂内动脉或人造血管。膨体聚四氟乙烯首选，多用于肾动脉近端动脉硬化而远端口径＞4mm。

先将移植物与肾动脉做端侧吻合：以"U"形动脉钳夹住狭窄远端的肾动脉，在其下缘做一侧切口，以 5-0 丝线或尼龙线间断缝合全层，吻合完成后，经移植管的开口端注入肝素冷生理盐水，膨胀后测定与主动脉吻合间所需的长度，并检查吻合口有无漏液。

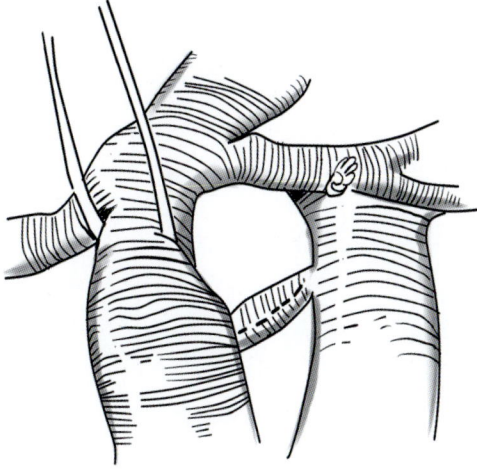

图 4-22 右肾动脉近侧显露法

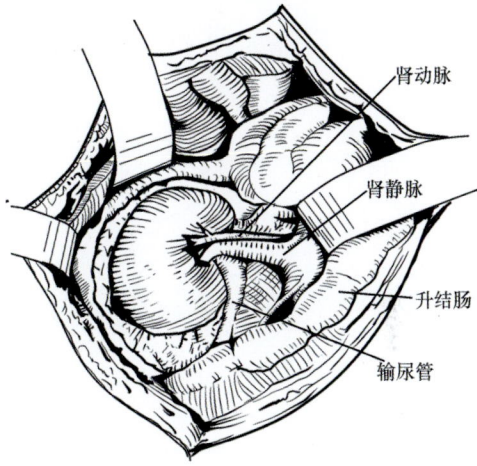

图 4-23 另一种显示肾动脉方法

移植体与主动脉吻合：证实吻合口良好，则松开肾动脉钳，钳夹移植体管口，开口修剪成斜面。用主动脉钳夹闭部分主动脉，在其侧面的相应部位做一对等切口，将移植体管口与腹主动脉做吻合（图 4-24）。

有作者将肾动脉狭窄的远段切断，与移植体行端端吻合术，认为更有利于肾血流动力学。在肾动脉主干较粗时常用此法，旁路移植血管，置于肾静脉的后方。

2. 人造血管 - 肾动脉旁路术　肾动脉狭窄常伴有腹主动脉瘤或主 - 髂动脉闭塞性疾病。可先切除动脉瘤或在适当的平面阻断腹主动脉，用人造血管替代主动脉重建，在狭窄远端切除肾动脉，将其再植于人造血管上（图 4-25）。

123

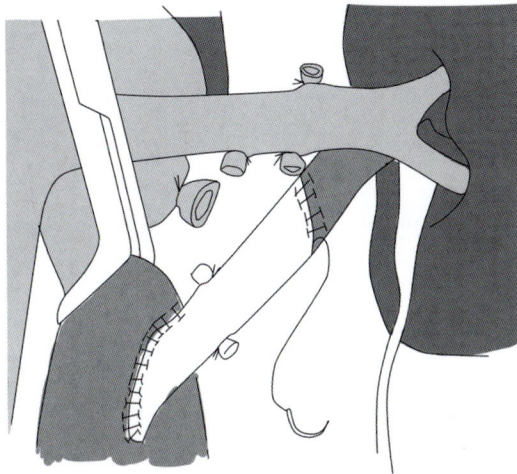

图 4-24 端端主 - 肾动脉旁路术

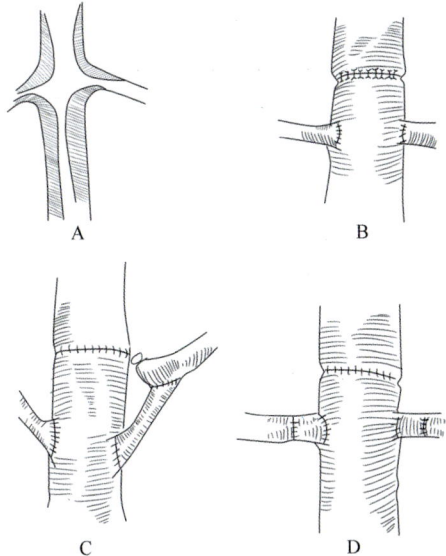

图 4-25 人造主动脉 - 肾动脉旁路术

A. 主动脉闭塞性病变；B. 用人造血管做主动脉移植，将肾动脉再植于人造主动脉上；C. 肾动脉与人造主动脉之间用人造血管做侧侧吻合；D. 肾动脉与人造主动脉之间用人造血管做端端吻合

3. 肾动脉狭窄切除术　若狭窄段小于 2cm，将其切除后适当游离，可做端端吻合；若病变靠近肾动脉开口处，可将肾动脉远端直接与腹主动脉行端侧吻合（图 4-26）；超过 2cm 狭窄段切除后，需用移植物间置移植（图 4-27）。

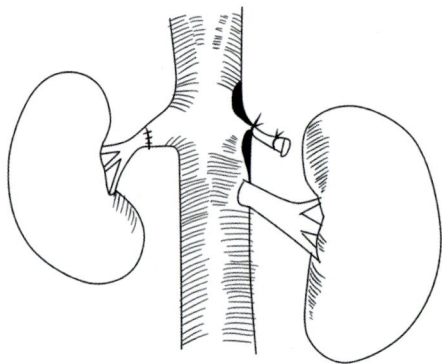

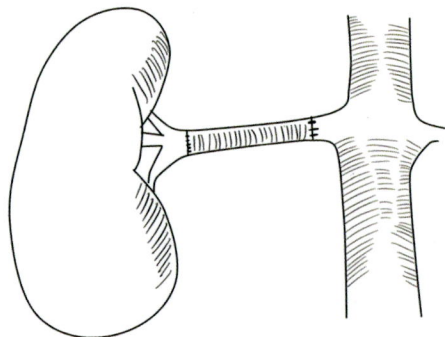

图 4-26　肾动脉狭窄段切除后，端端吻合　　图 4-27　用移植物做间置移植
或与主动脉做端侧吻合

4. 肝肾旁路术　适用于右肾动脉狭窄有伴有腹主动脉病变，患者一般情况较差，不能耐受腹主动脉置换者。常用一段大隐静脉作为移植物。一般行右侧肋缘下切口，上方与肝总动脉或胃十二指肠动脉端侧吻合，下方与右肾动脉端端吻合（图 4-28，图 4-29）。

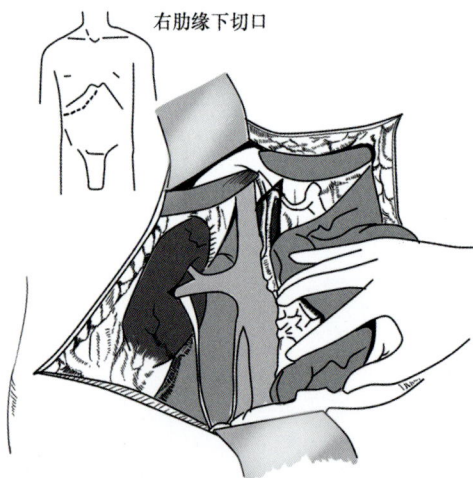

图 4-28　对右肾动脉进行解剖外重建时，在肝十指肠韧带中显露肝总动脉及近端的胃十二指肠动脉。显露通常是右侧肋缘下切口　　图 4-29　这种重建术将大隐静脉植于肝总动脉及与位于下腔静脉前方的肾动脉远端之间行血管重建

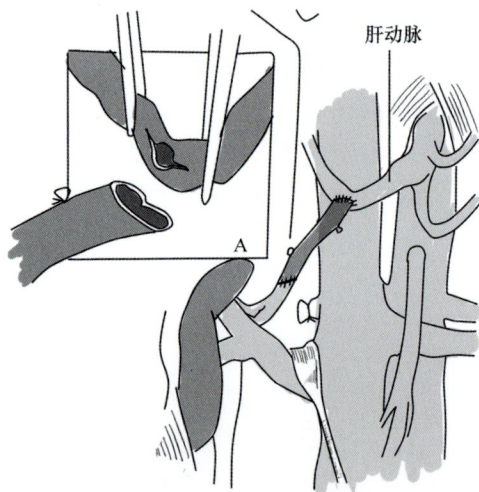

5. 脾肾旁路术　游离脾动脉至根部，结扎切断其所有通往胰腺的分支。在其远端切断后，拉下与左肾动脉行端侧或端端吻合。一般不需要切脾，因其有胃短血管供应（图 4-30）。

（三）术中注意要点

1. 剥离、阻断肾动脉前后，都需全身肝素化。

124

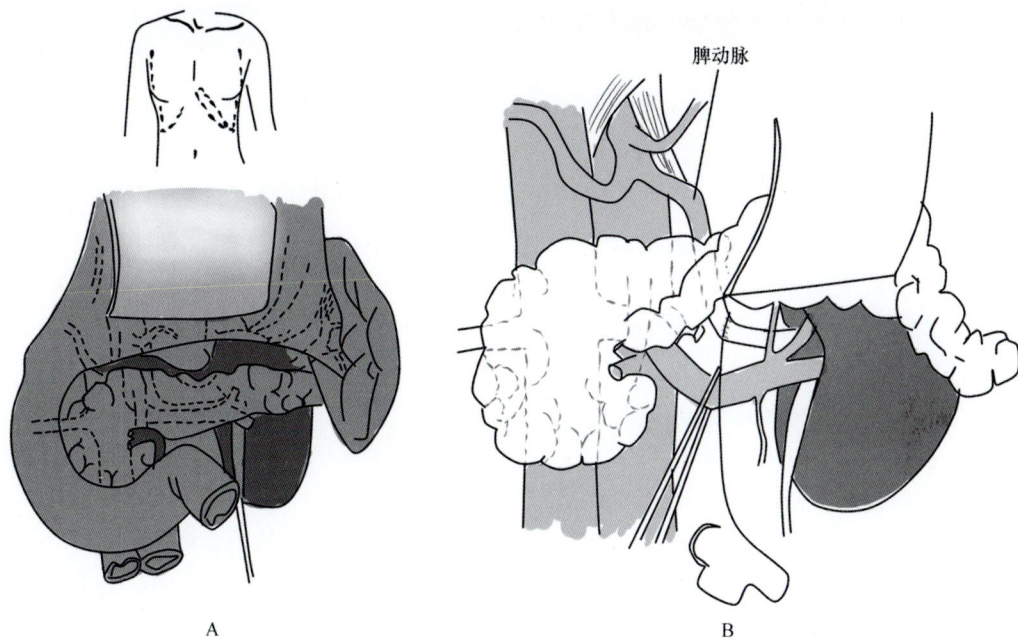

图 4-30 肝肾旁路术

A.显露左侧肾门，为脾肾旁路术做准备；B.沿着胰腺的下缘进行分离并向上方进行牵拉，离断的脾动脉可端端吻合于左肾动脉，通常不需要行脾切除

2.吻合口的每针缝线需紧密而且要用连续缝合法，对缘不致内翻、狭窄，吻合口无张力。若顶端缝合过深或过多，将导致狭窄，并造成后期移植物血栓形成风险。为避免吻合口狭窄，一般吻合口直径至少为肾动脉直径的 3 倍。

3.移植血管充盈血液后，不应呈现冗长扭曲状，否则应重新手术成形，因为必将引起血流不畅或血栓形成。

五、术后监测与处理

1.在术后 2 ~ 3 天内，必须严密观察病情变化。每天测定体重及中心静脉压，维持人体水、电解质平衡，以免因液体输入过量，水、钠潴留，使心肺功能原有缺陷者并发心力衰竭及肺水肿。计算每 24 小时尿量，可作为治疗是否适当和手术有无血管并发症的一项重要参考指标。多活动下肢，防止血栓形成。

2.术后低血压，在排除手术部活动性出血的可能后，即为全身血容量不足所致，并可能与术前长期应用降压药，血管收缩乏力有关。中心静脉压监测有助于鉴别。可补充足够的蛋白胶体液。偶尔使用少量的升压剂。

3.不论应用何种移植体，均有血栓形成的可能。如尿量急剧减少，血压呈恶性升高，则首先应考虑肾动脉主干栓塞的可能，应行腹主动脉肾动脉造影检查，如部分通畅，肾功能仍存，可试行再次肾动脉重建术，否则只好在对侧肾功能良好情况下施行肾切除术。

4.应特别注意和保护下肢血液循环，观察肠道症状。

125

六、术后常见并发症的预防与处理

1. 术后最严重的并发症是急性肾衰竭。由于上述各种旁路手术多在单侧施行，对侧肾多属正常。因此手术侧肾发生急性肾小管坏死不易被发现。如双侧同时施行了肾动脉旁路移植术，手术及肾缺血时间较长，则此种并发症的发生率较高，危险性大，多主张双侧病变分期施行为宜。单侧手术后出现双侧急性肾衰竭者，多由手术时间长、出血多、低血压时间长、低血容量严重所致。应行血液透析治疗度过无尿期。

2. 主动脉壁的胆固醇栓子脱落后，可转移到其他器官引起栓塞，应注意其他脏器的功能及肢体的皮肤色泽改变等。

3. 如采用大隐静脉移植或人工血管移植，应在长期随访中施行肾动脉造影。因前者常见动脉瘤样扩张，后者则易有栓塞，应定期观察血压及手术侧肾功能。自体动脉移植则不易发生上述后遗症，故远期疗效令人满意，只作一般随访即可。

4. 移植物血栓形成可引起持续性高血压，继而使肾功能下降甚至衰竭、增加了术后中晚期死亡率。如要预防血栓形成，除高血压、高血脂等有血栓风险的人群外，普通人群也应规律服用抗血小板、抗凝药物。

5. 吻合口狭窄和移植物血栓形成均可引起持续性高血压，吻合口狭窄导致的高血压及狭窄后缺血同样可以引起肾功能下降甚至衰竭，增加术后晚期病死率。早期吻合口狭窄的形成主要是由于术中吻合技术不当致吻合口狭窄，另外术后抗凝抗血小板治疗不充分也可以引起。因此，做此类手术时我们应该评估术者的手术技术，同时也适当应用抗凝抗血小板的药物。

6. 动脉瘤样扩张，自体静脉旁路术后吻合部位可能形成吻合口动脉瘤，术后 10 年吻合口动脉瘤的发生率约为 6%。

七、临床效果评价

手术后必须获得足够的信息以评估技术上的成功，多年来我们依据出院前患者的动脉造影进行评估，同时可使用术中多普勒超声用于评估肾动脉重建后的通畅度。

（吕　平　李　沁）

第五节　肾动脉腔内治疗术

经皮血管腔内肾动脉成形术（PTRA）加支架置入术（PTRAS）因其创伤小、痛苦少、成功率高、再狭窄率低、中远期疗效稳定，并减少患者口服降压药物的用量，同时缓解了由于高血压导致的肾功能损伤，为严重肾动脉阻塞疾病的首选治疗方法。肾动脉狭窄到何种程度进行血运重建是合理的目前尚无一致意见，推荐的指征：直径狭窄 50% 以上，跨病变收缩压差＞ 20mmHg，有血运重建的局部条件，病变的肾功能未完全丧失，无手术禁忌证者，可行 PTRAS。

一、适应证

1.有显著血流动力学异常、合并下述情况的 RAS 患者：急进性高血压、顽固性高血压、恶性高血压、合并不明原因单侧肾脏缩小的高血压及不耐受药物治疗的高血压。

2.合并进展性慢性肾脏疾病的双侧 RAS 或孤立肾的 RAS 患者。

3.有显著血流动力学意义的 RAS 患者及合并 RAS 的不明原因、复发性充血性心力衰竭或不明原因的突发肺水肿患者。

4.合并不稳定性心绞痛、有血流动力学意义的 RAS 患者。

二、禁忌证

1.解剖禁忌证及目前腔内材料难以治疗的肾动脉病变或者腔内治疗达不到预期效果。

2.需行主动脉开放手术且符合肾动脉重建指征，并且手术效果更好。

3.曾行预防性血管重建术。

三、术前准备

由于介入治疗时可导致血压急剧下降，因此 PTRA 手术当日不能服用常规抗高血压药物，特别是高血压病史不长的年轻女性患者。如确实需要，可在术前或术中使用短效制剂。对于肾功能不全者，术前 1 小时即开始水化，术中再予以 25g 或 50g 甘露醇利尿，以预防造影剂肾病的发生。另外，在手术前一天开始服用阿司匹林等抗血小板制剂。术后应严密监测血压及肾功能，血压降幅最大一般出现在术后 48 小时内，如血压急剧增高则使用静脉制剂，如硝酸甘油、乌拉地尔、盐酸尼卡地平等。为预防血栓形成和再狭窄，术后低分子量肝素抗凝 3 ~ 5 天，应继续服用阿司匹林（100mg/d）3 ~ 6 个月。氯吡格雷（75mg/d）抗血小板作用更强，安全性和耐受性更好，可长期服用。

四、手术要点、难点及对策

常规 Seldinger 法穿刺股动脉，置入 7F 或 8F 导管鞘。当肾动脉开口较垂直时，可采用经肱动脉或腋动脉途径穿刺。当导管到达肾动脉水平，行肾动脉造影。明确病变形态后，静脉注入肝素。导引钢丝进入肾动脉并跨过狭窄段，此时可测定跨狭窄段压力差。为防止肾动脉痉挛，可给予维拉帕米或硝酸甘油。循钢丝导入球囊到达病变部位，压力泵充盈球囊进行扩张。球囊直径等同于或稍大于肾动脉的直径，一般为 5 ~ 7mm。一般扩张至较正常管径稍大，至少使残余狭窄 ≤ 30%。如果狭窄非常严重，可用冠状动脉球囊预扩。最后再行动脉造影及跨狭窄段压力差测定。内支架置入一般使用在下述情况：①PTRA 后管壁弹性回缩；②PTRA 后肾动脉夹层；③PTRA 术后再狭窄。沿导引钢丝送入支架至病变处，固定导引钢丝和支架导管，将导引导管撤出肾动脉开口，注射造影剂准确定位，充盈球囊导管释放支架。对于 RAS 而言，Stent 的精确释放非常重要。对于肾动脉开口处病变，应使支架近端 1 ~ 2mm 位于主动脉内。

术中注意要点：

1. 轻柔操作，尤应重视主动脉型肾动脉狭窄的操作技巧，避免副肾动脉损伤；充气囊腔扩张时，用力不宜过猛，宜适当缓和，因操作不当引起肾动脉破裂、内膜撕裂者偶有报道。若肾动脉极度狭窄或闭锁，导丝不能通过者，不可强行通探，远段分支狭窄，导丝不能到达囊腔，导管不能置入者，亦不可能实施此术。此类病例约占肾动脉狭窄的 5%。

2. 避免预扩张，采用合适的球扩支架一次完成。

3. 选用支架的长度应大于肾动脉狭窄病变的长度。

通过上述几项措施，可以避免大部分有意义的栓子脱落，保护肾脏不受伤害。另外，对于双肾动脉严重狭窄的处理，虽然可以同期行双肾动脉支架置入，但考虑到手术过程中可能出现的肾损害和有可能发生的造影剂相关肾损害，我们认为分期肾动脉支架置入更安全。

五、术后监测与处理

术后当天监测穿刺点有无并发症、生命体征是否平稳。术后第一天常规监测血清肌酐，术后开始服用氯吡格雷至少 30 天，长期服用阿司匹林及降脂药物，术后 1 个月行多普勒超声检查，2 年内每 6 个月检查 1 次，以后每年 1 次。我们认为肾动脉收缩期血流峰值＞180cm/s 预示病变复发，结合临床看是否需要处理，对于病变复发，但肾功能及血压稳定者可行缩短随访及复查时间，待出现临床症状后予以干预，若需要干预时则行腔内治疗，由于内膜增生致支架狭窄可能是病变复发早期表现，常规球囊扩张很难处理，先用切割球囊扩张可提高成功率。

六、术后常见并发症的预防与处理

1. 肾动脉损伤　由于肾及血管很脆弱，导引钢丝及导管易穿破肾及血管组织。术中应用肝素可加重出血。动脉粥样硬化性 RAS 多见。肾动脉开口处易于撕裂形成夹层。为防止肾动脉损伤，操作时术者与助手务必配合默契，保持导引钢丝及导管位置，交换导管或球囊应在透视下进行。一般撕裂可通过置入支架治疗。严重血管撕裂应立即外科手术。

2. 肾功能恶化　PTRA 术后出现肾功能恶化，可能原因有造影剂肾病、肾小球硬化进展、支架术过程中斑块脱落致栓塞、支架再狭窄、支架术后肾小球灌注压快速增加促使肾病进展等。主要由造影剂诱发，多数患者术前已有肾功能不全。围手术期水化及术后应用碳酸氢钠碱化尿液，有助于预防肾功能恶化。

3. 再狭窄　PTRA 对 RAS 远期再狭窄率较高，支架置入可提高即时技术成功率，再狭窄率仍较高（13% ~ 27%）。通常认为，支架未完全覆盖病变区域是导致再狭窄的重要因素。再狭窄的机制主要是内膜平滑肌细胞增生。肾动脉开口部位支架再狭窄还与腹主动脉内斑块伸展至肾动脉开口有关。因此，对于肾动脉开口处 RAS，支架置入时应将 Stent 近端伸出肾动脉 1～2mm。再狭窄可再次行 PTRA，二期通畅率可达 90%。药物涂层支架可望降低再狭窄的发生率。

七、临床效果评价

评价腔内治疗肾动脉阻塞性疾病的指标包括技术成功率、长期通畅率及临床效果。然而，统一的评价标准尚未取得一致。一般认为，技术成功的标准为狭窄明显减少，残余狭窄小于 30%，跨狭窄段压力差小于 20mmHg 或小于 10%；临床疗效的标准如下所示。

1.对于高血压，治愈是指不服用抗高血压药物的情况下，DBP＜90mmHg 和 SBP＜140mmHg；改善是指在使用相同或减少药物时，DBP＜90mmHg 或 SBP＜140mmHg 或 DBP 降低大于 15mmHg；无效是指不能达到上述标准者。

2.对于肾功能不全，改善是指 Scr 减少≥20%；稳定是指 Scr 改变＜20%；恶化指 Scr 增加≥20%。

总之，肾动脉狭窄的腔内治疗是一个新的进展，虽然存有很多争议，但多数报道表明腔内治疗优于药物治疗，而腔内支架又优于单纯球囊扩张，其最大的优点是微创，目前存在的诸多问题，还需要更多的经验积累和前瞻性研究来逐步加以解决。

（吕　平　李　沁）

第六节　内脏动脉瘤切除术

内脏动脉瘤早在 200 多年前就已经被人们所认识，虽然相对发生率并不高，但却是一种非常重要的临床疾病。近年来由于腹主动脉造影增多及检查技术的不断提高，被诊断出的内脏动脉瘤病例数也在逐渐增多，目前文献报道的内脏动脉瘤累计数已超过 3000 例。据统计，在所有腹部的动脉瘤中，约 5% 涉及内脏动脉。内脏动脉瘤最常见的为脾动脉瘤（约占内脏动脉瘤总发生率的60%），其次为肝动脉瘤（约占 20%）、肠系膜上动脉瘤（约占 5.5%）、腹腔干动脉瘤（约占 4%）、胃及胃网膜动脉瘤（约占 4%），胰十二指肠动脉瘤，胃十二指肠动脉瘤，空肠、回肠、结肠动脉瘤及肠系膜下动脉瘤等较为少见（图 4-31）。由于病变隐蔽，早期缺乏典型的临床症状，故而早

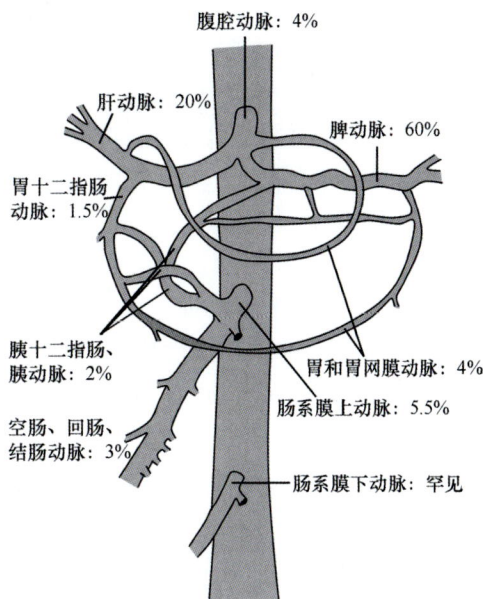

图 4-31　各内脏动脉瘤的相对发病率

期不易被发觉和重视。此类疾病通常在体检或其他疾病检查时被偶然发现，然而一旦破裂，将对患者的生命造成严重的威胁。约有 1/5 的内脏动脉瘤患者表现为外科急腹症而需要进

行急诊手术治疗。未破裂时内脏动脉瘤患者的死亡率约为 8.5%，而破裂之后的死亡率可高达 70% ~ 80%。因此，对内脏动脉瘤的早期诊断和积极治疗是非常必要的。对高危人群定期筛查，做到早发现、早诊断、早治疗，可有效降低内脏动脉瘤病死率。

一、适应证

1. 脾动脉瘤

（1）症状明显，特别是伴有左上腹剧痛，高度怀疑先兆破裂或者腹腔内出血的患者，均应急诊进行手术探查。

（2）育龄期患者应在怀孕前择期手术；若怀孕后确诊，应尽快手术。

（3）动脉瘤直径 > 2cm 的患者。

（4）定期复查见动脉瘤直径逐渐增大的患者。

（5）伴随有门静脉高压或者为肝移植受体。

2. 肝动脉瘤

（1）动脉瘤直径大于 2cm 或者影像学检查发现动脉瘤直径增长迅速。

（2）肝假性动脉瘤。

3. 肠系膜上动脉瘤　在直径很小时即可发生破裂，破裂后患者死亡率达到 30% 以上，同时其常并发有动脉夹层。动脉瘤内血栓形成后脱落造成远端动脉栓塞，会导致相应肠管缺血坏死。所以肠系膜上动脉瘤一经诊断，也都需要进行手术干预。

4. 腹腔干动脉瘤　未破裂者手术病死率仅为 5%，而破裂后的手术病死率则达到了 40%，所以，若腹腔干动脉瘤直径 > 3cm，应考虑手术治疗，但同时也应结合患者自身的症状和体征。对于有动脉瘤导致的腹痛患者，也应采取手术治疗。

5. 胃动脉瘤和胃网膜动脉瘤　通常直径并不大，但其破裂率高达 90%，真性胃动脉瘤和胃网膜动脉瘤的大小与破裂风险之间并没有明显的关系，所以建议对所有的胃动脉瘤和胃网膜动脉瘤都积极进行外科治疗。

6. 外科干预指征　对于内脏动脉瘤的外科干预指征，我们可以总结如下。

（1）瘤体直径大于一定程度：脾动脉瘤 > 2cm；肝动脉瘤 > 2cm；腹腔干动脉瘤 > 3cm；肠系膜上动脉瘤、胃动脉瘤和胃网膜动脉瘤、胰十二指肠动脉瘤、胃十二指肠动脉瘤等不论大小都应积极处理。

（2）随访中有增大趋势。

（3）伴发感染。

（4）疼痛较剧烈。

（5）产生压迫症状。

（6）孕妇。

（7）伴有门静脉高压症。

二、禁忌证

有手术高危因素如高龄、心肺功能受损、机体一般状态差、肾功能不全等。

三、术前准备

通常常规术前检查和评估对大多数患者已经足够，但对于高龄、心肺功能不全的患者，还需术前评估心、肺功能是否能承受手术风险。

B 超：可初步评估瘤体大小，是否有破裂的情况。

CT：腹部 CT 扫描可了解动脉瘤大小，与腹腔周围脏器的关系，瘤壁是否有钙化等情况。

腹腔动脉造影：可以确切地了解动脉瘤的大小、形状、范围、与周围脏器关系，是诊断内脏动脉瘤的金标准。

腹部 X 线检查：部分动脉瘤瘤壁有钙化，在腹部平片上可发现钙化灶，也可提供参考。

四、手术要点、难点及对策

1. 腹腔干动脉瘤切除术

（1）体位及切口：患者取仰卧位。除了直径过大的内脏动脉瘤，大多数患者都可以通过腹部正中切口来进行。

（2）暴露腹腔干：逐层打开腹腔，进入腹腔后，仔细检查腹腔其他脏器，以防漏诊其他疾病。完成腹腔探查后，将大网膜和横结肠向上方拉起固定，乙状结肠推向左下方，并将全部小肠移至腹腔右侧，暴露腹膜后腔。此时应该注意防止损伤肠系膜血管。切断肝胃韧带，切断后即可显露膈肌脚。在少数情况下，肝左叶增大紧贴腹膜后间隙，须切断这一膈肌脚并牵拉后才可显露主动脉。腹腔干上主动脉显露出能够上阻断钳的距离即可。同时远端主动脉也要暴露出来并阻断。

（3）动脉瘤切除：仔细分离腹腔干动脉，并分离肝动脉、脾动脉、胃左动脉三支，以橡皮条悬吊。在主动脉近远端阻断的基础上，切断、结扎胃左动脉，肝动脉、脾动脉也在起始部阻断并切断。切开动脉瘤。若瘤体过大，可以从瘤腔内关闭腹腔干、肝动脉、脾动脉其开口后再予以切断。随后切除动脉瘤。

（4）腹腔干重建：取一段条件较好的自体大隐静脉作为移植物，首先与腹腔干上方主动脉做端侧吻合，随后与肝动脉做端端吻合，最后分别与脾动脉、胃左动脉做端侧吻合。虽然有报道 35% 以上的腹腔干动脉瘤患者行腹腔干结扎后不会导致肝缺血坏死，但这样做风险极大，特别是对已经发生了休克或者肝脏疾病的患者。所以，即使有足够的侧支血运可以结扎腹腔干，临床上也不应把结扎作为常规操作。

（5）关腹：仔细止血后逐层关闭腹腔。

2. 肝动脉瘤切除术　肝动脉瘤切除术的腹腔干暴露过程与上述过程相同，只是不需要暴露腹腔干上段主动脉。若为胃十二指肠动脉近端的肝动脉瘤，由于侧支循环较为丰富，可直接结扎动脉瘤或行结扎加切除术。若为位于胃十二指肠动脉远端的肝动脉瘤，则切除肝动脉瘤后也要用一段自体大隐静脉做肝动脉重建。

3. 脾动脉瘤切除术　具体手术操作可参见脾切除术。若动脉瘤位于脾动脉终端或远端，可行脾动脉切除及血管近远端结扎。通常来讲，无需行脾动脉重建，因为脾也可由胃短动脉的侧支供血。对接近脾门的远端动脉瘤，可采用包括动脉瘤在内的脾切除术。脾实质内的动脉瘤也需行脾切除术。对于靠近胰腺的动脉瘤，行动脉瘤远近端动脉结扎术。

4. 肠系膜上动脉瘤切除术　正常开腹后，将横结肠向上牵开，沿主动脉切开后腹膜，分离主动脉。肠系膜上动脉在肠系膜内走行，沿动脉触诊有助于找到动脉瘤的位置。找到动脉瘤后仔细分离瘤体并切除。然后使用自体大隐静脉重建血管。若动脉瘤在肠系膜上动脉的远端分支，那么直接结扎即可，因为此处侧支循环较为丰富。若肠系膜上动脉的起始部也呈瘤样扩张，那么应该将静脉移植物吻合到腹腔干上。用手指在胰腺后做一向上的隧道，大隐静脉从中穿过，与腹腔干吻合，再与肠系膜上动脉的远端吻合。

5. 胰腺动脉瘤切除术　若胰腺动脉瘤是由于胰腺炎形成的，则手术难度会很大。炎性组织导致分离十分困难，动脉瘤切除通常是不可能的。可以切开动脉瘤后，使用连续缝合封闭动脉瘤的供血血管。

6. 胃动脉瘤及胃网膜动脉瘤切除术　外科处理通常采用切除及结扎，极少数需要动脉重建。

7. 空肠、回肠、结肠动脉瘤切除术　这些动脉瘤通常都不大，小于 1cm。术前的造影确认动脉瘤位置是非常重要的。开放手术大部分行结扎，必要时行相关肠管切除术。

五、术后监测与处理

术后常规监测血常规、肝肾功能、凝血功能等，使用腹部超声或者 CT 动脉造影评估移植物通畅情况。出院后口服抗血小板药物 3 个月。术后 1 个月、3 个月、6 个月及以后每年复查 CT 动脉造影评估移植物是否通畅。

六、术后常见并发症的处理与预防

1. 术后出血　可有多种表现，常见腹膜后血肿。术中止血要确切，避免损伤周围血管，谨防术后吻合口或者周围血管出血。

2. 术后急性胰腺炎　是非常危险的术后并发症，有较高的死亡率。术中应尽量避免大范围的创伤及牵拉胰腺。

3. 术后肠梗阻　可能为粘连性肠梗阻。术中减少不必要的创伤非常重要。

七、临床效果评价

开放手术的治疗结果主要还是取决于是择期手术还是急诊手术，并且与解剖的复杂性、手术修复程度的大小都有关系。有报道称内脏动脉瘤急诊手术死亡率超过 50%，而择期手术的死亡率和并发症发生率都显著降低。对于腔内治疗和开放手术治疗，有研究显示，无论是死亡率还是并发症发生率都没有显著区别。

（吕　平　李　沁）

第五章　肢体动脉手术

第一节　肱动脉切开取栓术

一、适应证

1. 发生上肢动脉栓塞后，急性缺血症状严重，无明显手术禁忌证。
2. 栓塞平面位于指动脉以上。
3. 为已经发生坏疽病例进行取栓手术，目的在于降低截肢平面或有助于残端愈合，可以采取取栓后即刻开放截肢的方法，避免严重并发症的发生。

二、禁忌证

1. 肢体已经出现明确的感觉及运动障碍，肌肉坏死，取栓也不能挽救肢体。
2. 患者一般情况严重恶化，出现多器官功能衰竭。

三、术前准备

1. 完善术前相关检查　血常规、尿常规、凝血功能、肝肾功能、电解质、胸片、心电图及上肢动脉多普勒彩超等检查。
2. 尽可能纠正全身情况及改善心功能。
3. 静脉泵入肝素抗凝治疗。
4. 麻醉　局部浸润麻醉、臂丛麻醉和全身麻醉均可。

四、手术要点、难点及对策

1. 体位及切口　仰卧位，上臂外展90°，避免肩部过伸，以防拉伤臂丛。沿上臂内侧二、三头肌肌间沟处做长 5～8cm 的纵行切口，或在肘部行"S"形切口。常见切口位置见图 5-1。

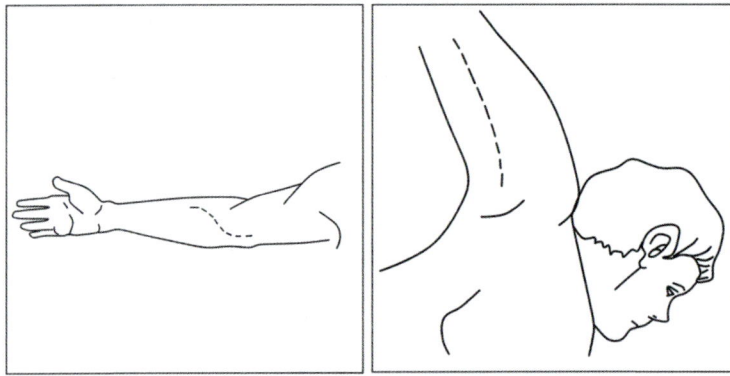

图 5-1 手术切口

2. 显露并游离肱动脉 切开皮肤、皮下组织后，打开包绕上臂神经血管鞘。手触诊肱动脉搏动后，将贵要静脉向后分离，显露位于上臂的前臂内侧皮神经和正中神经、尺神经之间的肱动脉，游离肱动脉长约 3cm，于两端绕以阻断带，暂不收紧。肘关节处肱动脉紧贴肱二头肌腱膜下方，在肱二头肌及其腱膜的内侧，部分切断肱二头肌腱膜可以显露肱动脉，同时显露肱动脉的两分支桡动脉及尺动脉。

3. 阻断并切开肱动脉 切开前全身肝素化处理（按 100U/kg）。阻断肱动脉近端血流，横行切开 1/2 圈肱动脉，优势是动脉缝合后不狭窄；也可以在肱动脉前壁行一纵行切口，在切口近心端横缝一条 4-0 缝线并打结，防止导管取栓时损伤动脉切口动脉壁。

4. 去除近端肱动脉血栓 放松近端阻断带，以 4F 或 5F Fogarty 导管首先向近端插入约 25cm，注入肝素生理盐水充气导管球囊，缓慢持续用力拉出导管，用血管镊从切口处取出血栓，重复此过程直至近端肱动脉出现活跃搏动性喷血。

5. 去除远端肱动脉血栓 放松远端阻断带，以 3F 或 4F Fogarty 导管向远端插入约 30cm 至腕关节，依上法取出血栓，取栓后远端应有回血，并以冲洗导管向远端动脉注入肝素生理盐水或尿激酶。

6. 缝合肱动脉切口 放松肱动脉的近端阻断带，如动脉喷血佳，再次阻断，用 6-0 Prolene 线，边距 1mm，针距 1mm，连续外翻缝合动脉壁，在缝合最后 2 ~ 3 针之前，解除肱动脉阻断钳（夹），使肱动脉腔内充满血液，排出动脉腔内气体，然后完成缝合并打结。缓慢放松肱动脉阻断钳，如果有明显喷血，则重新阻断，增补间断缝合 1 ~ 2 针。否则，用干纱布或温盐水纱布压迫数分钟即可止血。

7. 检查动脉血运 动脉恢复后，检查前壁桡动脉和尺动脉搏动情况及肢体远端皮温、皮肤颜色情况。

8. 缝合上臂伤口 彻底止血后内置引流管一根，逐层缝合切口。

五、术后监测与处理

1. 动脉栓塞患者多数伴有器质性心脏病，术后应严密监护心功能。

2. 密切观察动脉血气、电解质、肝肾功能及尿量，保持水、电解质平衡，纠正酸中毒，保持酸碱平衡。

3. 观察患者皮温、皮肤颜色及动脉搏动情况。

4. 酌情给予抗凝、溶栓治疗。

5. 密切监测凝血指标，预防抗凝剂应用过量。

6. 应用抗生素 3～5 天预防感染。

六、术后常见并发症的预防与处理

1. 术后动脉血栓形成　栓子取出后，栓塞部位的动脉内膜常有一定损伤，若动脉内膜本身有病变（如动脉粥样硬化），更易形成血栓，因此术后适当抗凝治疗是必要的。

2. 动脉损伤或夹层　球囊取栓时，球囊充盈过大，易损伤动脉内膜，甚至造成动脉破裂。故取栓时避免球囊过度充盈，在拉出血栓过程中，若遇到较大阻力，应放出部分球囊内液体，切勿用力拉出导管。在未识别动脉真内腔时，勿匆忙插入导管，以免进入内、中膜分离间的假腔，造成动脉夹层分离，引起远端肢体缺血。预防方法是，应以无损伤血管钳分开切开的动脉壁全层，辨清动脉腔后，在直视下插入导管，忌盲目插入导管。

3. 神经损伤　术后常见损伤神经包括臂丛神经、正中神经或尺神经，这类神经损伤通常是牵拉导致，术中游离时仔细操作可以避免，术中应尽可能少用电凝止血，以减少不同程度的直接热损伤。

（郑　鸿　胡国富）

第二节　上肢动脉腔内治疗术

一、适应证

动脉硬化闭塞症导致上肢动脉狭窄或闭塞，上肢动脉取栓术后上肢缺血不能改善者。

二、禁忌证

1. 肢体已经出现明确的感觉及运动障碍，肌肉坏死。

2. 患者一般情况严重恶化，出现多器官功能衰竭。

3. 有严重心脑血管疾病，不能耐受麻醉及手术者。

4. 无远端流出道或流出道不佳的患者。

三、术前准备

完善检查，配备相应的介入器械：穿刺器械，溶栓导管，单弯导管，球囊导管，相应口径的支架。

四、手术要点、难点及对策

（一）手术方式

置管溶栓治疗：适用于急性上肢动脉栓塞患者。

球囊扩张及支架置入治疗（PTA：STENT）：适用于慢性上肢动脉闭塞患者。

（二）置管溶栓治疗手术步骤

1. 患者取平卧位，双侧腹股沟、会阴及下腹部常规消毒、铺无菌孔单，以 1% 利多卡因 10ml 在穿刺点周围做局部浸润麻醉。

2. 经腹股沟韧带中点下 1.5cm 处，以 Seldinger 技术行股动脉逆行穿刺，置动脉鞘。

3. 静脉给予肝素（70U/kg）全身肝素化。

4. 沿超滑导丝分别将猪尾导管和选择性造影导管送入升主动脉，接高压注射器行升动脉造影，再以 4F J 管行锁骨下动脉及其远端造影。

5. 对腋动脉远端闭塞的患者，以 8F 导引导管放置在锁骨下动脉并越过椎动脉开口处，沿导丝进入 4F 单弯导管，导管头端尽可能接近闭塞处，以负压吸引方式反复抽吸血栓，并留置导管于血栓上方，术中给尿激酶 20 万～40 万 U，以 1 万 U/min 持续泵入后再次造影调整导管位置，缝扎固定。

6. 术后根据患者情况给予尿激酶 40 万～80 万 U 溶栓，同时以肝素抗凝（50ml 生理盐水 +100mg 肝素以 2.0ml/h 泵入，根据凝血时间、ATPP 值调整肝素量）。

（三）球囊扩张及支架置入治疗手术步骤

1. 相同的方式进行穿刺、升主动脉造影、锁骨下远端动脉造影。

2. 对锁骨下动脉起始部闭塞的患者，以 8F 导引导管搭靠于锁骨下动脉起始部，用 0.035 英寸的泥鳅导丝反复试探闭塞段，最终导丝均顺利通过并尽可能进入尺桡动脉远端，沿泥鳅导丝进入 4F 导管，置换 0.018 英寸 SV-5 导丝，进球囊导管扩张狭窄段。扩张时尽可能采用低压、短时间扩张技术，球囊直径一般选择 6mm，扩张后经导引导管注射造影剂观察扩张效果。

3. 撤出球囊导管后，置换支架输送系统，使支架位于狭窄段并经导引导管注射造影剂确定支架位置合适后释放支架。支架释放后经导引导管再次造影确定支架位置及开通良好后拔管。术后继续全身肝素化至少 24 小时，并注意控制血压，防止再灌注损伤。

五、术后监测与处理

伤口加压包扎 24 小时。术后尽量让患者保持穿刺侧肢体伸直，不做大范围活动，以防穿刺点出血。此外，嘱患者尽量多喝水，以便使造影剂迅速排出。

六、术后常见并发症的预防与处理

1. 脑及脏器出血　对于心房颤动患者，溶栓前应常规行心脏彩超，如有心内栓子则为溶栓禁忌。对于年龄较大、高血压三级（极高危）的患者，溶栓时尿激酶用量尽可能少，导管局部应用尿激酶每日用量应控制在 40 万 U 以下，以抗凝治疗为主。使用尿激酶时应注意观察患者的体征，如出现血尿、头痛、肢体活动异常时应立即停药。

2.肢体缺血再灌注损伤　术后需抗炎、控制血压、甘露醇脱水、止痛等对症处理。

3.局部血肿　避免重复穿刺；穿刺点上方紧靠腹股沟韧带下方；术后包扎稳固；确保制动。

（郑　鸿　胡国富）

第三节　肢体动脉瘤切除术

肢体动脉瘤包括上肢动脉瘤及下肢动脉瘤，其中上肢动脉瘤发病率较低，占四肢动脉瘤的 17% ~ 32%，主要包括腋动脉瘤、肱动脉瘤、桡动脉瘤及尺动脉瘤。而下肢动脉瘤发病率稍高，主要包括股动脉瘤和腘动脉瘤。肢体动脉瘤主要的治疗措施为手术治疗及介入治疗，其中以手术动脉瘤切除术 + 重建术为主。

一、锁骨下动脉瘤

锁骨下动脉在周围动脉瘤中发生率较为少见，约占周围动脉瘤的 1%，且多为假性动脉瘤，真性动脉瘤多因动脉粥样硬化导致。其症状主要为压迫周围组织导致的压迫症状，疼痛，血栓脱落导致的栓塞症状，以及瘤体破裂。

137

（一）锁骨下动脉瘤切除 + 重建术

1.适应证　原则上均应手术治疗，直径＞ 3.0cm 时应及时治疗。有明显压迫、栓塞、疼痛等症状时应尽快治疗。

2.禁忌证

（1）近期有心绞痛或心肌梗死患者。

（2）存在严重的全身感染（应控制感染后再酌情考虑手术治疗）。

（3）恶性肿瘤晚期患者。

3.术前准备　有感染者控制感染，介入治疗者准备介入治疗器械，备血。

4.手术要点、难点及对策

（1）体位与切口：锁骨下动脉由于位于锁骨下方，且邻近组织有臂丛神经，动脉血管侧支丰富，体位和切口是影响能否顺利手术的关键。锁骨下动脉以斜角肌为标志分为三部分，第一段位于前斜角肌内侧，第二段位于前、中斜角肌间，第三段位于第 1 肋上方（图 5-2）。一般来说，对于第一段的锁骨下动脉瘤，右侧需行正中胸骨切口，左侧行前胸部第 3 肋间切口，否则很难控制近端动脉。第二和第三段锁骨下动脉瘤可采用锁骨下或者上方切口，必要时可切除部分锁骨（图 5-3）。

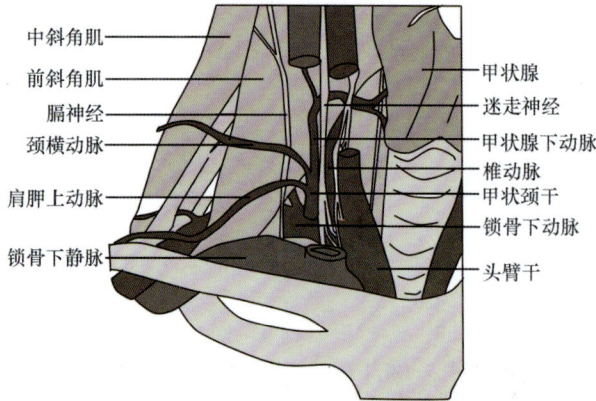

图 5-2　右侧锁骨下动脉局部解剖图

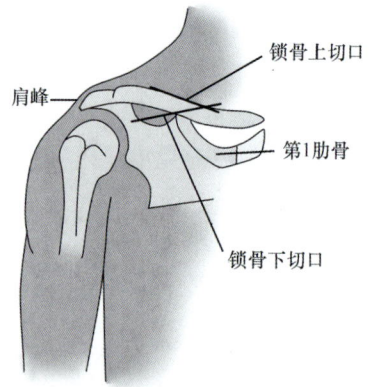

图 5-3　锁骨上和锁骨下切口示意图

（2）小的动脉瘤可以切除动脉瘤后使用人工血管或者自体大隐静脉行端端吻合。此处最关键的是如果瘤体较大时可累及颈动脉或者椎动脉，亦可造成颈动脉或椎动脉受压移位，从而导致解剖关系的改变。此时手术者应谨慎操作，注意保护椎动脉和颈动脉，可行颈动脉或椎动脉重建。对于锁骨下动脉假性动脉瘤，可行动脉瘤内缝合修补术（图 5-4 ～图 5-6）。

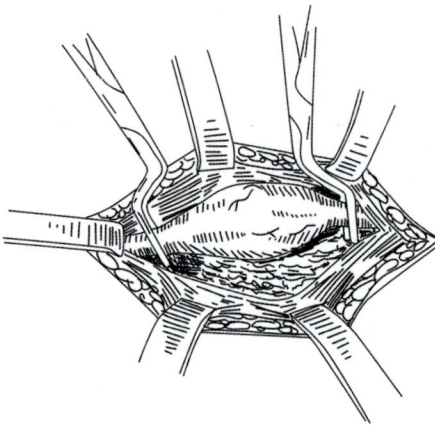

图 5-4　锁骨上切口瘤体显露和控制

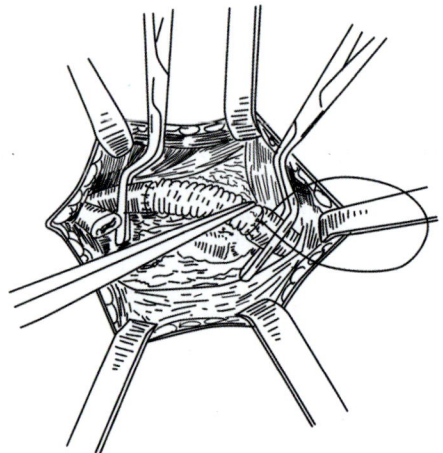

图 5-5　切除动脉瘤，自体血管端端吻合

（3）术前检查提示有上肢动脉远端栓塞的患者，可在缝合前使用取栓导管进行远端动脉探查。

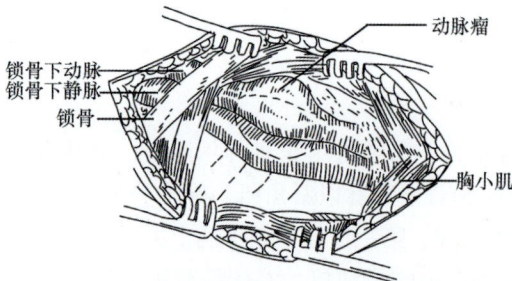

图 5-6　锁骨下切口显露动脉瘤体

5. 术后监测与处理

（1）抗生素防治感染。

（2）抗凝治疗：肝素或者低分子量肝素抗凝。

（3）抗血小板治疗：口服拜阿司匹林或者氯吡格雷。

6. 术后常见并发症的预防与处理

（1）周围组织的损伤：主要包括臂丛神经、颈动脉及椎动脉损伤。臂丛神经损伤主要是由于术中过度牵拉或者电刀止血时发生。颈动脉及椎动脉损伤一般为解剖层次不清，操作过于粗暴造成，只要术中谨慎，一般可以避免。

（2）上肢缺血：主要原因是瘤体内血栓脱落或者术后吻合口闭塞造成。术中轻柔操作，不要反复触摸瘤体而导致附壁血栓脱落，术后应充分抗凝及抗血小板治疗。据统计，不行锁骨下动脉重建时，有25%的患者出现患者肢体缺血，因此，如非术中大出血难以控制或瘤体巨大难以切除，应重建锁骨下动脉。

（二）锁骨下动脉瘤腔内治疗

1. 适应证　无明显压迫症状的患者，无法耐受开放手术者。

2. 术前准备

（1）完善术前相关检查。术前3天口服抗血小板药物。碘过敏试验。术前静脉予以肝素。

（2）配备相应的介入器械，Seldinger穿刺针、6～9F血管鞘、4～5F猪尾导管、单弯导管、西蒙导管及导丝和交换导丝。另外需准备长鞘、球囊和支架。

3. 手术要点、难点及对策

（1）患者取平卧位，双侧腹股沟、会阴及下腹部常规消毒、铺无菌孔单，以1%利多卡因10ml在穿刺点周围做局部浸润麻醉。

（2）经腹股沟韧带中点下1.5cm处，以Seldinger技术行股动脉逆行穿刺，穿刺部位循序扩张至7F或8F，置动脉鞘。

（3）静脉给予肝素（70U/kg）全身肝素化。

（4）沿超滑导丝分别将猪尾导管和选择性造影导管送入升主动脉，接高压注射器行动脉造影，再行左侧45°造影，明确血管病变的位置、范围及程度（图5-7），同时了解是否存在颈动脉和椎动脉病变。

（5）诊断明确后，置换8F导引导管，先端置于锁骨下动脉开口处，插入4F椎动脉导管或猎人头导管，导引导管先进入颈外动脉，插入260cm超硬交换导丝作为支撑，配合椎动脉导管进入锁骨下动脉。此处难点为如何通过瘤体进入锁骨下动脉远端，需要手术者对导管形态有充分的了解，如实在难以进入，可在患侧肱动脉穿刺，使用抓捕器将导丝拉到远端，建立通路。导丝进入远端后，导管跟进，换用超硬导丝，将导引导管向前推送至椎动脉近心端，确保覆膜支架能顺利到达，且能完全覆盖瘤体（图5-8）。

（6）根据具体情况，选用合适的覆膜支架修复动脉瘤，复查造影，确认远端及椎动脉通畅。

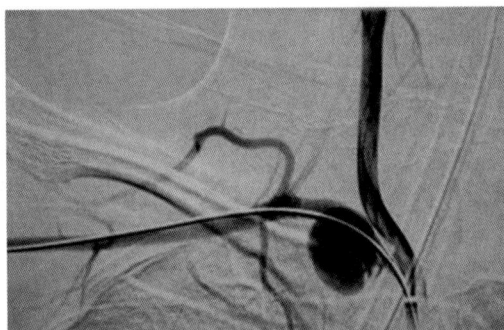

图5-7　DSA示右侧锁骨下动脉瘤

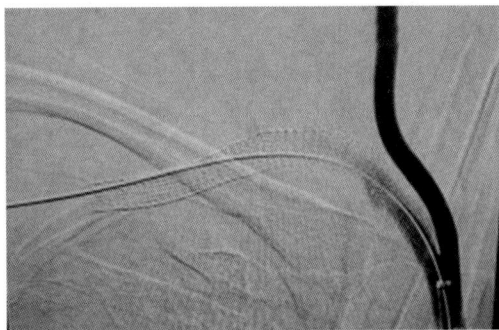

图5-8　覆膜支架覆盖动脉瘤

4. 术后监测与处理　肝素 100U/kg，口服氯吡格雷 75mg/d，拜阿司匹林 100mg/d，维持 6 个月以上。观察桡动脉搏动，测量双侧上肢血压，进行颈动脉彩超以及 TCD 检查。

5. 术后常见并发症的预防与处理

（1）局部血肿：尽量避免重复穿刺；选择在穿刺点上方紧靠腹股沟韧带之下；同时术后加压包扎应牢靠，确保制动效果。

（2）血管痉挛：由于导管、导丝及造影剂的刺激可以导致血管痉挛，特别容易发生痉挛的是椎动脉，操作的轻柔和规范能有效预防痉挛的发生，可以选用尼莫地平、罂粟碱治疗。

（3）支架塌陷、变形、移位，封堵不严。

（4）封闭椎动脉：术前评估很重要，如评估患侧椎动脉为优势椎动脉，选用支架长度应谨慎。目前有人开始尝试使用多层裸支架，认为亦可取得良好效果。

（5）下肢深静脉血栓形成。

二、腋动脉、桡动脉及尺桡动脉瘤

（一）适应证

1. 上肢动脉瘤，原则上一旦确诊，应积极行早期手术治疗。
2. 动脉瘤即将破裂或已破裂。
3. 动脉瘤合并继发性感染。
4. 动脉瘤远侧出现严重的血液循环障碍，影响肢体存活或功能，甚至危及生命。
5. 瘤体不断增大，严重压迫周围组织。

（二）禁忌证

1. 近期有心绞痛或心肌梗死患者。
2. 存在严重的全身感染（应控制感染后再酌情考虑手术治疗）。
3. 恶性肿瘤晚期患者。

（三）术前准备

完善一般手术的常规准备，完善上肢动脉彩色多普勒超声及动脉 CTA 等相关影像学检查。如果合并继发性感染，术前 3 天应用抗生素治疗。糖尿病患者应控制血糖接近正常水平。

麻醉：腋动脉瘤手术因靠近臂丛神经的许多神经干或束，故以全身麻醉为宜。肱动脉远端动脉瘤，通常采用臂丛神经阻滞麻醉。

（四）手术要点、难点及对策

1. 手术方式

（1）动脉瘤切除 + 动脉端端吻合术：适用于动脉瘤瘤体不大，做动脉瘤切除，在无张力的情况下对端吻合最理想。

（2）动脉瘤切除 + 自体静脉移植重建术：如存在张力，则应行自体静脉移植重建术，可采用头静脉、贵要静脉或者自体大隐静脉。

2. 手术切口及动脉显露

（1）腋动脉显露：常采用经三角肌 - 胸大肌 - 锁骨下联合切口。上肢略外展、外旋，掌心朝上，切口自三角肌 - 胸大肌沟达锁骨下，注意保护头静脉，横断胸大肌的锁骨部分，并横断胸小肌，打开胸锁筋膜，即可显露腋动脉。此切口显露范围较广（图 5-9）。

（2）肱动脉显露：肱动脉显露分为上臂段显露及肘窝段显露。

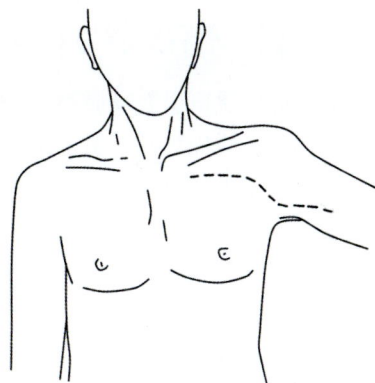

图 5-9　腋动脉显露常用切口

1）上臂段显露：上肢取外展位，掌心朝上。在上臂中部沿肱二头肌和肱三头肌长头之间的沟做长 6 ~ 8cm 的切口。切开皮肤、皮下组织和浅筋膜，到达深筋膜，根据搏动辨别肱动脉。

2）肘窝段显露：上肢外展，掌心朝上。肘窝上 10cm 内侧切口，向下延伸至肘窝褶皱，然后横过皮肤褶皱至前臂外侧，向下稍偏内侧延长。靠肱二头肌内侧切开肱动脉上深筋膜，沿肱动脉行径至肘窝中点，切断肱二头肌腱，将肱桡肌翻向外侧，显露肱动脉远端部分。

（3）桡动脉显露：在桡骨下端与桡侧腕屈肌肌腱之间做纵行切口。切开皮肤和皮下浅、深筋膜，即可显露桡动脉。

（4）尺动脉显露：常在腕部或前臂中下交界处，于动脉投影线做切口，切开皮肤和浅、深筋膜，于尺侧腕屈肌与指浅屈肌之间寻找尺动脉。

3. 上肢动脉瘤切除 + 重建

（1）腋动脉瘤切除 + 重建

1）显露并游离腋动脉：以自三角肌 - 胸大肌沟至锁骨下切口为宜，切开皮肤、皮下组织后，横断胸大肌的锁骨部分及横断胸小肌，切开胸锁筋膜，显露腋动脉近段或锁骨下动脉远侧，游离该动脉，绕以阻断带，以便于阻断。如果腋动脉近段受动脉瘤累及，则经锁骨上切口解剖出锁骨下动脉，以便在动脉瘤切除时控制近端血流。然后解剖出动脉瘤远侧的腋动脉，也绕以阻断带，最后游离动脉瘤的前壁，后壁不必游离。

2）阻断并切开动脉瘤：阻断动脉瘤近侧动脉前，动脉瘤内或动脉腔内注入肝素20mg。阻断近、远端动脉后，切开动脉瘤壁。清除附壁血栓，横断动脉瘤两端之动脉，取自体静脉移植。

3）动脉血运恢复后，检查前臂桡动脉和尺动脉搏动情况及肢体远端皮温、皮肤颜色情况。

4）缝合上臂伤口彻底止血后，内置引流管一根，逐层缝合切口。

（2）肱动脉瘤及尺桡动脉瘤切除 + 重建

1）动脉瘤切除 + 远、近端对端吻合：肱动脉瘤及尺桡动脉瘤如较小，切除动脉瘤后，将远、近端动脉稍做延伸游离，直接行远、近端对端吻合。

2）动脉瘤切除 + 自体静脉移植：动脉瘤远、近端吻合存在明显张力或动脉瘤本身较大，则应行自体静脉移植。静脉可取自附近的头静脉或贵要静脉，也可取自下肢的大隐静脉。吻合采用端端吻合法，使用 5-0 Prolene 缝线做连续缝合。

141

（五）术后监测与处理

1. 密切观察患肢动脉搏动、血运、感觉、运动变化，如发现缺血情况应及时处理，对缺血、感染严重、肌肉坏死，救肢无望者，应果断截肢。

2. 预防血管痉挛：除及时补充血容量外，应注意保暖，尤其是寒冷季节。必要时应用解痉药物。

3. 预防血管栓塞：除扩张血管，预防血管痉挛外，应用低分子右旋糖酐静脉滴注，500 ~ 1000ml/d，可降低血液黏滞度，增加毛细血管床血流量，改善微循环，减少血栓形成。口服阿司匹林肠溶片，抑制血小板聚集。

（六）术后常见并发症的预防与处理

1. 臂丛神经损伤　腋动脉瘤较大、粘连严重，分离动脉瘤时，容易损伤臂丛神经。遇到这种情况，不必勉强游离整个瘤体，阻断动脉后切开瘤壁，自瘤腔内缝合修补动脉破口，而后重建动脉，如不慎切断部分神经纤维，予以缝合。手术后出现神经症状，予以对症治疗。

2. 正中神经及肱静脉损伤　肱动脉瘤瘤体较大时，分离瘤体容易损伤正中神经及肱静脉，这种情况下，不必勉强分离整个瘤体，分离瘤体前壁后，控制肱动脉远、近端，则可切开瘤壁自腔内修补，最后剪去瘤体前壁，后壁可不予切除。

3. 上肢缺血　主要由附壁血栓、吻合口血栓形成所致。术中不要挤压动脉瘤，术后应用抗凝、降低血黏度和抑制血小板功能药物。

（七）临床效果评价

影响上肢动脉瘤切除 + 重建术手术效果的主要是瘤体大小、部位，局部解剖条件，有无感染及移植物的选用等。

目前由于血管修复技术的提高，以前认为对功能有影响的解剖部位，当前已属次要。因此，腋动脉、肱动脉各平面的动脉瘤手术后，均应修复血管，以改善患者血流，促进功能恢复。

三、下肢动脉瘤

下肢最常见的动脉瘤是股动脉瘤和腘动脉瘤，占周围动脉瘤的 80% ~ 90%，因极易致残而具有重要的临床地位。

（一）股动脉瘤切除 + 重建术

股动脉瘤在西方国家以真性动脉瘤为主，绝大多数由动脉硬化引起。而在国内是以假性动脉瘤为主，约 2/3，注射毒品及医源性损伤比例不断上升。

1. 适应证　有症状或出现并发症的股动脉瘤一旦确诊，均应手术治疗。

2. 禁忌证

（1）局部及全身存在严重感染，应暂缓手术，在适当控制感染后再酌情考虑手术治疗。

（2）近期有心绞痛或心肌梗死病史者。

（3）全身多发性动脉瘤，兼有广泛性动脉粥样硬化者。

（4）晚期恶性肿瘤患者。

3. 术前准备　全面检查评估心、肺、肝、肾等重要脏器功能。多普勒超声、动脉造影或 CTA 检查了解动脉瘤的大小、范围及远侧动脉的通畅情况。预防性应用抗生素。有感染者，需控制感染后再手术。备血。

4. 手术要点、难点及对策

（1）真性动脉瘤：①动脉瘤切除 + 血管重建术适用于瘤体较小，周围粘连不重者。切除动脉瘤后可行自体静脉或人工血管移植术，首选自体大隐静脉。②动脉瘤旷置 + 血管重建术　适用于瘤体较大，与周围粘连严重者，剖开瘤体去除血栓，于瘤腔内移植血管或行旁路转流术，并用瘤壁包裹移植血管。③囊状动脉瘤，可行动脉瘤体部分切除，动脉缺损处行补片修补术。④感染性动脉瘤难以切除时，可行非解剖途径的血管重建手术，如经闭孔途径的主 - 腘动脉旁路移植术等。

（2）假性动脉瘤：假性动脉瘤切除 + 髂动脉 - 股浅动脉人工血管搭桥术（解剖外途径），假性动脉瘤切除人工血管置入术，假性动脉瘤切除 + 自体大隐静脉行股动脉修补术或置换术，假性动脉瘤切除 + 股动脉结扎术。

（3）真性动脉瘤手术步骤

1）体位：仰卧位，患者大腿轻度外旋。

2）切口：在腹股沟部沿股动脉行径做纵行切口，越过瘤体，至大腿中、下段。如瘤体位置较高，则切口应自髂前上棘与耻骨结节的中点，向下延至大腿部。

3）显露并游离动脉瘤：依次切开皮肤、皮下组织、浅筋膜、深筋膜可见动脉瘤。游离动脉瘤的前壁和远近端的动脉，各绕以阻断带，以便于动脉阻断。不必游离后壁，游离动脉瘤周长的 1/2 即可满足动脉重建的需要。

4）阻断并切开动脉瘤：静脉内注射肝素 1mg/kg，迅速阻断近、远端动脉，切开动脉瘤，清除瘤壁囊内附壁血栓。

5）人工血管重建：如瘤体局限于股总动脉（Ⅰ型），将动脉瘤完全切除，取与动脉直径相匹配的人工血管移植，用 4-0 Prolene 缝线做端端吻合术。如果股动脉瘤累及股深、股浅动脉（Ⅱ型），则需做股深、股浅动脉重建术。股深、股浅动脉重建有两种方法：一种是用 1.2cm 直径的分叉人工血管分别与股总、股深、股浅动脉吻合；另一种是先做股总、股浅动脉重建，然后股深动脉移植一段人工血管再与股总、股浅动脉的移植血管吻合。人工血管移植吻合完成后，修剪动脉瘤囊壁并缝合包裹人工血管。如动脉瘤与周围组织粘连紧密，可将动脉瘤切开，清除血块，然后用人造血管与囊内近远端开口吻合，外面再用瘤体壁包裹。

6）缝合伤口彻底止血后内置引流管一根，逐层缝合切口。

（4）术中注意事项

1）股动脉瘤切除后，如将两端动脉充分游离，有时可免除移植物而直接做端端吻合。有报道游离范围上达髂外动脉，动脉瘤切除段最长达 6cm，仍可行端端吻合，而不用移植物。

2）对吻合口动脉瘤，可先尝试吻合部位血管的清理和缝合修补。或将原吻合部位病变切除，另取一段人造血管，一端与原人造血管端端吻合，另一端与股动脉端端吻合。

3）对感染性股动脉瘤，可在清洁视野先行非解剖途径的旁路转流手术，如经闭孔途径的主 - 腘动脉旁路转流术，然后切除感染区域的动脉瘤，彻底清创处理，并取瘤壁组织进行细菌培养和药敏试验，以指导术后抗感染治疗。对同时累及股浅、股深动脉的感染性动脉瘤，也可采用原位大隐静脉重建血运，并用缝匠肌瓣覆盖。

（5）假性动脉瘤手术步骤：假性动脉瘤切除的难点在于如何快速找出动脉破口，并控制动脉。在消毒铺巾后，加快输液速度，根据患者情况开始输血，切开皮肤，此时应快速清除皮下大量的血块，以免影响操作，根据喷血压力，感受近端出血位置，术者用手指压迫近端出血位置后，即可开始清除其余出血点，基本控制出血后，解剖动脉破口近端和远端。亦可先采取破口上端皮肤切口，游离出髂动脉或者股总动脉，使用橡皮筋及动脉钳予以控制，再行动脉瘤的切除和破口处理，可以减少出血风险。结扎动脉破口近远端。如行旁路术，可使用大隐静脉或者人工血管移植。因不洁注射的患者静脉条件较差，找出合适自体静脉往往困难，一般需行人工血管解剖外旁路术。图 5-10 示近端解剖后可用于控制近心端血流，远心端根据瘤体位置确定切口位置，作为控制反流血及旁路术的吻合口。图 5-11 示 1 例旁路术后图。

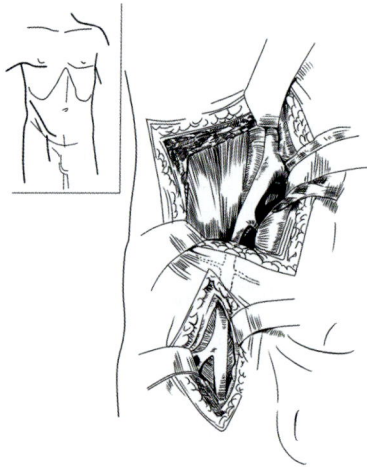

图 5-10　解剖外途径，动脉瘤近心端暴露髂外动脉，远心端据瘤体位置而定

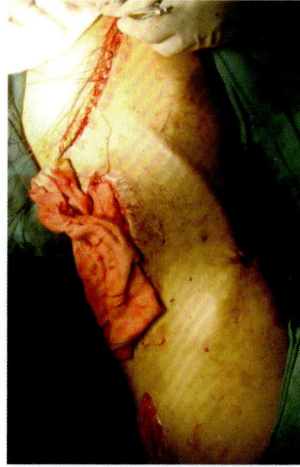

图 5-11　解剖外髂动脉 - 股浅动脉人工血管旁路术

5. 术后监测与处理

（1）密切观察肢体血供情况及足背和胫后动脉搏动情况。

（2）口服阿司匹林肠溶片，抗血小板聚集。

（3）应用抗生素。

6. 术后常见并发症的预防与处理

（1）下肢缺血：主要是术中动脉重建血运恢复后，动脉内膜斑块或血栓脱落，引起下肢动脉栓塞，或肝素用量不足而使原有病变的下肢动脉发生血栓。术中仔细操作，应避免斑块脱落。术后酌情抗凝治疗，预防血栓形成。若发现下肢栓塞性缺血，及早取栓，并应用抗凝、降低血黏度治疗。

（2）人工血管感染：术前、术中、术后均应应用广谱抗生素，术中严格无菌操作，尽量预防其发生。一旦发生，多需切除置入的人工血管（图 5-12）。

（3）吻合口假性动脉瘤：可术后早期发生，也可在数年后出现。早期发生主要是吻合口动脉壁破裂或开始针脚漏血，而后漏口逐渐增大，而形成假性动脉瘤。一旦明确，应及早再次手术修补或重新做人工血管移植。

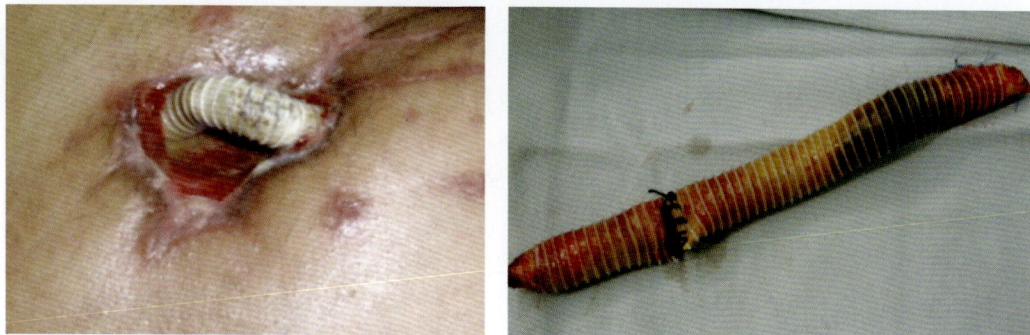

图 5-12　可见人工血管裸露于体表

四、腘动脉瘤

（一）适应证

一旦诊断明确，均应手术治疗。

（二）禁忌证

禁忌证同上述股动脉瘤。

（三）术前准备

术前准备包括评估重要脏器功能，动脉瘤的大小、范围及远侧动脉的通畅情况。预防性应用抗生素。有感染者，需控制感染后再手术。备血。

（四）手术方式

腘动脉瘤手术治疗的目标是切除极易致残的动脉瘤、恢复下肢血液供应、祛除瘤体破裂的危险。常用的手术方式有四种。

1.完全切除动脉瘤术　腘动脉行端端吻合或自体静脉移植术，适用于瘤体较小的病例。

2.动脉瘤切除术　自体血管或人造血管旁路移植术。

3.动脉瘤旷置术　结扎动脉瘤的近心端和远心端后，再行大隐静脉或人造血管间置术或旁路移植术，适用于瘤体和腘静脉粘连严重的病例。

4.部分切除　切除部分瘤壁，缝扎瘤内动脉分支开口，于瘤腔内行血管重建，最后用瘤壁包裹保护血管，适用于瘤体较大，且与周围结构粘连严重的患者。

介入腔内治疗适合不能耐受外科开放治疗，无明显压迫症状的患者。

（五）开放手术

1.内侧切口　此切口比较简单，可以不显露腘动脉瘤，做动脉瘤旷置。内侧切口有利于暴露股浅动脉和三分叉点，使术中的导管取栓或旁路术易于操作，同时易收集大隐静脉。但是难以暴露瘤体，切除动脉瘤及分支动脉难度较大，瘤腔仍有血供，可能使术后瘤腔进一步扩大，甚至破裂。考虑如行动脉结扎＋旁路术可能因分支未切除而瘤体进一步扩张，手术时应尽量将瘤体完整切除，如难以完整切除，也应将瘤体切开，行部分切除，缝扎内部分支血管。手术时其吻合部位较深，导致对手术者的血管吻合熟练程度较高，手术时间较后入路要长。必要时采用跨膝关节切口，瘤体部分切除，建立皮下隧道，人工血管跨膝关节重建。

取仰卧位，膝下垫海绵枕，屈膝30°，下肢外展、外旋，在大腿下段和膝下小腿内侧做切口。首先做股部下端切口，长 5 ～ 8cm，切开皮肤，注意保护大隐静脉。切开深筋膜，在股管内解剖股动脉下端，绕以阻断带（图 5-13）。然后在小腿上内侧自胫骨内髁下方，沿胫骨内缘向下做切口，同样注意保护大隐静脉，切开深筋膜，分开胫骨后肌，显露膝下动脉瘤远侧的腘动脉并游离（图 5-14，图 5-15）。如欲采用自体大隐静脉移植，此时可切取大隐静脉并将其置于肝素生理盐水中。在动脉浅层做隧道，注意勿损伤动脉瘤壁，以免造成出血。隧道容一指通过，然后自腘动脉上端注入肝素 20mg，结扎动脉瘤两端的股、腘动脉，完整切除或旷置动脉瘤（图 5-16）。倒置的大隐静脉或人工血管通过隧道行股、腘动脉端侧或端端吻合（图 5-17）。吻合时最好先做远侧吻合，因吻合较近侧稍不方便。远侧吻合后，除去膝下海绵垫，下肢伸直，吻合近端。

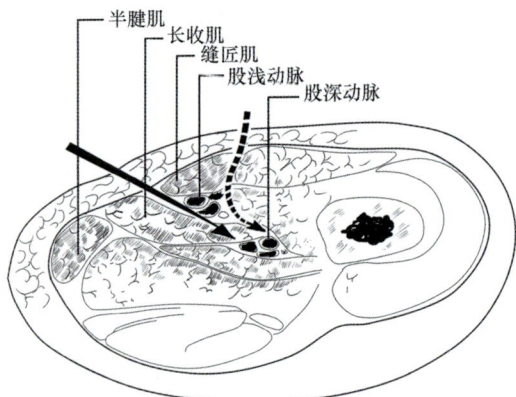

图 5-13　箭头示暴露股动脉路径

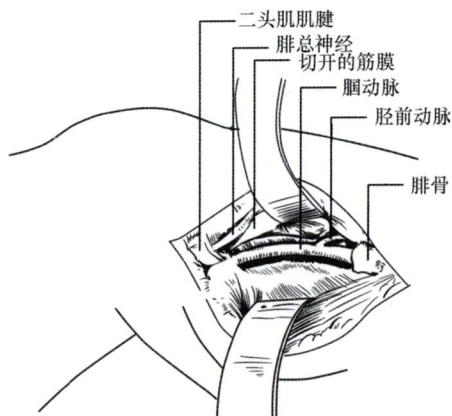

图 5-14　膝关节下方腘动脉局部解剖

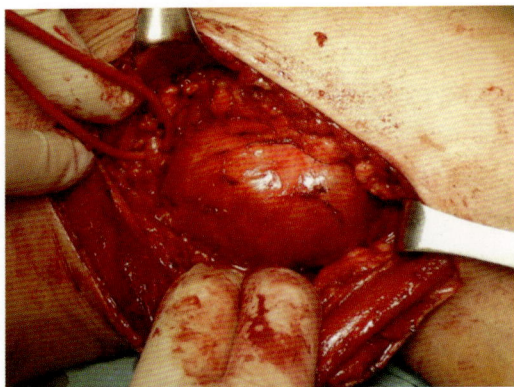

图 5-15　内侧入路显露瘤体

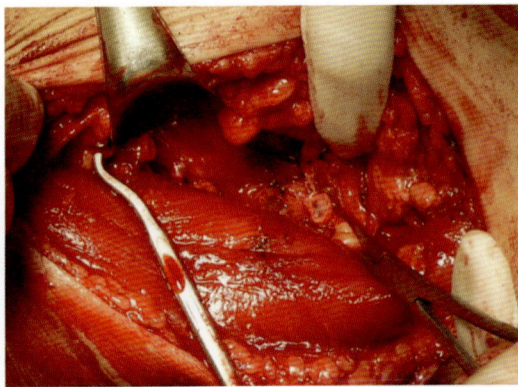

图 5-16　完整切除动脉瘤

2. 后路切口 此切口适于大的动脉瘤，此类动脉瘤在内侧切口血管移植后易受压闭塞；也适于小的动脉瘤的切除直接吻合或做短的血管移植（图5-18）。如采用大隐静脉移植，需首先取仰卧位切取静脉，切口缝合后改为俯卧位。后侧入路可以在直视下将所有分支结扎、缝合或者完整切除，从而避免瘤体的复发。但是如果瘤体不是位于腘窝时手术会很艰难，且因体位的关系不易取自体大隐静脉。手术应尽量重建动脉，如术中发现瘤体较小且出入口

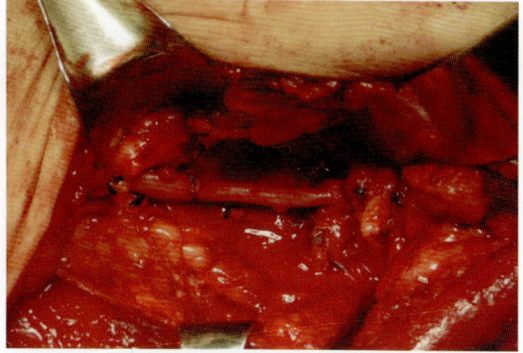

图 5-17 大隐静脉重建腘动脉

相距较近时可以选择瘤内缝合修补术；假性动脉瘤破口行自体静脉补片以免狭窄。

切口取腘窝 "S" 形切口或正中切口，切开皮肤、皮下则可见小隐静脉，予以保护。切开深筋膜，进入腘窝。如用小隐静脉做移植血管，此时可结扎、切断该静脉并拉向一侧，进一步向上、下游离，显露腘动脉瘤、腘静脉和腘神经（图5-19）。如有必要，可以切断腓肠肌、半腱肌内侧头、股二头肌外侧头，以充分显露腘动脉瘤及股管下端。腘动脉瘤不必完全游离，游离其后壁已能满足手术需要。但在游离时，注意保护腘静脉和腘神经。游离出腘动脉瘤两端的动脉，动脉瘤囊腔注入肝素20mg，即可阻断其两端的动脉，纵行切开或完整切除动脉瘤（图5-20）。清除瘤囊内附壁血栓，缝合腘动脉分支的瘤囊内动脉口。切断动脉瘤两端的动脉，建立皮下遂道后（图5-21），用自体或人工血管做移植，与股、腘动脉行端端吻合。如动脉瘤囊较大，剪除一部分瘤壁，然后将其缝合包埋移植血管，移植后如图5-22所示。

吻合完成后检查足的血供情况，如血供不及术前，应做术中动脉造影，若腘动脉主要分支内有栓子或血栓形成，则需术中 Fogarty 导管取栓。动脉腔内酌情注射肝素、尿激酶及血管扩张药。如腘动脉分支有狭窄，不宜行内膜切除，可用 3F Fogarty 导管扩张，以达到肢体远端有较好的血液供应的目的。彻底止血后内置引流管一根，逐层缝合切口。

147

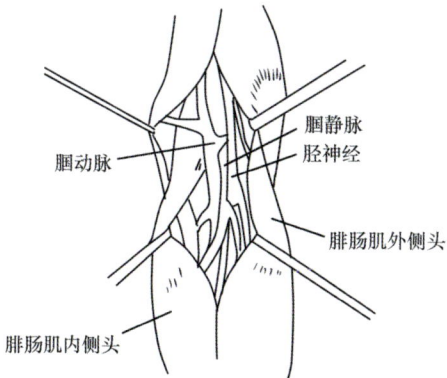

图 5-18 后侧入路腘动脉局部解剖

腘动脉
腘静脉
胫神经
腓肠肌外侧头
腓肠肌内侧头

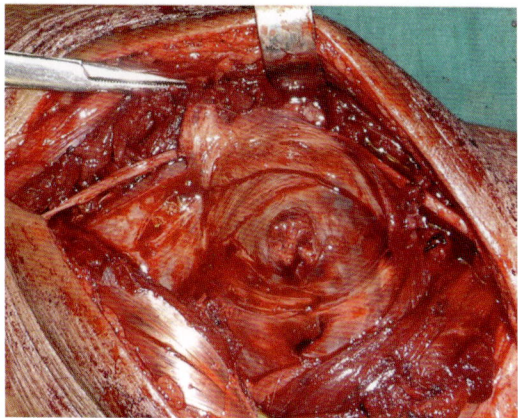

图 5-19 后侧入路暴露瘤体，保护神经

3. 旁路移植 是最简单的一种手术方式，分别做股下部及小腿上部的内侧切口，不显露瘤体，而仅显露其远近端的腘动脉。用倒置的自体大隐静脉做旁路移植，再将瘤体的流入、流出道结扎。

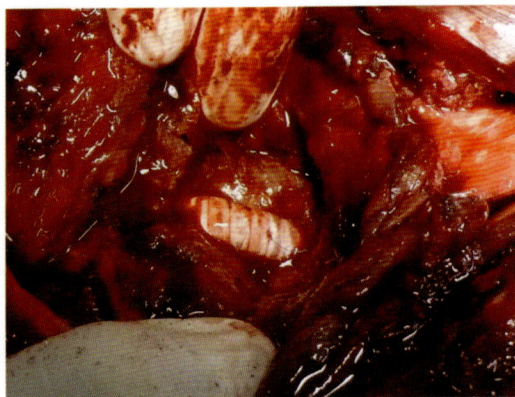

图 5-20　切除腘动脉瘤，人工血管置换

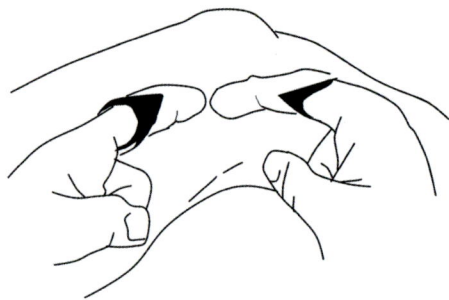

图 5-21　皮下隧道建立

这种方法的最大优点是简便，尤其适用于较长的梭形动脉瘤，但对已经有压迫症状的患者不适用。术后绝大多数瘤体因血栓形成而闭塞，但有个别报道瘤体继续增大并破裂者。

（六）腔内治疗

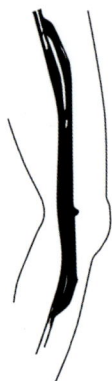

图 5-22　人工血管跨膝关节重建

随着介入技术的发展，如患者无法耐受开放手术，可以考虑使用覆膜支架覆盖腘动脉瘤。常用的是选用 5mm Viabahn。经对侧股动脉逆行穿刺或经患侧股总动脉顺行穿刺。治疗难点为寻找远端流出道，需要术者对导管特性的了解及耐心。影响支架远期通畅率的因素为患者动脉直径＜ 4.5mm，远端流出道差。并注意尽量预留后期旁路术的部位，一旦出现支架闭塞，可考虑旁路术，术后建议终身服用抗血小板药物。

要点：理想的支架锚定区域如图 5-23 所示。由于膝关节活动量及弯曲度较大，受近端扩张力和远端压缩力（图 5-24）的影响，对支架要求较高，要求支架柔顺性好，抗折性强，径向支撑力强，同时可供选择的尺寸要全面。准确测量管腔直径为支架治疗腘动脉瘤的要点，选择合适的尺寸极为重要，如在 DSA 下测量，往往会低估血管的直径，选用 Viabahn 支架时需要根据 DSA 测量数据放大约 20%。

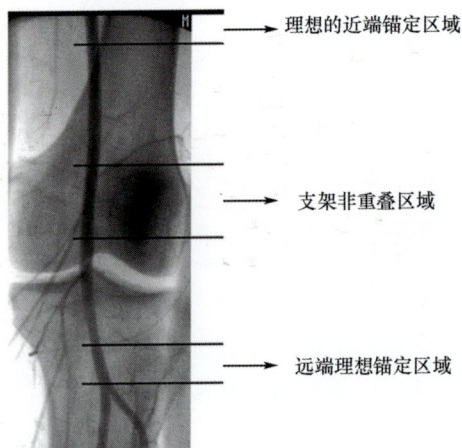

理想的近端锚定区域

支架非重叠区域

远端理想锚定区域

图 5-23　支架理想的位置

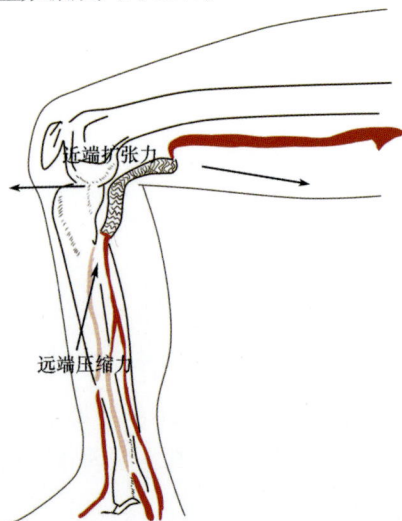

近端扩张力

远端压缩力

图 5-24　牵拉及压缩均可导致支架变形和断裂

（七）术后监测与处理

（1）密切观察肢体血供情况及足背和胫后动脉搏动情况。

（2）用石膏托固定膝关节，肢体制动 2 周。

（3）术后酌情给予抗凝、抗血小板治疗。

（4）应用抗生素 2 ~ 3 天。

（八）术后常见并发症的预防与处理

1. 下肢缺血　无症状的腘动脉瘤手术后，90% 病例取得良好效果，极少数发生远侧供血不足，应仔细研究发生的原因，以采取针对性措施。

2. 人工血管感染　术前、术中、术后均应应用广谱抗生素，术中严格无菌操作，尽量预防其发生。

3. 伤口出血或血肿　主要原因是术中止血不彻底或抗凝治疗不当。术中仔细止血，术后应用抗凝药物的剂量要适当。

4. 支架术后可出现支架感染、闭塞和断裂　如出现下肢缺血明显，可考虑自体静脉或者人工血管旁路术。

（郑　鸿　胡国富）

第四节　下肢动脉切开取栓术

发生在下肢的急性缺血见于下肢动脉急性栓塞、下肢动脉急性血栓形成、外伤，以及主动脉病变、静脉病变等累及下肢动脉血供，其中以下肢动脉急性栓塞最为常见，患者发病后出现典型的"5P 征"。栓塞下肢动脉的栓子以来源于心脏的血栓最多，患者常有风湿性心脏病、心房颤动等合并症，心脏内形成的附壁血栓脱落，随血流栓塞至下肢动脉。其他栓子成分如心脏内黏液瘤、主髂动脉（瘤）内附壁血栓、感染性心内膜炎的菌栓等，笔者所在中心甚至见过心脏瓣膜组织脱落成为栓子栓塞下肢动脉。下肢动脉急性栓塞常需急诊行下肢动脉取栓手术，以缓解下肢缺血，挽救肢体。

一、适应证

适用于下肢急性缺血患者，以及下肢慢性缺血急性加重患者。

二、禁忌证

下肢急性缺血常起病急促且症状严重，不仅危及肢体存亡，甚至对全身多器官都有严重影响,故下肢动脉切开取栓手术没有绝对禁忌证,临床可根据肢体组织缺血严重程度判断是否需要急诊手术,或待完善进一步检查后择期手术。

三、术前准备

因此症起病特点,临床常需要初步诊断后即需急诊行取栓手术。在明确病史、合并症等情况后,行常规的急查血常规、凝血功能、血液生化指标(肝肾功能、肌酸激酶、心肌酶学等),同时行下肢动脉、髂动脉、心脏彩色超声检查,明确病变部位、程度、心脏情况等,常能满足急诊行下肢动脉取栓手术需求。

若病情允许,可考虑进一步完善受累肢体 ABI、末梢经皮氧分压,以及动脉血管造影检查,如 CTA、MRA 或 DSA 等。

麻醉:因患者围手术期需要使用必要的抗凝剂,故常不选择连续硬膜外麻醉。常用的麻醉方式为全身麻醉、区域神经阻滞麻醉(腰骶丛和坐骨神经阻滞),以及局部浸润麻醉等。

四、手术要点、难点及对策

1. 手术入路　常选择经同侧股总动脉入路和经同侧腘动脉入路。

病变累及髂动脉、股总动脉、股深动脉等时,常选择经同侧股总动脉入路。取平卧位,在腹股沟皮肤皱褶部位做纵行直切口,或做沿腹股沟韧带皮纹方向的斜切口,逐层暴露至股动脉,必要时尽量充分游离股总动脉、股浅动脉及股深动脉。

病变仅累及腘动脉,尤其仅累及膝下动脉时,除选择常用的股动脉入路以外,尚可选择经同侧腘动脉入路。腘动脉入路时,可选择平卧位,经膝上大腿内侧缝匠肌前缘直切口暴露腘动脉,或选择俯卧位,经腘窝正中直切口、"S"形切口等暴露腘动脉。

2. 动脉切口选择　阻断、切开动脉血管壁之前,适当的全身抗凝是必要的。常选择普通肝素静脉内注射,监测静脉血 ACT 在 200 秒左右即可。

经股动脉入路动脉切口常选择邻近分叉的股总动脉末段前壁纵行直切口,经腘动脉入路亦选择动脉浅侧的纵行直切口。直切口的选择利于必要时延长,以及便于剥除切口部位增厚的动脉内膜等。动脉壁切口长度 1 ~ 1.5cm,切口过小常会引起动脉壁横向的撕裂性损伤,最终增加手术难度,甚至导致术后局部吻合部位狭窄。

3. 动脉内取栓　经股动脉逆行向股总动脉及髂动脉取栓时,常使用 4 ~ 6F 的 Fogarty 动脉取栓导管,在股浅动脉段选择 4F,在腘动脉及膝下则选择 3 ~ 4F 导管。

取栓时,若动脉内堵塞节段较长,或合并动脉粥样硬化等,导管进入时常阻力较大,则选择分节段多次取栓。忌使用导管连同内置硬导丝暴力前行,尤其向近端,损伤髂动脉甚至会引起致命的出血。导管球囊力度适中,尽量避免损伤近远端的动脉内膜,影响血流。或在 DSA 引导下,导丝预先通过闭塞段,引导导管进行取栓,则更安全有效。

取栓后,近端动脉搏动恢复正常,远端有较满意的血液反流,常提示取栓完全,血流恢复满意。若有条件同期行动脉造影,则能客观判断动脉通畅情况,必要时同时对存在的局限性狭窄、夹层等病变进行球囊扩张、支架置入等处理。

4.动脉切口缝合　单纯动脉取栓切口仅需常规连续缝合即可。必要时需同时行动脉切口部位的内膜剥脱、分支动脉开口成形等，甚至需使用自体大隐静脉或人工材料进行补片成形，以求血流通畅，避免狭窄。

五、术后监测与处理

单纯的下肢动脉栓塞取栓后，远端动脉搏动常能即刻恢复。或因取栓过程中导管刺激等因素致动脉管壁痉挛，数小时后亦常能恢复远端动脉搏动。合并动脉粥样硬化的患者，肢端动脉搏动或难以触及，但患肢主观症状、皮温、色泽、末梢毛细血管充盈程度常有较明显的改善，手术前后 ABI、动脉 CTA 等指标的对比亦能客观判断手术效果。

术后进行血常规、生化等指标监测，可动态观察肢体组织坏死程度、肾脏等重要脏器损伤程度等。

六、术后常见并发症的预防与处理

1.肢体肿胀　患肢术后常因缺血再灌注损伤等原因出现肿胀，尤其见于起病急重而缺血时限较短者。围手术期给予适当的皮质激素可一定程度减轻局部炎症反应和预防肿胀，严重的肿胀则需要及时进行骨筋膜室切开减压。

2.肢体功能障碍或组织坏死　急性缺血发生时，对缺血最为敏感的神经组织损伤，可能导致术后患肢功能障碍，表现为皮肤感觉异常或运动功能丧失。除尽早恢复患肢动脉血供外，适当的神经营养制剂亦能促进神经损伤恢复，改善患肢功能。部分严重的神经功能损伤甚至是不可逆转的。

动脉取栓后，肢体部分组织动脉血供不能满意恢复亦较常见，甚至发生组织坏死、溃疡等，常见于肢端、趾尖、胫前等部位。局限的组织坏死、溃疡等经适当的创面处理常能愈合，或辅以扩管、去腐生肌等药物，促进伤口愈合。

3.栓塞复发　单纯下肢动脉取栓手术并未处理源头的栓子，故术后常有栓塞复发，甚至身体其他部位动脉栓塞发生，如颈动脉、上肢动脉、内脏动脉等。积极的抗凝能减少栓塞再发，必要时则需外科手段对源头栓子进行去除。

4.肾脏等重要脏器功能损伤　肢体血供恢复后坏死组织和酸性代谢产物的吸收常损伤肾脏、心脏等重要器官，甚至发生急性肾衰竭、心搏骤停等灾难性后果。因此必要时及时进行血液净化，或能挽救患者生命。当术前评估患肢组织已难以恢复活力，肾功能等指标显示全身已然受累时，甚至不惜选择截肢而力求保全患者生命。

（郑　鸿　刘建勇）

151

第五节　肢体动脉旁路手术

常用的肢体动脉旁路手术有（同侧）股 - 腘动脉旁路、股 - 股动脉旁路及（同侧）腋 - 股动脉旁路，必要时可同期进行上述两种或两种以上旁路。

一、适应证

股 - 股动脉旁路和腋 - 股动脉旁路常用于主、髂动脉闭塞段难以开通，而患者全身、腹盆腔等情况情况不允许进行主、髂动脉至股动脉的解剖内旁路时。单侧的主、髂动脉病变，优先选择股 - 股动脉旁路。双侧病变则可考虑行同侧腋 - 股动脉旁路，再根据病情需要决定是否同期加行股 - 股动脉旁路。

股 - 腘动脉旁路常用于长段股浅动脉闭塞难以开通时，也有报道认为长段股浅动脉闭塞（如 TASC D 型病变）行腔内成形手术术后远期通畅率低于股 - 腘动脉旁路，故建议此类病变首选旁路手术。

二、禁忌证

因旁路手术常需全身麻醉，故需评估患者全身情况及对手术的耐受力。此外，手术局部区域皮肤、软组织的感染会增加手术失败的风险。

三、术前准备

肢体动脉旁路手术常是择期进行。在明确病史、合并症等情况后，行常规的实验室检查，同时行病变动脉、供血动脉、心脏彩色超声及受累肢体 ABI、CTA 或 MRA 等检查，明确病变部位、程度、心脏情况，以及供血动脉情况等，综合评估后进行手术。

麻醉：尽管有人曾局部麻醉进行上述旁路手术，但常用的麻醉方式仍为全身麻醉、区域神经阻滞麻醉（腰骶丛和坐骨神经阻滞）等。

四、手术要点、难点及对策

1.吻合口的处理　不管是近段供血部位或远端流出部位，必要时都可以对血管壁进行相关处理如内膜剥脱、补片成形等以满足需求。

近段供血部位在股动脉常选择股总动脉，在腋动脉则选择腋动脉分支较少的第一节段。旁路远端吻合口在股动脉可选择股总或股浅动脉，但需尽量保证股深动脉血流通畅，以备提高远期股浅动脉闭塞后桥管的通畅率。

2.桥管的处理　桥管材料可选择自体大隐静脉节段，或 PTFE 人工血管。

使用隧道器建立皮下隧道并置入桥管，桥管常需深至深筋膜以减少感染。如在股 - 股

动脉旁路时，桥管在吻合口旁紧贴腹外斜肌腱膜前方，向中间跨过腹直肌前鞘前方；在腋 -
股动脉旁路时，桥管自胸大肌后方外行至同侧腋中线后下行，在髂前上棘内侧下行跨过腹
股沟韧带至同侧股动脉；在股 - 腘动脉旁路时，桥管行于深筋膜层或缝匠肌深面。

桥管走行途中避免扭转，桥管与自体动脉吻合部位避免成角打折等。

五、术后监测与处理

肢体动脉旁路术后除对患者一般情况进行监测外，主要对患肢动脉血供和旁路桥管通
畅情况进行观察。

术后远端肢体动脉搏动恢复并持续存在，是桥管通畅的重要标志。此外，术后患肢皮温、
色泽、主观症状及 ABI 等客观指标常有较明显的改善。

六、术后常见并发症的预防与处理

1. 肢体肿胀　旁路手术术后常有不同程度的患肢缺血再灌注损伤，表现为肢体肿胀等，
严重至需切开减压者则极少，对症处理多能在 1 ~ 2 周内缓解。

2. 术后桥管血栓形成　在围手术期充分抗凝、抗血小板等措施下，术后短期内桥管血
栓形成，常见于吻合口处理不当，或桥管扭转、打折等，常需急诊进行手术探查和取栓。
而对于反复术后血栓形成而排除上述等原因后，可考虑更换人工血管旁路为自体大隐静脉
旁路，以提高术后桥管通畅率。

3. 吻合口狭窄　常因吻合部位自体血管内皮及平滑肌细胞增生所致，是旁路手术术后
常见的远期并发症，也是影响旁路手术远期通畅率的重要原因。吻合口部位的狭窄常可通
过腔内球囊扩张、支架置入等手段纠正，必要时可考虑手术修复、成形和重建等。

153

（郑　鸿　刘建勇）

第六节　腘血管陷迫综合征的手术治疗

腘血管陷迫综合征（popliteal vascular entrapment syndrome，PVES）是腘窝的异常肌肉、
纤维索带等压迫腘动脉或腘静脉，而引起的相应病理改变和临床表现，有时也可累及神经，
但以腘动脉受累最常见。本征的特点是患者多为年轻男性，于跑步或剧烈运动后发病，并
有进行性加重的间歇性跛行。动脉扪诊可发现患侧足背动脉搏动较弱且不对称。至今为止
该病发病率仍未有明确统计。不同文献报道的发病率并不一致。

腘血管陷迫综合征的分型也多种多样，目前最常用的分型方式为五种类型及一种附加
类型（图 5-25）。该方法由 Love 和 Whelan 提出，后由 Rich 等修订补充。

Ⅰ型：腓肠肌内侧头附着点正常，腘动脉环形向内侧绕过内侧头的起始部向其深面和
下方行走（图 5-25A）。

Ⅱ型：腓肠肌内侧头附着点位于正常附着点部位外侧，并非起自内上髁而是来自于股骨内侧髁的外侧方，腘动脉走行正常，但是仍走经其内侧和下方，受到压迫（图 5-25B）。

Ⅲ型：腓肠肌内侧头的附属肌束压迫腘动脉，此肌束起点较内侧头偏外侧。类似Ⅱ型，腘动脉走行相对正常（图 5-25C）。

Ⅳ型：深部腘肌或同一位置的纤维束压迫腘动脉，腘动脉可自腓肠肌内侧头绕过，也可以向外走行（图 5-25D）。

Ⅴ型：上述任何一型伴随腘静脉受压者（图 5-25E）。

Ⅵ型：又叫功能性腘血管陷迫综合征，腘动脉在足跖屈时受压闭塞，但是并无解剖学畸形。

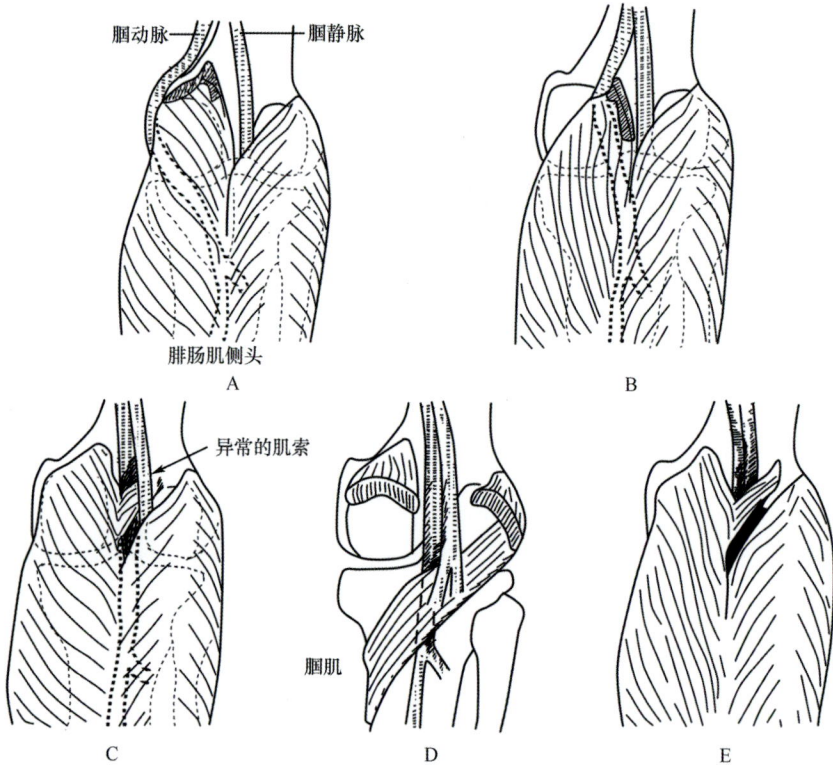

图 5-25 腘血管陷迫综合征的分型（解剖学畸形）

一、适应证

1. 所有明确腘血管陷迫综合征的患者都应手术治疗。对于年轻患者特别是功能要求较高患者（运动员）建议重建切断的肌肉或肌腱，这样有助于患者术后下肢运动功能恢复。

2. 对于无症状患者可以暂时不考虑手术，但是对于功能性腘血管陷迫综合征，患者如果对侧肢体也出现症状，一般建议行手术治疗。对于无症状 PVES Ⅵ型患者，目前尚无其导致血管并发症危险性升高的证据，是否手术治疗现争议性较大。我们认为Ⅵ型患者肯定存在目前影像学检查不能发现的异常，故对其也应采取积极态度。若确诊应严格随访。

总之，PVES 早期确诊和及时正确外科干预能够取得较好的临床疗效，并可减少青年周围血管缺血患者截肢率。

二、禁忌证

手术并无明确的绝对禁忌证，但患者出现以下情况后手术需慎重选择。

1. 难控制的高血压。　血压高于 24/15kPa（180/110mmHg）时不宜手术。因为严重持续性高血压，手术后易发生颅内出血、心肌梗死、脑梗死等。

2. 心肌梗死后 6 个月以内者手术死亡率明显增加。心绞痛的发生影响心脏收缩，同样也增加了手术的危险性。

3. 慢性肾衰竭、严重肺功能不全、肝功能不全，不能耐受手术者。

4. 恶性肿瘤晚期。

三、术前检查

1. 体格检查　　主要采用体位变化检查（positional stress test，PST），嘱患者用力跖屈，或背屈患足，触诊足背动脉搏动，如果足背动脉搏动在跖屈或背屈时减弱，踝肱指数（ABI）下降 > 0.2 则判定为 PST 阳性，疑诊 PAES。

2. 影像学诊断　　临床上 PVES 常用的影像学诊断方法包括如下几种。

（1）血管超声检查：比较应力试验及非应力试验前后血管超声检查结果，在膝关节屈曲 15° 足跖屈位时，腘动脉收缩期血流峰值减少对诊断 PVES 有一定意义，但超声检查有较高的假阳性率。

（2）CT 及 MR 检查：MRI 检查能很好地了解病变周围解剖关系。CTA 不仅能显示动脉闭塞部位及周围组织解剖学异常，而且还能发现动脉外膜囊肿等病理改变。MRA 不仅能够对 PVES 患者腘窝进行形态学及功能评估，且与多普勒超声和 CTA 检查相比更接近 DSA 结果。因此认为 CT 与 MR 检查结合进行利于 PVES 的术前分析。

（3）动脉造影检查：同样可通过比较应力试验和非应力试验下的造影检查结果对 PVES 进行诊断。另外，DSA 还可发现腘动脉压迫征象。然而血管造影检查本身是一种有创检查方式，有一定并发症，需引起临床医师注意。

四、术前准备

除一般手术的常规准备外，术前应戒烟。控制高血压（< 140/80 mmHg）、心率（60 ~ 80 次/分）、高胆固醇血症（LDL < 100mg/dl）等。重点完善彩色多普勒超声、下肢动脉造影、磁共振等检查。糖尿病患者应控制血糖接近正常水平。

五、手术要点、难点及对策

手术原则是松解血管压迫、血管重建和重建正常血液循环。常规分为以下三种情况：①腘动脉未受损伤时，对引起腘动脉陷迫的腓肠肌内侧头或其异常附属肌束、肌腱等进行松解即可；②腘动脉损伤时，可采用动脉内膜切除、静脉补片修复术，但其效果逊于自体大隐静脉移植；③腘动脉完全闭塞时，可采用自体大隐静脉移植或人工血管旁路术。

1. 手术入路　多数学者主张采用腘窝后径路切口，由于此切口能充分显露腘窝的血管和异常肌肉等组织，故最常用，但缺点是大隐静脉取材不便。在少数情况下，如Ⅰ型患者可采用内侧径路切口（Szilagyi切口），此切口对于腘下动脉受累者手术显露良好，大隐静脉取材方便，便于行股-腘动脉旁路转流术，但其缺点是腘窝组织结构不能充分显露，可能遗漏压迫腘血管的肌肉、纤维束带等，导致术后复发，故一般不适用于其他类型患者。但对有症状PVESⅥ型或腘动脉闭塞病变延及腘动脉分叉处患者，内侧手术入路可能更为合适。

2. 手术步骤

（1）采用硬膜外麻醉或全身麻醉，患者俯卧，下肢轻度屈曲10°～15°。切口为"S"形，即大腿后内侧和小腿后外侧分别为纵行切口，腘横纹上2指为横行切口，分别向内上和外下翻开皮瓣，显露深筋膜。

（2）纵行切开深筋膜，避免损伤皮神经，可结扎小隐静脉以利于手术显露。深部组织解剖时要注意保护胫神经，它包绕在血管鞘中。如果腘静脉未受压迫，在腘窝部可见其走于腓肠肌内、外侧头之间。腘动脉如果不在正常解剖位置，可于较高部位如收肌管下口的腘窝部，沿腘动脉行径向下解剖，可发现腘动脉走行异常，位于腓肠肌内侧头的内面，肌肉和股骨后方、膝关节之间腘动脉受压，在腘动脉受压点起始部位切开压迫的肌肉或纤维索带。手术切开必须完全，注意松解后整个腘动脉必须可以移动，避免术后复发。

（3）如果腘动脉仅受压迫而未闭塞，动脉壁尚未出现继发性纤维增生，做腘动脉松解即可。切除腓肠肌内侧头不会影响下肢功能，如需要，可将切开的内侧头附着于股骨，位于松解后正常位置的腘动脉内侧。对于功能性腘血管陷迫综合征，经内侧切口腓肠肌内侧头切开术可缓解症状。

（4）如果腘动脉内膜尚未受累，管腔狭窄程度＜50%，单纯切断异常的腓肠肌内侧头或肌束即可以取得良好的治疗效果。但实际上大部分PAES就诊时腘动脉已重度狭窄或闭塞，处理腘动脉闭塞的方法包括切开取栓、溶栓或旁路手术。动脉切开取栓是处理PAES腘动脉闭塞的常用方法，但如未考虑到PAES的诊断而单纯取栓手术，复发率较高。对PAES腘动脉短段狭窄或血栓＜5cm的患者，腘动脉松解，内膜剥脱或切开取栓，并使用自体静脉或人工血管补片成形的中期通畅率较满意。但当病变发展至晚期，内膜增生严重，管腔几乎闭塞时，不应勉强行补片成形，而应仔细寻找自体静脉，行腘动脉间置手术，必要时也可采用人工血管。对于腘动脉闭塞段＞5cm的患者，直接旁路手术的通畅率优于局部腘动脉松解、血管重建术。

（5）溶栓治疗是处理急性下肢缺血重要的方法之一，发病 2 周内的 PAES 患者，可以考虑导管溶栓治疗。导管溶栓治疗 PAES 腘动脉急性血栓形成有效，且溶栓后如果造影显示腘动脉管腔无狭窄，可以单纯行腘动脉松解术，而避免切开腘动脉，减少手术创伤，远期疗效有待观察。单纯溶栓开通而未松解压迫则复发风险较高。

总之，腘血管陷迫综合征的手术治疗分两部分：①纠正解剖异常；②修复损伤的动脉重建血供。如果腘血管仅被异常肌肉或纤维束带压迫，只需分离这些异常组织以松解其对血管的压迫；腘动脉狭窄、闭塞或有动脉瘤形成时，除解除腘血管受压因素外，还需根据具体情况选用血管内膜剥脱术，自体静脉间置移植、自体静脉旁路转流和动脉瘤切除术等。

六、术后药物治疗

1.抗血小板治疗　常规应用阿司匹林、氯吡格雷防止血管移植物或下肢动脉血栓形成，若缺血症状明显，可加用西洛他唑或贝前列素钠等药物。

2.抗凝治疗　术后建议予以抗凝治疗，如肝素、低分子量肝素或口服华法林（INR 2.0 ~ 3.0）等，一方面有利于防止血管移植物或下肢动脉血栓形成；另一方面有利于预防下肢深静脉血栓形成。

七、术后常见并发症的预防与处理

术后可能出现血管移植物血栓形成、出血、感染、下肢深静脉血栓形成等并发症。

1.足背动脉搏动消失提示移植物血栓形成，动脉造影可明确诊断，应重新手术治疗。

2.术后出血较少发生，但若存在且范围较大，症状加重，应再清除血肿，彻底创面止血。

3.出现下肢深静脉血栓时，应抗凝、溶栓治疗。

八、临床效果评价

手术效果一般均可。在动脉重建术中，最有效的治疗方法是静脉移植物旁路转流。文献报道的 40 例手术患者，仅 2 例（5%）术后闭塞。单纯血栓内膜剥脱术或同时行补片血管成形术疗效最差，9 名手术患者中，5 名（55%）术后即出现动脉血栓形成。因此，这一手术不适用于腘动脉陷迫综合征患者。另有文献报道有 13 例手术患者，其中 3 条患肢准备行内膜剥脱术时发现腘动脉病变段僵硬、呈条索样改变，管腔结构明显狭窄超过 90%，无法分辨清楚血管壁的层次结构，遂改行病变段切除、大隐静脉间置移植和旁路移植。由此或许可以解释单独切开取栓或介入溶栓效果不可靠的原因，本组 2 例患者行股动脉切开取栓均在短期内复发，其中 1 例在术后行介入溶栓也未取得成功。但是对于 PAES 合并急性期血栓形成，介入溶栓解决腘动脉和远端的流出道闭塞是一个不错的选择。本组早期有 1 例患者做了股动脉切开取栓同时行腘动脉病变段球囊扩张术，术后随诊 3 年，患者无活动后肢体缺血的表现，ABI 测定＞ 0.9。有的文献报道了此法治疗 PAES 也取得了不错的效果。原因可能是患者急性缺血经手术干预后转变为慢性缺血而形成侧支血管有关。本组有 3 条患肢使用了人工血管，均是因为大隐静脉内径＜4 mm，其中2例患者随访已经超过了3年，仍然通畅，肢体无缺血症状。对于大隐静脉条件差，经济条件也不好的患者，肌切除、腘动脉切开取栓、内膜剥脱、大隐静脉补片成形术也是一种方法，但是对于腘动脉条索样病变的患者，无法行内膜剥脱术，就不得不使用人工血管了。因为治疗的根本目的是消除患者的临床症状，而临床症状的缓解情况又是主观的，没有具体的评定标准，另外，有的患者术后由于心理方面的影响，或多或少地减少了运动强度和运动量，这也是干扰评价手术方式优劣性的原因之一。本组病例中除了单独股动脉切开取栓和插管溶栓手术治疗失败以外，其他方法都取得了良好的效果。但由于本组病例数尚少，远期的通畅率和治疗效果还有待进一步的随访。

（郑　鸿　齐晓宇）

第七节　自体干细胞移植术

对于大部分严重下肢缺血（critical limb ischemia，CLI）的患者来讲，治疗的主要目标是保全肢体。尽管外科手术和腔内治疗在飞速发展，但仍有40%左右CLI患者因远端肢体无流出道或伴有严重的全身其他系统疾病，不能行手术或介入治疗，同时又缺乏有效的治疗药物而截肢。因此寻找一种可行有效的治疗方法显得异常重要。干细胞移植血管再生技术在过去的10年里受到了国内外学者的广泛关注，因为它是一种简单、安全、有效的方法，尤其是对于下肢远端流出道差而无法进行搭桥，或者年老体弱不能耐受搭桥手术的下肢缺血患者。但最终结论尚需进一步观察及验证。

一、适应证

慢性下肢缺血患者，包括如下几种。

1. 有间歇跛行且静息状态下踝肱指数（ABI）＜0.8，或已有静息痛、溃疡、坏疽者；动脉造影显示下肢远端没有动脉流出道，无法进行下肢动脉搭桥者。

2. 药物保守治疗效果不佳者。

3. 虽然动脉造影显示下肢远端有较好的动脉流出道，可以进行下肢动脉搭桥，但由于患者年老体弱，无法耐受外科搭桥手术的患者。

必须明确并不是所有的下肢重度缺血都适用干细胞移植，严格掌握干细胞移植治疗下肢重度缺血的适应证是进行该项治疗的关键。导致下肢重度缺血的下肢动脉硬化闭塞症患者的动脉病变可以分为三种情况。一是动脉闭塞节段位置较高，包括主髂动脉硬化闭塞；二是动脉狭窄或闭塞为多节段病变；三是远端流出道差，这是导致下肢重度缺血的主要原因。对于动脉闭塞节段位置高的病变以血管旁路移植术或腔内治疗为主，干细胞移植不适宜治疗该类型病变。多节段病变的处理难题主要是流出道差，限制了动脉旁路移植术和腔内治疗的应用。所以说。对于大部分下肢重度缺血患者，缺乏远端流出道是外科治疗所面临的主要问题。目前，对于部分下肢重度缺血病例，腔内治疗可以对膝下动脉进行开通及血管成形，挽救了肢体。但也有相当数量的病变腔内治疗不能成功开通闭塞的膝下动脉，无法解决远端流出道病变。对于这部分病变，干细胞移植可以通过治疗性的血管新生，促进更多的侧支动脉建立，缓解下肢重度缺血。

总之，无论何种原因引起的下肢重度缺血，缺乏远端流出道无法行血管旁路移植和动脉腔内治疗是行干细胞移植的主要适应证之一，而且经过系统的内科治疗无效也是行干细胞移植的必要条件，同时要注意排除禁忌证。

二、禁忌证

1. 血糖控制不佳的糖尿病患者。
2. 过去 5 年内有明确恶性疾病患者及血液肿瘤标记物水平明显升高者。
3. 严重心、肝、肾、肺功能衰竭或一般情况极差而无法耐受干细胞移植手术者。
4. 糖尿病视网膜出血性病变。

三、手术要点、难点及对策

（一）手术前后观察指标

观察指标包括主观和客观标准两方面。

1. 主观指标

（1）静息痛评分共 5 级。0 级，无疼痛；1 级，偶有疼痛，被问及能回忆起；2 级，疼痛经常出现但能耐受，不需或偶用一般止痛剂；3 级，经常用一般止痛剂；4 级，因疼痛影响睡眠，一般止痛药难以缓解。

（2）肢体冷感评分共 5 级。0 级，无冷感；1 级，患者偶述受累肢体有发凉、怕冷的感觉；2 级，受累肢体经常有发凉、怕冷的感觉；3 级，受累肢体有明显的冷、凉感觉，需要采用局部保温措施，症状能得到一定程度的缓解；4 级，受累肢体有明显的冷、凉感觉，采用局部保温措施，症状也无明显改善。

2. 客观指标

（1）下肢间歇性跛行：根据在正常速度(60 ~ 70m/min)下行走的距离将此分为以下 5 级。0 级，行走 ≥ 500m，无疼痛；1 级：行走 400 ~ 499m，有疼痛；2 级：行走 300 ~ 399m，有疼痛；3 级，行走 100 ~ 299m，有疼痛；4 级，静息痛，无法行走或行走 < 100m，有疼痛。

（2）踝肱指数（ABI）测定、经皮氧分压测定：一般以 20mmHg 作为临界值，不过受周围环境影响较大，因此，检查者一定要静息平卧 30 分钟以上，检查室内要恒温。

根据 DSA 造影结果，行新生侧支血管评估，共 4 级：0（无新生侧支血管）、+1（少许新生侧支血管）、+2（中量新生侧支血管）和 +3（丰富新生侧支血管）。

（二）移植方法

1. 需对入选患者注射一种粒细胞集落刺激因子（G-CSF）进行骨髓动员 5 ~ 7 天，以使骨髓干细胞充分动员到外周血中，然后应用血细胞分离机采集自体外周血干细胞。

2. 获得的干细胞一般采用 3 种方法进行移植：①下肢缺血肌内局部注射移植；②下肢动脉腔内注射移植；③前两种方法同时移植。术者可根据患者实际情况选用不同的移植方法。具体操作如下所示。

下肢缺血肌内局部注射移植：局部麻醉下从髂骨处抽取自体骨髓血 350ml，在实验室将骨髓沉淀、离心、分离等处理后制备 40ml 干细胞悬浊液备用。硬膜外麻醉或蛛网膜下隙麻醉下常规消毒，铺巾后用 17 号针头在下肢肌肉内沿动脉走行方向注射上述细胞溶胶，每个点注射约 1ml，注射完毕后消毒包扎。

下肢动脉腔内注射移植：骨髓抽取和体外处理同上述。不同的是留取干细胞悬浊液为 10ml。患者在导管室局部麻醉下行同侧或对侧股动脉穿刺，放置一球囊导管到相应动脉，扩张球囊，阻断血流，然后缓慢向动脉内推注干细胞，完毕后退出导管和动脉鞘，压迫股动脉 20 分钟后加压包扎。

四、术后常见并发症的预防与处理

干细胞移植的安全性问题不容回避。对干细胞移植安全性的忧虑主要是免疫排斥和肿瘤生长的问题。采用自体干细胞移植将不存在免疫排斥的问题；但由于干细胞是未分化细胞，移植的干细胞是否会在移植部位分化为其他组织如骨组织或出现肿瘤样生长？就目前的短期临床观察来看，应当说干细胞移植还是安全可靠的，但缺乏大宗的长期随访患者预后结果，因此长期的临床安全性有待继续观察。

五、临床效果评价

自体干细胞移植治疗下肢缺血的机制尚未完全明确。其可能机制是：骨髓单个核细胞中的 CD34+ 细胞分化成内皮祖细胞，内皮祖细胞增殖，再进一步分化成血管内皮细胞，然后演变为毛细血管，再逐渐塑形为小的侧支血管。2001 年，Shintani 等在家兔单侧下肢缺血模型进行了自体骨髓单个核细胞移植腓肠肌的实验，2 周后发现移植的骨髓单个核细胞存在于骨骼肌的新生内皮细胞毛细血管网，毛细血管密度较对照组增加，提示自体骨髓单个核细胞局部移植可增加缺血下肢的新生血管和侧支血管形成。此后国内外又有许多学者利用下肢缺血的动物模型进行骨髓干细胞移植，均证实动物模型下肢缺血的症状得到改善。临床上第一次利用自体骨髓干细胞治疗下肢缺血是在 2002 年，由日本 Kansai 医科大学的医生 Tateishi-Yuyama 等完成的。他们用自体骨髓单个核细胞移植（直接腓肠肌内注射）治疗了 45 条下肢缺血性疾病，取得了可喜的结果，全部 45 条缺血肢体中的 39 条得到改善，其中 30 条踝肱指数（ABI）的增加幅度超过了 0.1，DSA 显示有明显的侧支血管生成。更为重要的是，该实验未出现任何相关的并发症，临床安全性和有效性都得到了初步肯定。

1. 干细胞来源　在干细胞移植治疗下肢重度缺血中，移植细胞主要包括自体外周血干细胞和自体骨髓干细胞。这两种移植细胞采集形式均在临床中广泛应用。移植细胞来源的不同并未影响疗效，但随着临床研究的深入，发现两者均存在一定的局限性。自体外周血干细胞移植在细胞采集前需要较长时间应用骨髓动员剂，对于同时伴有心、脑血管疾病的患者，由于外周血液循环中出现大量单个核细胞，血液中黏稠度明显增高，发生心脑血管并发症的风险增加。传统的骨髓干细胞移植为获取足够量的移植细胞，需要采集骨髓血的量较大，类似于急性失血。下肢重度缺血患者多为老年，且合并糖尿病、高血压、高脂血症的比例较高，再加上该类患者多处于消耗状态，营养状态差，抽取大量骨髓血对患者影响较大。为了克服两者的缺点，我们采用骨髓动员剂对患者进行短时间的骨髓刺激，然后再获取骨髓血进行骨髓干细胞移植，这样既把长时间骨髓刺激引起的并发症发生率降到最低，又能够明显减少骨髓血的采集量。研究结果显示，骨髓刺激后等量的骨髓干细胞移植疗效明显增高。目前，骨髓刺激后的骨髓干细胞移植在临床中得到广泛开展。优化干细胞移植过程中的技术细节是干细胞移植治疗下肢重度缺血的研究方向之一。除自体外周血干细胞和自体骨髓干细胞外，脐血和脐带血干细胞、脂肪干细胞和诱导多能干细胞（induction of pluripotent stem，iPS）在肢体缺血性疾病中的治疗作用日益得到显现。但三者目前更多的是处在基础研究阶段。其中有研究者在临床中对脐血和脐带血干细胞及脂肪干细胞治疗下肢缺血做了初步尝试，取得了一定的疗效。

2. 干细胞移植数量与疗效的关系　目前已报道的临床治疗所使用的干细胞移植数量存在明显不同，但均取得了较好的临床效果。Saigawa 等应用骨髓单个核细胞移植治疗 8 例动脉硬化闭塞患者，取得了较好的临床疗效，并揭示移植的 CD34$^+$ 细胞数量多少反映了临床疗效的改善程度。但仍缺乏一个"干细胞数量逐渐增加"的研究来明确干细胞数量与疗效的关系。在国内评价移植疗效多采用首都医科大学宣武医院分级指标，移植的干细胞数量须大于 $1×10^8$ 个 / 条下肢时，其疗效是肯定的。国内已经应用此法治疗下肢缺血性疾病患者多例并取得了明显疗效，使一些患者免除了截肢致残的后果。但国际上统一的移植干细胞的最佳量仍处于进一步探讨过程中。

3. 最佳给药途径的确定　目前临床上肌内注射，动脉腔内注射干细胞或联合使用都有报道，且都证明有效。但关于不同注射途径的临床疗效对比研究尚未见报道。可以预知，此类研究对选择干细胞治疗最有效的途径是有益的。

4. 影响干细胞移植疗效的因素　①患者的年龄；②疾病的严重程度；③高血压、糖尿病、吸烟行为等危险因素；④干细胞功能障碍的程度，这些因素对疗效的作用程度还不是很清楚。

血栓闭塞性脉管炎以累及肢体中小动脉为主。以膝下动脉受累较为常见。容易导致下肢重度缺血，表现为肢体远端的静息痛、溃疡和坏疽。在过去的 20 年内，由于吸烟人数的反弹，血栓闭塞性脉管炎的发病率呈上升趋势。由于血栓闭塞性脉管炎的病理特点，无论是动脉旁路移植还是腔内治疗都具有很高的失败率：5 年截肢率为 25%，10 年为 38%，20 年为 46%。研究显示，干细胞移植不仅在中远期能够改善血栓闭塞性脉管炎患者的血供，在早期即对患者的痛、凉、麻等缺血症状有较好的缓解作用，提示干细胞移植治疗血栓闭塞性脉管炎机制的复杂性和多样性，当然具体机制有待进一步的深入研究。由于缺乏有效的治疗手段，干细胞移植在血栓闭塞性脉管炎治疗中的地位日益提高，逐渐成为常规治疗方式之一。

虽然成体干细胞可以在一定程度上改善患者严重下肢缺血，但仍面临诸多问题。成体干细胞在体内如何发生和维持？成体干细胞是胚胎干细胞的"剩余物"或来源于其他组织？什么因素控制成体干细胞的增生和分化？干细胞归巢于损伤部位的机制及如何调控该机制以强化疗效？干细胞如何在分化成熟细胞环境下却维持未分化状态？"干细胞巢"的功能？如何客观评估组织血管形成？总而言之，自体单个核细胞治疗下肢缺血性疾病是一全新治疗手段，虽然一些临床研究显示其广阔的前景，但需要大规模规范化双盲对照随机试验，客观评估其有效性和安全性，深入研究干细胞的动员、分离技术、移植途径和亚群选择对疗效的影响，探索干细胞移植在血管形成中的机制。

（郑　鸿　齐晓宇）

第八节　截　肢　术

除了为积极挽救肢体所采用的常规治疗外，下肢截肢也是治疗的重要组成部分，尤其在临床上为保全患者生命，将因缺血而失去生机的肢体截除并不少见。虽然截肢通常会视为失败治疗，但其仍是一种重要的终极治疗选择。引起肢体缺血坏死而需截肢最常见的疾病为血栓闭塞性脉管炎、糖尿病性血管闭塞及动脉粥样硬化闭塞症等疾病。

残肢情况直接影响假肢的安装和配戴，对假肢代偿功能的发挥起着关键的作用。也因此对外科医师提出了要重视截肢理论与技术水平的提高，要了解假肢和截肢康复的知识，要改变传统的截肢观念。截肢不单是破坏性手术，而应视为重建与修复性手术，截肢手术实际是为患者回归到家庭和社会进行康复的第一步。截肢手术要为安装假肢做准备，为残肢创造良好的条件，安装较为理想的假肢，发挥更好的代偿功能，给患者生活和工作以积极的补偿。

由于现代科学的发展，显微外科技术的普及，通过神经、血管、皮肤和肌肉等组织的转移，使许多濒于截肢的肢体得到保留，所以对截肢术要求十分严格，除下列情况外应慎重考虑。①临床证实该肢体已完全无活力（组织干枯，弹性消失，血供消失）；②严重毁损的离断肢体；③估计治疗后虽可成活，但全无功能；④伤肢存留可严重损害全身，甚至危及生命（如气性坏疽）；⑤恶性肿瘤，局部侵犯但无他处转移；⑥若保留肢体，则疗程过长，代价昂贵，效果不佳；⑦所保留下来的是一无用而成为累赘的肢体。

一、截肢过程中各组织处理原则

1.确定截肢平面　确定正确的截肢平面既可保证截肢残端一期愈合，又可尽可能多地保留肢体长度，而往往这个过程比较困难。截至平面判断包括：临床表现（皮肤色泽、质地、温度及动脉搏动等）、动脉多普勒超声、动脉造影、经皮氧分压、无创动脉压等。其中主要取决于临床表现。手术过程中皮瓣边缘有鲜红色血液流出往往是切口愈合的重要保障。

2. 止血带　可使手术视野清楚，不出血，手术操作更容易进行。一般可在空气止血带控制下行截肢手术。上肢止血带位于胸大肌止点，下肢止血带位于股长收肌的起点。上肢止血带压力通常为 21.3 ~ 24kPa（160 ~ 180mmHg），下肢为 34.7 ~ 40kPa（260 ~ 300mmHg）。

3. 皮肤　不论在什么水平截肢，截肢残端应该有健康的并有足够厚度皮下组织的皮瓣所覆盖。良好的残肢皮肤应有适当的活动性、伸缩力和正常的感觉。在切取皮瓣时，不宜游离皮下组织，应与深筋膜一同分离，尽可能保留皮肤血供。因此术中应尽量只用手术刀及缝针处理皮肤。伤口愈合所产生的瘢痕，在假肢接受腔的活塞运动中可能会造成残肢疼痛。现代全面接触式接受腔的假肢对残肢瘢痕的部位要求不再是那么重要了，但是瘢痕不应该与残端骨粘连，因为瘢痕粘连可能影响假肢配戴。

4. 肌肉　截肢残端的肌肉主要用于包绕骨残端及作为衬垫，为防止残端臃肿，可将肌肉削薄。肌肉多在截骨平面远端距皮瓣缘 1 ~ 2cm 处截断，但对血供差、色泽苍白、收缩无力的肌肉应彻底切除，以免影响残端愈合。为了适合现代全面接触和全面承重式假肢接受腔的装配，要求残肢为圆柱状的外形，目前实行的肌肉固定和肌肉成形可以满足以上的要求。现代的肌肉处理方法是行肌肉固定和肌肉成形术，具体方法如下所示。

（1）肌肉固定术：将肌肉在截骨端远侧方至少 3cm 处切断，形成肌肉瓣，在保持肌肉原有张力情况下，经由骨端部钻孔，将肌肉瓣与骨相邻侧通过骨孔缝合固定，使肌肉获得新的附着点，防止肌肉在骨端滑动和继续回缩。

（2）肌肉成形术：将相对应的肌瓣互相对端缝合，截骨端被完全覆盖包埋，保持肌肉于正常的生理功能状态，形成圆柱状残肢，可以满足全面接触全面承重假肢接受腔的装配要求。这种肌肉固定和肌肉成形的技术将会使残肢肌肉功能和循环得到改善，对防止幻肢痛的发生有促进作用。但是应该指出，在周围血管病或其他原因所致的肢体缺血坏死，当截肢部位的血液循环处于边界线时肌肉固定是被禁忌的，为了获得良好的圆柱状外形和不太臃肿的残肢，可能要将残肢端的肌肉进行修整，如肌肉的残端可能要斜行切除一部分。

5. 骨　在截肢平面环形切开骨膜，并用骨膜起子向近端做少许骨膜剥离。用线锯锯断骨干，锉平骨端锐缘，彻底冲洗清除骨屑。一般骨与骨膜在同一水平切断，禁止骨膜剥离过多，导致骨端环形坏死。要将截骨端锐利的骨缘锉钝，在某些部位如小腿截肢的胫骨残端前缘及腕关节离断的桡骨茎突要修圆是非常重要的。有的外科医师强调在膝上截肢时股骨残端的外侧方应修整成斜面。为了使骨端与假肢接受腔外侧壁之间的压力分布得更均匀，也有人主张将开放的骨髓腔用骨膜封闭，以保持正常骨髓腔内压。小腿截肢时，为获得残端良好的负重、增加残端负重面积，避免腓骨继发外展畸形，并且增加残肢外侧方的稳定性，截骨端的处理方法是胫腓骨等长，用保留的胫腓骨骨膜瓣互相缝合，最好使其骨膜瓣带有薄层骨皮质，其骨膜瓣在胫腓骨端之间架桥，使胫腓骨端融合，称为骨成形术。

6. 血管　残端的血管残腔内有血栓时，应用 Fogarty 导管或 Swan-Ganz 导管取栓，这有利于改善残肢血供，对于较大血管应分离后双重结扎。术中因动脉不同程度闭塞，其出血多来自于静脉。关闭切口前需彻底止血，用细线缝扎为主，尽可能避免电灼组织。仔细地止血是非常重要的，以免形成血肿，并防止感染。

7. 神经　在适当张力下锐性离断神经，神经可自行回缩至骨端以上。但须注意离断神经过度牵拉可导致神经痛和残端痛，同时较大的神经鞘膜上的血管必须结扎（如坐骨神经），以免术后出血。在截肢手术中对神经的处理一直是争论的问题，大部分外科医师都是将被游离的神经轻轻地向伤口远端牵拉，用锐利的刀片整齐地将神经切断，神经断端回缩到截骨水平的近端，这样由于裸露的神经残端纤维必然要向远端生长，神经瘤的形成是不可避免的，当神经瘤比较表浅容易受到压迫或是与周围组织粘连而有张力时就会产生疼痛，这是造成残肢痛的重要原因。为了预防被切断神经伴行的血管出血和神经瘤的形成，目前主张将较大的神经干在切断前神经残端用丝线结扎进行处理的方法；或将神经外膜纵行切开，把神经束剥离，切断神经束，再将神经外膜结扎闭锁，使神经纤维被包埋在闭锁的神经外膜管内，切断的神经残端不能向外生长，防止神经瘤的形成。应用局部麻醉药物进行神经干注射是不需要的，一些特殊的技术如将神经断端埋入骨内、肌肉内或用硅胶帽的方法，其效果是不满意的。

8. 引流　根据截肢部位、创面大小与深度合理地放置引流，如果渗出不多可用橡皮条引流。若不能保证完全止血，应用负压球引流。一般于手术后 48 ~ 72 小时拔除引流，以避免手术后血肿形成。

二、术前评估原则

1. 全身情况的评定　手术前要对患者的全身情况进行认真、仔细、全面的检查和评定，对不同病因的截肢患者作出不同的评定。患者的神志、精神状态和认知能力；心、肺、肝、肾等重要脏器的功能；合并损伤、并发症及合并症；对血管疾病或糖尿病患者，尤其是年老体弱者就更要加倍注意。判断截肢后能否装配假肢，能否承受配戴假肢后的康复功能训练和有无利用假肢活动的能力。

2. 截肢手术前心理评定　截肢对人生造成重大创伤，尤其是急性外伤而引起的截肢，患者没有精神准备，突然的打击会使患者极度痛苦、悲观、焦虑、恐慌甚至感到无法生活。截肢后必然会带来一系列的问题，终生的缺陷。开始，患者家属往往不能接受这种新的现实，他们会千方百计地要求医师保留肢体，甚至因此延误了治疗时机。所以做好截肢者的心理康复是非常重要的。

血管性原因截肢占近 75%，其中下肢截肢占 85%。血管外科临床上常见的下肢截肢包括截趾、前半足截除、膝下截肢和膝上截肢。

三、截趾术

（一）适应证

趾端坏死或溃疡疼痛严重影响睡眠，趾根部皮肤尚健康，足背动脉搏动可触及或肤色、温度基本正常。

（二）禁忌证

截趾部位感染未控制者。

（三）术前准备

1. 有感染者需选用有效的抗生素控制感染。
2. 糖尿病患者，血糖基本控制后再施行手术。

（四）手术步骤

麻醉：硬膜外或局部浸润麻醉。

体位：仰卧位。

消毒后在趾根做"网球拍"状切口。在跖趾关节处离断，结扎出血点。肌腱尽可能高位切断，任其回缩。咬除跖骨头并用骨锉锉平断端，彻底止血后一层缝合切口（图5-26）。

（五）术后处理

包扎敷料无需加压。足部垫高，可主动活动髋、膝关节。1周后可下床活动。

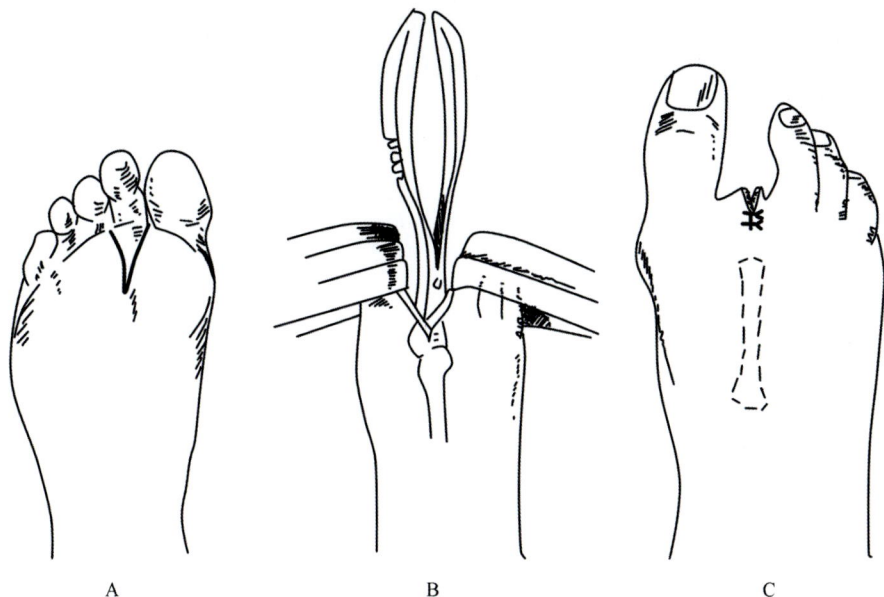

图 5-26 截趾术示意图

A.第二趾切口；B.咬除跖骨头；C.缝合切口

四、经跖骨前半足截除术

（一）原则

要尽量保留足的长度，也就是尽量保留前足杠杆力臂的长度。这对于在步态周期中静止时相的末期使前足具有足够的后推力是非常重要的。当前足杠杆力臂的长度缩短时，将对快步行走、跑和跳跃造成极大的障碍。术后长期随诊观察发现中足截肢后残足发生马蹄内翻畸形，如果行此手术必须要进行肌力重新平衡的肌腱移位术和跟腱延长术。

（二）适应证

趾端坏死或溃疡疼痛严重影响睡眠，趾根部皮肤尚健康，足背动脉搏动可触及。

（三）禁忌证

截趾部位感染未控制者。

（四）术前准备

1. 有感染者需选用有效的抗生素控制感染。
2. 糖尿病患者，血糖基本控制后再施行手术。

（五）手术步骤

麻醉：硬膜外麻醉。

体位：仰卧位。

采用跖侧及背侧弧形切口，跖侧皮瓣应稍长。切开背侧筋膜，伸趾肌腱轻轻牵向远端，在其高位切断。在截骨平面切开各跖骨骨膜，向近侧行少许骨膜剥离。用咬骨剪咬断各跖骨，锉平骨端。止血，彻底冲洗切口，分别缝合筋膜瓣及皮瓣。切口内外侧可各置一引流条（图5-27）。

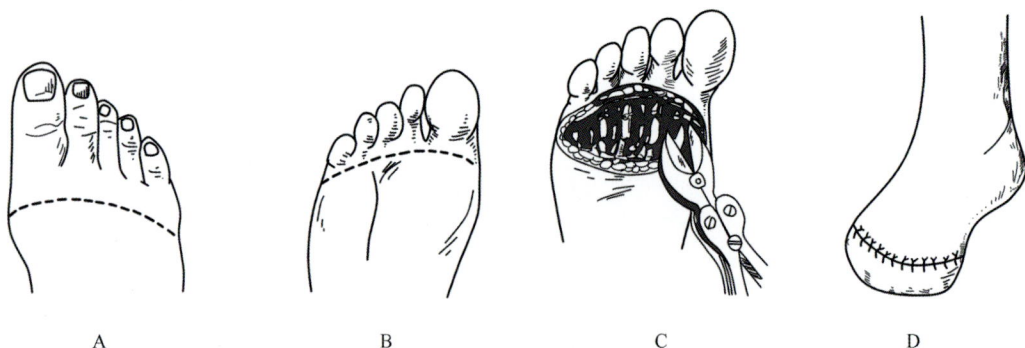

| A | B | C | D |

图 5-27 经跖骨前半足截除术手术示意图

A. 前半部切除背部切口；B. 前半部切除跖侧切口；C. 咬断跖骨；D. 缝合切口

（六）术后处理

术后适当应用抗生素。足部垫高，术后48小时可拔除引流条，卧床5～7天。经跖骨截肢术后不需装配假肢，在鞋前面的间隙充填软海绵垫即可行走。

五、膝下截肢术

（一）原则

膝关节的保留对下肢功能是极其重要的，其功能明显优于膝关节离断。只要能保留髌韧带附着，在胫骨结节以下截肢即可安装小腿假肢。在条件可能下应该尽量保留膝关节。通常因周围血管病而进行的小腿截肢一般不应该超过膝关节下 15cm 的水平。

（二）适应证

1. 由于缺血引起肢体坏死，感染，甚至难以忍受的疼痛。
2. 急性缺血后肢体感觉消失、无痛性肌肉肿胀，经保守治疗无效者。

（三）禁忌证

1. 全身情况差，不能耐受手术者。
2. 截肢平面感染未控制者。

（四）术前准备

1. 有感染者需选用有效的抗生素控制感染。
2. 糖尿病患者，血糖基本控制后再施行手术。
3. 改善患者全身情况。

（五）手术步骤

麻醉：硬膜外麻醉或全身麻醉。

体位：仰卧位。

1. 皮瓣　首先选择前侧短后侧长皮瓣，若受感染、损伤或瘢痕等因素影响，可采用前后等长的鱼嘴形皮瓣或其他非典型皮瓣。截骨平面应在内侧关节线下 10.0 ~ 12.0cm，前侧皮瓣在截骨平面远侧 2.0cm 处，后侧皮瓣在截骨平面远侧 14.0cm 处。

2. 切开皮肤及筋膜，不可剥离皮下组织，沿切口切开小腿前外侧肌群，分离结扎胫前动、静脉，锐性切断腓深及腓浅神经。

3. 分别在胫腓骨截骨线上切开骨膜，锯断胫腓骨，腓骨截骨线应高于胫骨截骨线 2.0cm 左右。打磨锐缘，锉平骨端。

4. 切开小腿后侧肌群，分离结扎胫后动静脉，腓动静脉，将胫后神经用 1% 普鲁卡因封闭后锐性切断。将腓肠肌、比目鱼肌从近侧向远侧削薄，避免皮瓣臃肿。

5. 充分止血，反复冲洗切口，分别缝合筋膜瓣及皮瓣，切口两端分别放置引流条（图 5-28）。

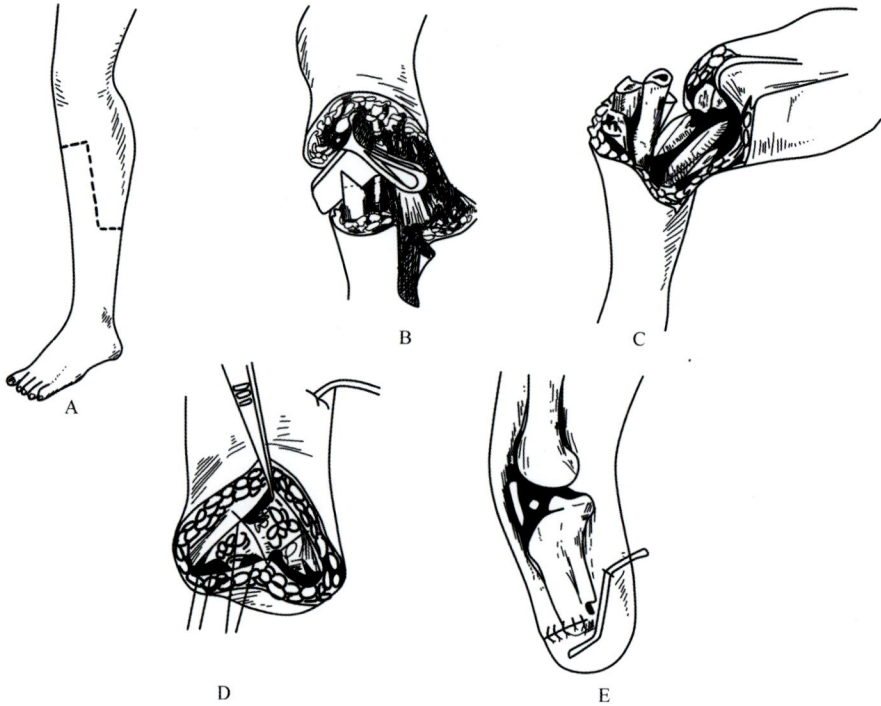

图 5-28 膝下截肢术示意图

A.膝下截肢切口；B.锯断胫腓骨；C.显露胫后神经；D.缝合切口；E.创口引流

注意事项：小腿截肢中，前长后短的鱼嘴形皮瓣目前已不再被普遍采用，而更多应用的是需要加长的后方皮瓣，其皮瓣带有腓肠肌，实际上是带有腓肠肌内外侧头的肌皮瓣，其皮瓣的血运比较丰富，并且给残肢端提供了更好的软组织垫。

（六）术后处理

1. 术后适当应用抗生素及止痛药。

2. 继续治疗糖尿病等基础疾病。

3. 术后 48 小时可拔除引流条。

4. 为防止膝关节屈曲挛缩，可用石膏托固定于膝关节伸直位。

5. 若条件允许可尽早站立，同时在康复科医生指导下使用临时假肢活动。术后 6 周可装配永久性假肢。但对伤口愈合不良或部分感染者，应待伤口痊愈后负重。

六、膝上截肢术

（一）适应证

股、腘动脉闭塞引起小腿严重缺血、感染、坏疽而经保守治疗无效者。

（二）禁忌证

1. 全身情况差，不能耐受手术者。

2. 截肢平面感染未控制者。

（三）术前准备

1. 有感染者需选用有效的抗生素控制感染。

2. 糖尿病患者，血糖基本控制后再施行手术。

3. 监测各项生化指标，改善患者全身情况。

（四）手术步骤

麻醉：硬膜外麻醉或全身麻醉。

体位：仰卧位。

图 5-29 膝上截肢切口

手术常采用前后等长皮瓣（图 5-29）。沿画线切开皮肤和筋膜，在股管的内侧切开缝匠肌，离断隐神经，结扎离断股动、静脉，并于内收肌、股二头肌和股四头肌的间隙内处理股深动、静脉。对大腿前内侧的肌肉应自筋膜回缩处的稍下方斜向切断，后外侧的肌肉则横断。锐性切除坐骨神经后，剥离骨膜，锯断股骨，锉平锐缘。仔细止血、放置引流、缝合创口（图 5-30）。

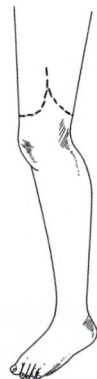

A B C

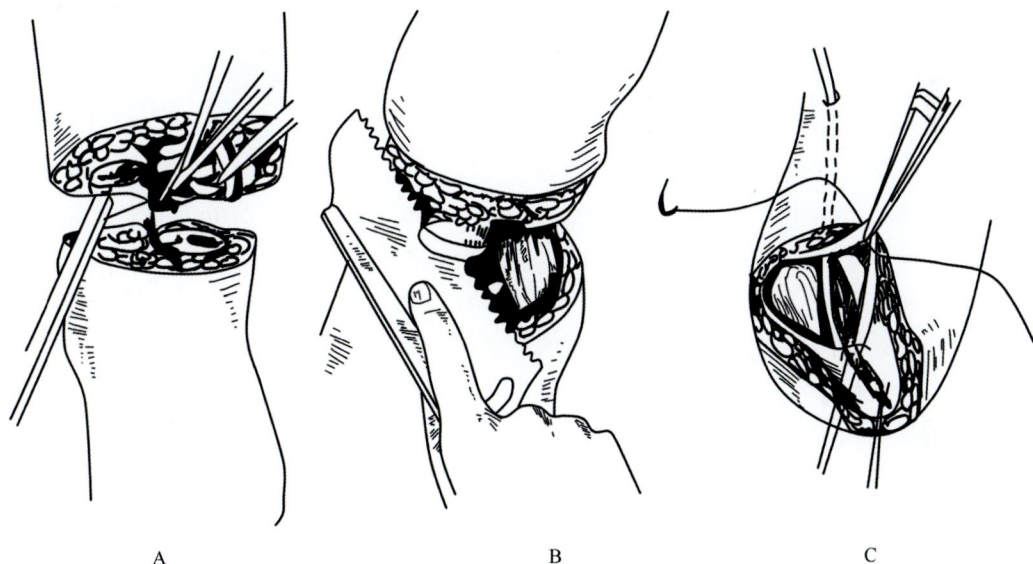

图 5-30 膝上截肢术示意图

A.结扎股血管分离骨膜；B.锯断股骨；C.缝合切口

（五）术后处理

1. 术后适当应用抗生素及止痛药。

2. 继续治疗糖尿病等基础疾病。

3. 术后 48 小时可拔除引流条，2 周左右拆线。

4. 若条件允许可早期在康复科医生指导下使用临时假肢活动。术后 2 个月左右可装配永久性假肢。在此之前应每天弹性包扎残肢，防止残端水肿。

（六）术后常见并发症的预防与处理

1.残端出血和血肿　早期出血如动脉出血或较大的静脉出血多因结扎不牢或线结松脱，应立即送手术室止血。继发性出现多在术后两周左右，由于血管残端坏死破裂所致，即可近端扎止血带，送手术室止血。血肿多因引流不充分或止血不彻底所致，如无活动性出血，可排除血肿内积血，可加压包扎。

2.残端感染　手术时坏死组织或炎性组织切除不彻底，残留组织血供不佳，术中污染及血肿均可造成残端感染。选用有效的抗生素及彻底引流，必要时再次手术。

3.残端疼痛　除外幻肢痛等原因，多为术中神经处理不仔细，如过分牵拉或神经被瘢痕组织嵌压或神经残端形成神经瘤所致。可予以适当理疗及镇痛治疗。若有明显神经瘤形成可考虑手术切除。

4.伤口不愈合　截肢的不愈合率为3% ~ 28%。伤口不愈合由以下原因造成：①截肢平面选择不当，血供不足；②手术操作不当，损伤皮肤；③残端的血肿或继发感染；④同时罹患代谢性疾病。需针对具体原因具体处理。

5.关节屈曲挛缩　膝关节或髋关节的术后屈曲挛缩并不少见。术后未注意正确护理者易发生这种情况。应避免在大腿或小腿下垫枕，否则容易使关节处屈曲。硬质石膏包扎有利于减少关节的屈曲。膝关节挛缩屈曲超过15°，髋关节超过10°时，患者配戴假肢有困难。

（七）临床效果评价

缺血情况既可以是急性发病也可能为慢性发病，而且任何一项血运重建术均可能因为失败而导致截肢。此外患者若表现为剧烈疼痛，坏疽及足部败血症，也可能会丧失挽救肢体的期望。慢性缺血患者实行截肢可能由于血运重建失败、缺乏合适的流出道，合并严重并发症或功能不全，广泛感染、坏疽等原因导致保肢希望渺茫。ASCII 指出慢性重症下肢缺血的早期截肢率约为25%。无法施行血运重建的病变是二次截肢的指征，这类患者约占60%。同时还有统计发现，超过50%的截肢患者，此前已经借助血运重建手术尝试保肢但效果欠佳或者手术失败。

与截肢相比，血运重建移植都是更佳的选择。然而，数据统计结果表明，对于特定的患者群体，截肢后的功能恢复结果和血运重建后的结果并无显著不同。Taylor 等对 553 名接受截肢治疗的患者资料进行了分析。小于 60 岁的膝下截肢患者，其功能恢复的结果与成功施行血运重建的患者相同。因此，一期截肢对于特殊群体并不应视为失败的治疗方法，相反，它是一个可行的重要治疗选择。

首次截肢术后，大约50%的患者最终还会接受额外的同侧或对侧截肢手术。足部或踝关节以下截肢术后，接近35%的患者将会在一年内接受更高水平的截肢手术。尽管可以利用不同的方法选择适当的截肢平面，但近端大截肢术后的再截肢率依然很高。20% ~ 30%的膝下截肢患者伤口可能会出血问题，这些患者中大约一半需要在膝下水平再次进行手术。同时糖尿病患者进行再截肢术的概率约为非糖尿病患者的 2 倍。

截肢者全面康复的理想流程应该是从决定进行截肢手术或已截肢者残肢的评定开始，经过多环节工作，直到患者回归社会的全过程。整个流程是由康复协作组来完成，评定工作贯穿于每一个环节。另外由始到终，要结合患者的特点及康复的不同阶段有针对性地进行心理治疗。其主要流程如下：①制订截肢手术方案或对非理想残肢的矫治方案；②截肢手术或非理想残肢矫治手术；③手术后康复护理；④康复训练；⑤安装临时假肢（试样、初检、调整）；⑥穿戴临时假肢后的康复训练；⑦安装正式假肢（试样、初检、调整）；⑧穿戴正式假肢后的康复训练；⑨职业前训练，最后回归家庭和社会。

因此，截肢患者术后护理需要多学科协作。麻醉科、康复科、物理疗法及心理辅导都有助于患者的康复。要确保康复护理团队能够以患者成功康复为己任，这是外科医生的责任和义务。

（郑　鸿　齐晓宇）

第九节　下肢动脉腔内治疗术

随着我国人口老龄化及人民生活水平的提高，下肢动脉硬化闭塞症（PAD）的发病率逐渐提高。TASC 曾公布一项 PAD 的数据显示，10.6% 的 65 ~ 69 岁男性患有 PAD，而在 75 ~ 79 岁的男性群体中这一数字高达 23.3%。吸烟史、糖尿病、高血压、高脂血症、肥胖均是 PAD 的高危因素。

PAD 的患者降压、调脂、抗血小板、控制血糖等内科治疗是基础治疗，无法从根本上解决 PAD 血管的狭窄及闭塞。外科手术，如内膜剥脱、人工血管置换、旁路重建等，虽然效果确切，但对于合并严重心脑血管疾患的 PAD 患者风险较大。而 PAD 腔内治疗，疗效确切且微创，围手术期风险小，操作相对简单，因此逐渐成为 PAD 诊治的发展方向。

1953 年，经皮穿刺体表动脉主干插管造影检查的 Seldinger 技术问世。1964 年，Dotter 首次成功实施 PTA。20 世纪 80 年代以来，血管腔内外科技术因其创伤小，安全，有效而在临床上得到了越来越广泛的应用，尤其在治疗肢体动脉缺血症发面。目前以 PTA 和支架置入临床应用最为广泛。腔内血管成形术的一种替代方法是内膜下血管成形术（SIA）。

PTA 的基本原理：PTA 是采用导管技术在 X 线监视下，以加压的特殊球囊，压榨动脉内壁的粥样斑块，使内膜狭窄的粥样硬化壳被撑扩破裂。在加压扩张的过程中，动脉中层的弹力纤维、胶原纤维和平滑肌细胞都被过度伸展，使管腔扩张。目前 PTA 已经是比较成熟的一项腔内治疗技术，其近期及远期效果均可。股 - 腘动脉 PTA，1 年、3 年的累积通畅率为 81%、61%。其疗效受病变部位、性质、解剖及病理学特征、患者全身情况、设备情况及手术经验等影响。

内膜下血管成形术（SIA）的基本原理：通常穿过血管闭塞段，有意地经血管腔外进入内膜下，并再回到病变远端的血管腔。随后在内膜下行病变段的球囊扩张，实现再血管化。支架是附加手段，可常规应用，也可用于复杂病变及纠正术中并发症。

血管内支架是一种管型网状结构，多由金属材料制作，可经皮穿刺置入血管，以抵抗管腔内外的塌陷因素，达到血管管腔重建，增加管腔直径，保持血流畅通的目的。按支架的扩张方式，多分为球囊扩张式和自膨式两大类。两种支架比较如表 5-1 所示。

表 5-1 球囊扩张式支架和自膨式支架的比较

	球囊扩张式支架	自膨式支架
置放后长短变化	缩短 1% ~ 20%	缩短 1% ~ 30%
径向力	高	低
柔韧性	低	高
置放精确性	精确	仅一端精确
支架后扩必要性	有时	通常
输送支架是否需要导鞘	总是	有时
是否嵌入动脉	否	是

一、适应证

下肢动脉腔内治疗常用于下肢动脉的狭窄或闭塞性病变。临床上常需要根据病史、物理检查、无创的影像学资料及诊断性造影等作出风险收益比，从而决定选择腔内治疗或开放手术。根据美国心脏病学会/美国心脏病学院（ACC/AHA）临床治疗指南，Rutherford 分级，4 级、5 级、6 级是腔内治疗的指征。对于中、重度间歇性跛行的患者，需进行完备的术前评估，确定运动治疗及药物治疗无效，同时腔内治疗确实可以改善患者的临床症状，且方案可行，方可纳入腔内治疗的范畴。

泛大西洋协作组（TASC）指南主要参考影像学结果并结合大量循证医学研究，给予以下推荐。

股腘动脉段 TASC 分型中 A 级病变适合腔内治疗，D 级病变因腔内治疗失败率过高而需外科手术干预，B 级和 C 级病变根据具体情况可行腔内或外科手术治疗。有证据显示面临较大截肢风险的高分级病变患者（如 TASC C 级或 D 级）若不宜外科手术，可考虑腔内血管重建。但随着腔内治疗产品的更新换代，腔内治疗技术的不断提高，TASC D 级病变的腔内治疗效果已经得到很大提高。对于一般情况较差的患者，为降低手术风险，也可以尝试血管腔内治疗。具体分级如表 5-2 所示。

表 5-2 TASC Ⅱ 关于股腘动脉病变分级

分级	病变特点
A	单个狭窄≤ 10cm
	单个闭塞≤ 5cm
B	多个狭窄或闭塞，每个≤ 5cm
	单个狭窄或闭塞≤ 15cm 但不包括膝下腘动脉
	单个或多个病变没有连续的胫动脉以改善胫动脉旁路的流入道
	重度钙化闭塞≤ 5cm
	单个腘动脉狭窄
C	多个狭窄或闭塞总长度＞ 15cm 伴或不伴重度钙化
	2 次腔内治疗后复发狭窄或闭塞需要治疗
D	股总或股浅动脉闭塞＞ 20cm 或包括腘动脉
	腘动脉及近端三分叉动脉的慢性闭塞

腘动脉以下的病变很少是腔内治疗的适应证。TASC 指南认为腘动脉以下的成形术和支架置入只适用于保肢治疗，对于间歇性跛行患者没有证据推荐应用。唯一推荐的情况是如果 CLI 患者及伴发疾病的患者可以重建到足的线性血流，可尝试腔内治疗。腘动脉平面以下的动脉段 PTA 若出现并发症，多应考虑开放手术处理，而非支架置入。合并股腘动脉病变患者若旁路手术风险较大并面临截肢风险，可以考虑实行 PTA 以避免截肢。

二、禁忌证

腹股沟韧带平面以下动脉段的腔内治疗没有明确的绝对禁忌证。相对禁忌证如下所述。

1. 难控制的高血压。血压高于 24/15kPa（180/110mmHg）时不宜手术。因为严重持续性高血压，手术后易发生颅内出血、心肌梗死、脑梗死等。

2. 心肌梗死后 6 个月以内者手术死亡率明显增加。

3. 慢性肾衰竭、严重肺功能不全、肝功能不全，不能耐受手术者。

4. 严重的精神神经疾患，无法配合手术者。

三、经皮腔内血管成形术（PTA）

（一）术前检查及准备

经动脉 DSA 或下肢动脉 CTA 等技术可以评价下肢的动脉硬化性病变。包括确定狭窄部位及对流入道和流出道进行评价，这些都会影响 PTA 的远期预后。术前不仅需要通过上述技术发现狭窄病变，而且还要研究单纯髂动脉扩张能否很好地改善跛行症状，并制订相应的治疗方案。同时，为了安全将球囊插至病变部位，要明确穿刺部位有无股总动脉硬化及髂总动脉的硬化性改变和屈曲程度。作为 PTA 疗效的客观指标，术前需测定 ABI（肱踝指数），并用近红外分光法进行经皮氧分压的动态检查。

（二）手术要点

1. 入路　导管入路的选择是介入治疗的第一步，也是球囊导管能否到达病变血管进行腔内治疗的关键。主要有以下几种。①经对侧股动脉逆行穿刺置管，适合患侧股浅动脉起始段狭窄或闭塞者（图 5-31）；②经患侧股总动脉顺行穿刺置管，适于同侧股总动脉、股浅动脉中上端无明显狭窄者；③经肱动脉穿刺置管，适于双侧髂动脉狭窄或闭塞的患者。多点穿刺入路将股动脉入路和足背、胫后动脉入路相结合，或股动脉入路和腘动脉入路相结合，或肱动脉入路和股动脉顺行／逆行穿刺相结合，主要目的是将导丝通过全闭塞病变，并最终让导丝进入闭塞远端的真腔。对于股动脉顺行入路、肱动脉入路、腘动脉入路及足背、胫后动脉入路，应用 B 超引导或路图（road map）能大大提高穿刺的成功率，降低穿刺并发症。

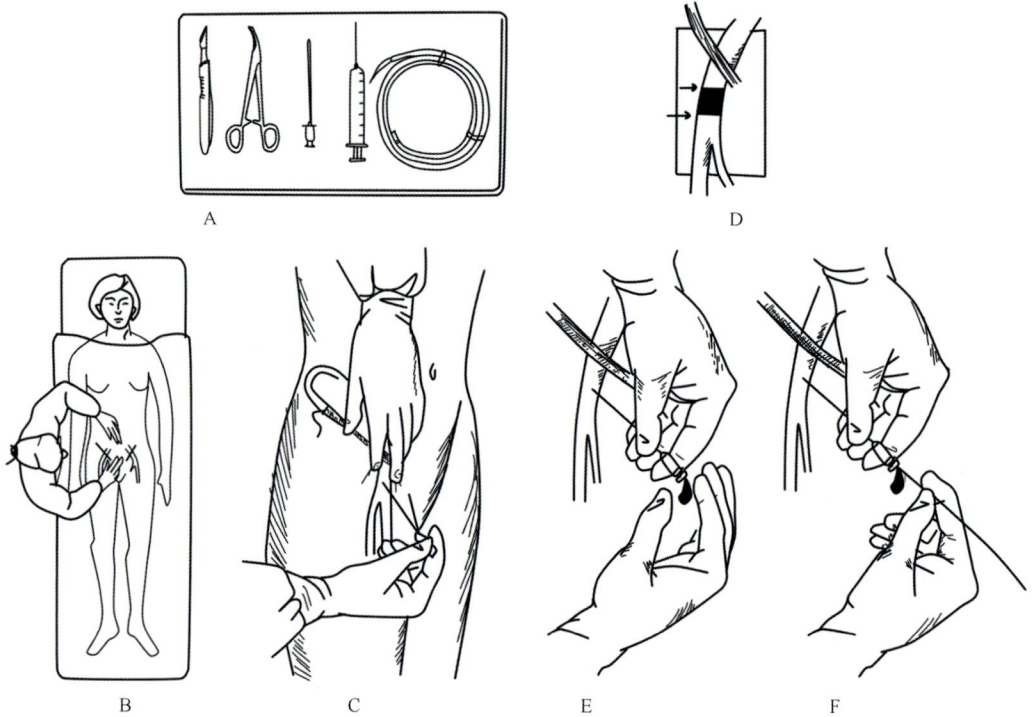

图 5-31 经股动脉穿刺置管

动脉造影不需要血管鞘。当血管造影转变为血管成形手术时，通常需要置入血管鞘以最大限度降低进入血管时对血管的损伤。随着血管鞘直径的增加，其并发症发生率也随之升高，所以最好使用与球囊导管匹配的最小血管鞘。当穿刺对侧股动脉处理股浅动脉病变时，将血管鞘置于同侧股总动脉或髂外动脉（通过主动脉分叉）。针对不同病变，其投照角度也有所不同。一般情况下，髂内外动脉分叉处的病变：左侧病变，选择右前斜位 30° 左右，右侧病变选择左前斜位 30° 左右；股深、股浅动脉分叉处病变选择同侧斜位 30°～45°。

2. 导丝的选择　腔内治疗常用导丝是 0.035/0.018/0.014 英寸，按照软硬程度又分为硬导丝和软导丝两种类型。通常对于主髂动脉狭窄性病变可以选择 0.035 英寸软导丝；对于主髂动脉闭塞性或股浅动脉病变，可能更适宜选择 0.018 英寸导丝；对于膝下动脉狭窄 / 闭塞性病变，0.014 英寸导丝更为合适。通过狭窄尤其是闭塞性病变时，是选择导管好，还是使用球囊作为支撑更为合适，目前没有统一的意见，总的原则是尽量让导丝顺畅地经动脉腔内通过，或经内膜下到达远端真腔。必要时，可以对导管进行塑形，以利于通过闭塞段病变。通过慢性完全闭塞病变的常规方法是使用强度逐步增加而可操作性强的多根导丝。在通过病变过程中适度地旋转导丝，但要防止过度旋转致使导丝尖端断裂。如果导丝前行有阻力，则应该将导丝撤出并重新通过病变段，而不应该强力推进，切忌使用暴力。使用球囊产生持续性的前向推力比对阻塞病变"轻叩"动作更能通过病变段，一旦导丝进入到远端管腔，其头端应该能自由地运动而且导丝能顺利地推送或回撤。术中即时通过同步近端动脉造影显示侧支循环情况，观察导丝到病变动脉远端情况，如果导丝不能自由旋转和顺利推送或回撤，则可能进入到了血管内膜下或血管腔外小的侧支中。

　　传统的内膜下血管成形术（subintimal angioplasty，SIA）是以导管联合 0.035 英寸 Glidewire 导丝（Terumo Medical Corporation），导丝以"襻状"在内膜下前行进入远端动脉真腔内。但在 TASC Ⅱ C、D 型股腘动脉 ASO 中，由于病变范围广，穿刺部位相对较远（如对侧股动脉、肱动脉）等特点，使用传统的 SIA 技术往往难以获得良好的导丝操控性和足够的推送力，导丝顺利返回远端动脉真腔的概率相对较低。综合笔者所在科室的经验，我们推荐：首先使用 V-18 导丝（Boston Scientific）联合 4F 椎动脉导管尝试通过病变段动脉，前行过程中尽量保持导丝头端呈笔直形态，利用纤细、柔软的导丝头端探寻病变动脉真腔内的细小通路，导管始终位于导丝后 1 ～ 2cm 以提供足够的支撑力。当导管前行受阻时换用 ReeKrossl 8 球囊（ClearStream Technologies Group），该球囊采用金属输送鞘系统，具有较强的推送力，并且球囊外径仅为 3.9F，能够有效减少推送阻力。对于极少数动脉严重钙化闭塞的患者可使用 ReeKrossl 8 球囊对高阻力处行预扩张后再进一步推进导丝进入远端动脉真腔。

　　其他还有一些新技术逐渐用于腔内治疗：Cordis 公司的 Frontrunner XP CTP 导管是一种专门用于闭塞血管再通的导管装置，通过微撕开血管腔内粥样斑块或血栓，达到导丝通过闭塞病变的目的。另外，美国 EV3 公司的 Silver Hawk、Turbo Hawk 旋切导管，美国 Pathway 公司的 Pathway PV 斑块旋切导管等，通过对斑块进行旋切，扩大管腔，增强远端血流供应，一般不需要支架放置。

　　3. 球囊的选择　不同的 PAD 病变，球囊导管在材料、大小、形状和顺应性方面都有不同的选择。

　　直径及长度：使用球囊直径和长度应与狭窄闭塞段动脉的直径及长度相匹配，球囊的直径不能超过正常血管直径，球囊的长度应大于狭窄段血管的长度，这样一方面减少了扩张的次数，缩短了手术时间，另一方面对血管内皮损伤较小，避免血管内膜的大范围撕脱，明显减少了手术并发症的发生。股动脉病变多用直径 4 ～ 7mm 球囊，腘动脉病变多用 3 ～ 6mm 的球囊，膝下三分支血管多采用直径 2 ～ 4mm 的球囊，球囊的长度应根据具体动脉病变的长度决定，最长可用到 12cm 的球囊。随着介入材料的不断进步，下肢小直径（1.5 ～ 4mm）、长球囊（40 ～ 120mm）的出现，明显提高了下肢动脉特别是膝下动脉介入手术的成功率。长球囊血管成形术创伤小、术后恢复快、可重复性强、疗效佳，目前越来越广泛应用于下肢动脉血管闭塞症的临床治疗。

　　顺应性：根据顺应性大小不同共分为三类，微顺应性、可控顺应性和顺应性。

　　微顺应性球囊：多为聚对苯二甲酸乙二酯材料，相对无顺应性，成本低廉，生产过程中易于操控，但其对机械刺激物具有抵抗性弱，如钙化灶锐利的边缘。多数血管外科医生倾向于在支架的后扩中选择无顺应性球囊，但由于球囊缺乏扩张支架及血管壁的能力，因此所需压力更高。可控顺应性这种顺应性居中的球囊多由尼龙构成。不同生产商尼龙球囊在顺应性上有微小差别。

　　球囊的选择应遵循循序渐进的原则，对于慢性狭窄性闭塞的病变，不宜直接选用与正常管径一致的球囊，而应选择逐步扩张至正常管径的做法。如果球囊导管通过阻塞部位困难，选择具有高后支撑力和推送力的球囊导管会有极大的帮助。对于严重钙化病变来说，可以选用高压球囊。

　　4. 球囊扩张　在扩张前通过长鞘注射造影剂可确定球囊相对位置，将球囊置于严重狭窄病变处的中心，这个部位是球囊扩张的实际着力部位。通常扩张时球囊外形为两端大中间小的"骨头状"。

球囊导管到位后，球囊应立即扩张以避免血栓形成。球囊通常扩张 30 ~ 60 秒，回缩，再次扩张 30 ~ 60 秒。当球囊完全扩张时，照相存档。在完全收缩球囊后，移动导管前，在 X 线透视下确认球囊完全收缩。在撤出球囊导管的过程中，保留导丝在扩张病变处是必需的，以备他用。具体步骤如下所示。

（1）主动脉和盆腔动脉造影。途中 1 根 4F 倒转弧度冲洗导管放在主动脉分叉上方以便进行盆腔动脉造影（图 5-32）。

（2）通过 0.035 英寸导丝张开导管的弧度，随后导管导丝置于主动脉分叉处，选择进入对侧髂动脉和股动脉：导丝进入股动脉，导管置于髂外动脉远端（图 5-33）。

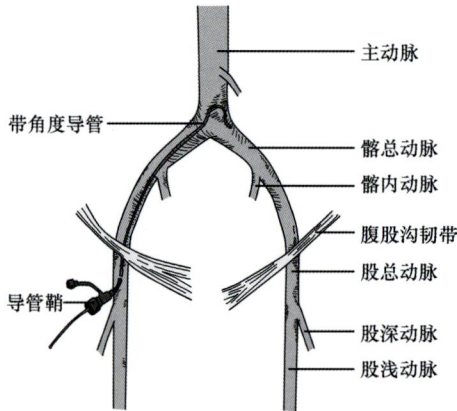

图 5-32　置入动脉导管造影

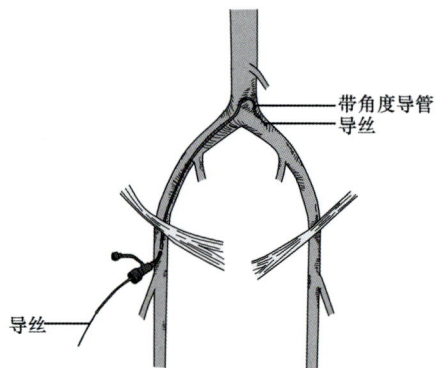

图 5-33　置入导丝

（3）通过造影发现左侧股浅动脉狭窄（图 5-34）。

（4）6F 长鞘越过主动脉分叉进入到距离狭窄病变约 10cm 部位，常需要通过长鞘交换超硬导丝（图 5-35）。

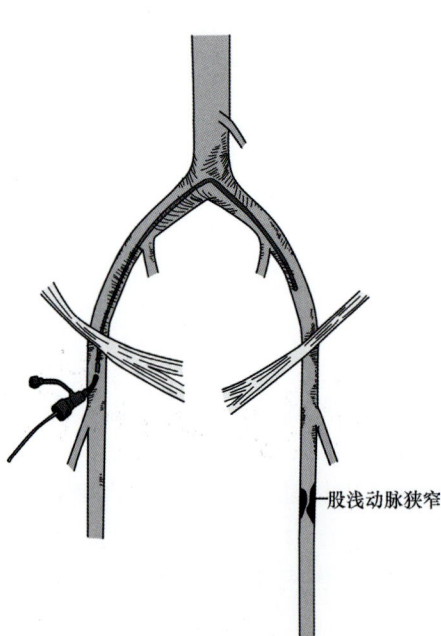

图 5-34　造影示病变处

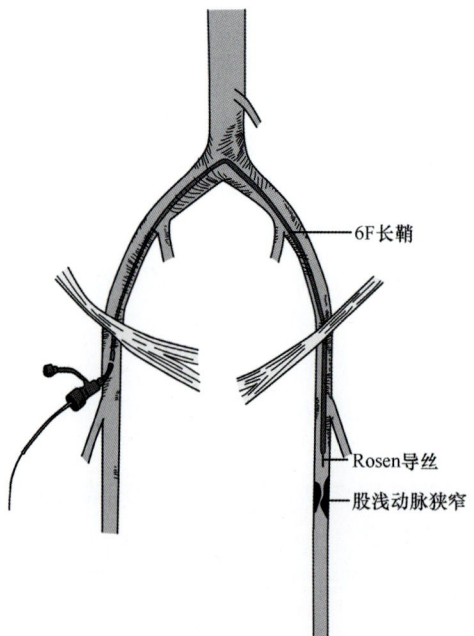

图 5-35　长鞘伸至近病变处

（5）狭窄部位通过亲水性导丝，导丝进入更深部位以利于后续操作（图 5-36）。

（6）球囊沿导丝进入病变部位扩张（图 5-37）。

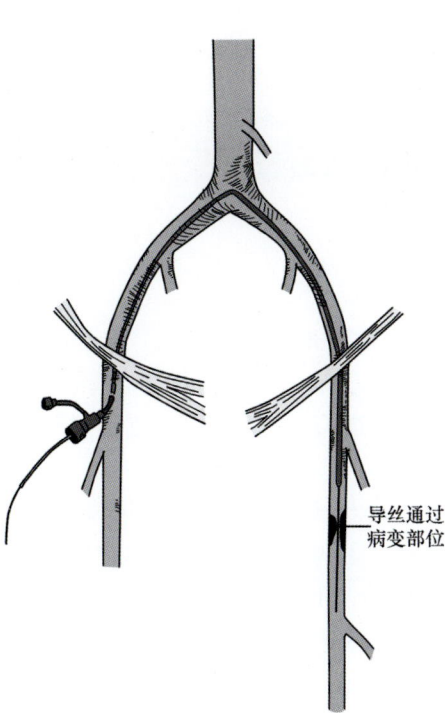

图 5-36　导丝通过病变处

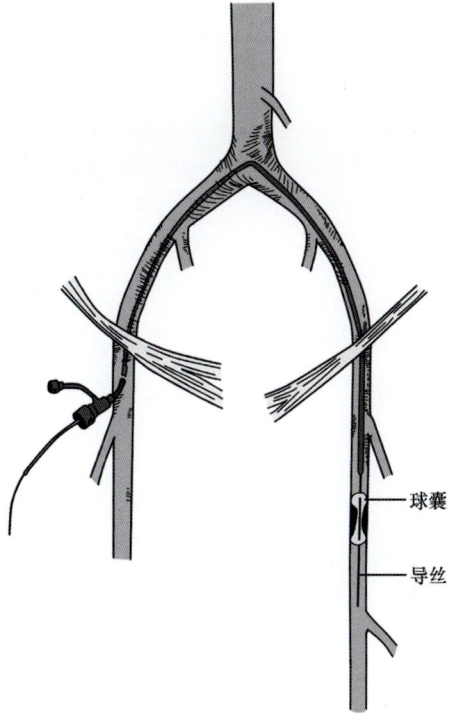

图 5-37　球囊扩张

（7）手术完成后通过鞘管造影证实闭塞病变消失（图 5-38）。

5. 术后造影　当球囊导管撤出后，最后行动脉造影评估 PTA 结果。如果病变位置是通过顺行方式治疗的（股动脉逆行路径治疗对侧病变，顺行路径治疗同侧病变），术后动脉造影不必使用造影导管，重置造影导管需交换导丝，会导致导丝不易再次到达病变处。撤出球囊导管或支架输送系统后可通过长鞘进行动脉造影。如果病变位置是逆行方式治疗，需要交换适合造影导管的导丝，造影导管应置于病变处上游。或者如果长鞘尖端靠近病变处，且病变处长度较短，也可直接通过长鞘注射造影剂。如果动脉造影显示 PTA 位置没有狭窄或严重夹层，且造影剂消散速度较快，则手术成功。血管成形术不充分时可以行支架置入术或再次 PTA 扩张处理。当有残留狭窄或夹层出现时，应用下列方法（表 5-3）进行评估。

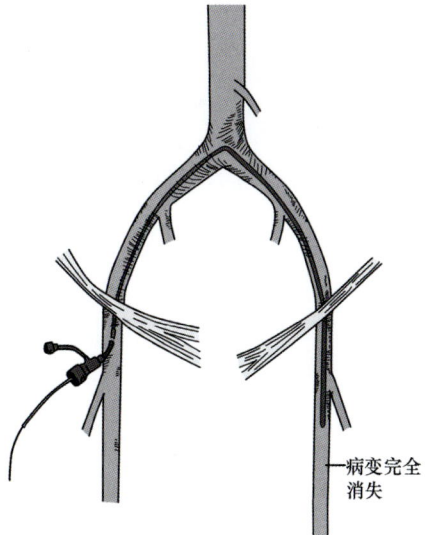

图 5-38　造影示病变消失

表5-3　PTA 的评估

方法	评估
完全性动脉造影	大多数病例仅需一种方法：通常用与 PTA 相同的体位投影（前后位）
斜向位	评估血管后壁残留狭窄或成形术后夹层
放大图像	评估动脉壁上夹层内膜瓣或造影剂残留
压力测量	唯一的量化血流动力学评估；耗时；跨病变的导管可能会影响小直径动脉的压力
应用血管扩张药物	适用于压力测量，当没有压力梯度时（包括实质性病变）
腔内超声	昂贵；在探查和测量残余狭窄方面有效
远端脉搏检查	应用于所有病例；无风险，无花费

单纯球囊成形操作简单、技术成熟，但扩张的压力和速度要适宜，不应强调球囊扩张完全恢复到血管原始管径，部分扩张就能明显改善下肢缺血症状，局部血管钙化明显时更要注意，因为病变血管壁的顺应性差，扩张过快、压力过高或过度扩张反而易引起血栓形成、血管破裂或再狭窄的发生。

6. 术中注意事项　PTA 术中夹层的预防：①选择与病变长度相当的长球囊一次扩张成形，尽量避免多节段、反复的 PTA；②对严重狭窄、闭塞动脉采用"二次 PTA 法"，即先以低压力（2～4atm）充盈球囊，维持压力 10～30 秒，在透视下观察病变部位球囊"束腰"逐渐扩张后，再升高压力至 8～10atm，切忌以暴力快速扩张病变段动脉；③球囊直径的选择以等于或略小于邻近正常动脉直径为宜，偏大的球囊虽有较好的扩张效果，但更容易造成内膜的撕裂和分离。对于 PTA 后可疑动脉夹层可采取多角度压力泵造影的方法予以确认。对于影响血流大于或等于 30% 的动脉夹层均应使用支架固定。

血管壁撕裂：若关闭撕裂，造影剂外渗被证实的情况下，不要惊慌失措，将合适口径的球囊贴壁开张 1～2 分钟，甚至更长时间，体外相应部位辅以压迫，则情况很快得到控制。还可以置入覆膜支架解决问题。

（三）术后处理

扩张术后 24 小时内要卧床休息，针对下肢溃疡或感染的患者可给予抗生素治疗。股总动脉穿刺后，因为髋关节屈曲受限可引起静脉回流受阻，从而导致深静脉血栓形成，所以应指导患者做踝关节的背屈、趾屈运动以促进静脉回流。术后注意观察生命体征、穿刺部位及穿刺侧的下肢情况，以便早期发现术后出血、急性动脉闭塞、下肢深静脉血栓形成及肺栓塞等并发症。若患者情况允许，尽早予以抗血小板及抗凝治疗。通过测定 ABI 及经皮氧分压客观评价治疗效果。

四、下肢动脉支架置入术

PTA 随后的支架置入适应证包括夹层、残余狭窄、PTA 位点出现压力梯度和急性闭塞。

1. 支架的选择和技巧　选择支架时，以选择柔软、一定强度径向支撑力的支架为宜；支架的内径选择应与正常的管径一致或略大于球囊扩张直径。相对于其他部位，腹股沟下血管置入支架的效果欠佳，因在膝关节做屈伸运动时，可造成远端股浅动脉及腘动脉发生延长、收缩、扭曲、受压等构象改变，所以除非万不得已，此类情况支架须慎用。在股 - 腘动脉置入长段支架，支架断裂、闭塞及再狭窄发生率相对较高。对于膝下动脉的支架选择上，建议慎用，如确实需要放置支架以避免夹层引起的再闭塞或狭窄，膝下小动脉支架可选用带药物涂层的冠脉支架或专门为小动脉设计的减少内皮损伤的薄壁支架。目前药物洗脱支架已逐步应用于临床，效果还有待证实。支架分为球囊扩张式支架和自膨式支架。针对下肢股腘动脉病变时，自膨式支架因其更加柔韧且易于置入而更具优势，由于短支架预后相对较好，因此应尽量限制支架长度。这里主要详述自膨式支架技术。

（1）自膨式支架置入是通过回撤一个预先包装支架导管的覆盖鞘操作的。选择的支架一般要大于血管直径，至少大于最终要求的静息血管直径 2mm 以上，在支架置入后，可以向外提供一个径向的支撑力。

（2）从包装中取出自膨式支架导管，用肝素 - 生理盐水冲洗、擦拭外鞘。使用时关闭冲洗阀门，导管通过导丝进入。装置具有一定灵活性，可以通过主动脉分叉。支架近远端都有不透射线的标记，可以通过 X 线观察。释放时，握紧金属推杆，回撤外鞘。此时必须在 X 线透视下监测支架位置，因为在释放过程中支架容易前移或脱位。当握紧推送杆回撤外鞘时，先扩张支架近端，继续评估支架位置。在释放支架近端后，支架位置不能再移动。

（3）自膨式支架完全释放后，进一步扩张支架，尤其是狭窄最严重部位。有时很难评估支架是否完全扩张。如果球囊血管成形术与支架同时使用，首先扩张支架中央部位。支架两端常规不扩张，因为容易在支架覆盖不到的地方形成夹层。具体步骤如图 5-39 所示。

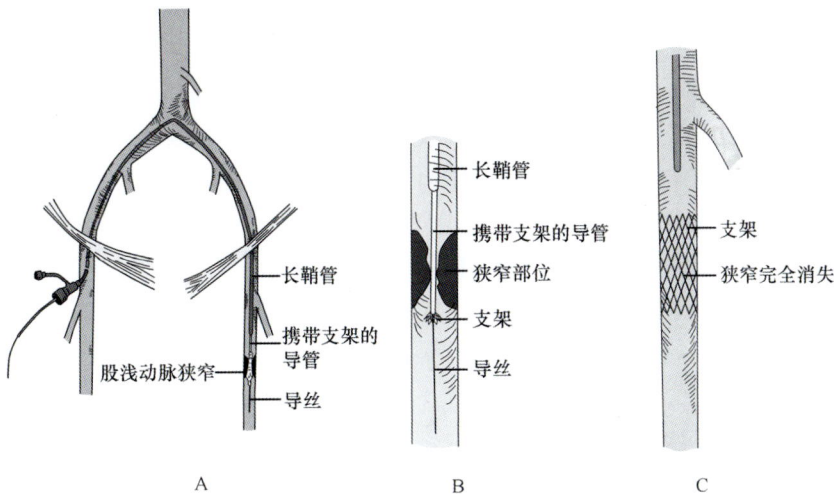

图 5-39　下肢动脉支架置入示意图

A. 通过对侧翻山在狭窄股浅动脉中段置入支架，借助长鞘管支架输入导管通过病变部位；B. 支架置入时超过病变头端数毫米，在支架头端打开后予以精准定位，再完全释放支架，然后以合适口径球囊扩张；C. 术后动脉造影显示支架在病变部位的精确定位

2. **膝下动脉重建**　膝下动脉血供重建长久以来一直是血管外科处理的难点，随着介入器械的不断改进和球囊技术的不断进步，越来越多的小口径、长球囊被用于腘以下动脉闭塞的腔内治疗，在短期内取得了满意的临床疗效。小腿动脉扮演着双重角色，既是腔内治疗的靶血管，又是下肢动脉血流的流出道，其治疗的效果受限于其管径细、极易出现管径

再闭塞，也受限于远段足部动脉的回流情况。小腿 3 支主干动脉中，胫前和胫后动脉的血流通过各自的终末支足背动脉和足底动脉到达足部；腓动脉是胭动脉的延伸，它虽不直接至足部，但在踝部以吻合支形式与胫前动脉和胫后动脉沟通，如能够保持 1 支通畅，即可维持远端血供，缓解严重的缺血症状，有效地避免截肢的发生。

足部血流供给区域（angiosome）的概念近年来引入血管外科，对以足部病变为主（如糖尿病足病）的患者，应根据足部 angiosome 开通病变动脉达到救肢的目的。足跟部的病变，要尽量将胫后动脉再通；足前部的病变，则要尽量将胫前动脉再通；也可开通足底动脉环路，重建足底的血流，改善缺血症状，提高生活质量，降低截肢平面。膝下动脉腔内治疗不必追求过度完美，术后再狭窄依然是困扰治疗效果的重要问题，虽然有较高再手术率，但近期治疗效果仍然是可以接受的。

五、内膜下血管成形术

Bolia 与其同事于 1989 年首次提出用内膜下血管成形术治疗股胭动脉闭塞。解剖学上有赖于完全闭塞段两端具有适宜长度的正常血管，可以在手术中经导丝产生内膜下夹层，通过闭塞段后再次进入血管真腔，从而保留大的分支血管，并避免术后再次旁路手术。

内膜下血管成形术治疗股胭动脉闭塞既可通过同侧股总动脉顺行穿刺，也可以通过对侧股总动脉逆行穿刺处理。亲水性、可变角度的导丝和直径 4 ~ 5F 且尖端具有一定角度的硬性导管联合使用，可在闭塞段内膜下建立一个夹层通道。导丝随之进入，导丝尖端可自然成环，导丝尖端能够形成环状结构的特性是非常重要的。内膜下夹层通道在进入、通过和离开时都具有一定的阻力特征。通常，阻力消失意味着导丝进入阻塞段远端的血管真腔中。当导管沿导丝穿过夹层后，可行血管造影确认血管再通。当行对侧穿刺时，在病变处近心端充盈球囊，固定住导丝，使导丝获得一定力量可以进入并通过内膜下夹层通道。然后使用合适的血管成形球囊以 8 ~ 10atm 的压力扩张血管再通段。这种方法不需要支架置入，只有在限制流速的夹层和有弹性卷曲的部分才使用支架，最后通过血管造影确认。可是，内膜下成形术失败的一个最主要原因就是不能够再次进入真腔，其发生率大约为 20%。现已开发出 Outback 再入导管等以解决此类问题。

六、术后监测与处理

1. 近期监测

（1）注意出血、血肿：股动脉穿刺后应压迫 10 ~ 15 分钟，用掌心压迫实际动脉穿刺破口（逆行穿刺时，一般位于穿刺口上方 1 ~ 2cm 处），或可用手指压迫技术。止血后再加压包扎，沙袋压迫 6 小时。嘱患者伸直穿刺侧下肢并平卧 24 小时，观察有无迟发性伤口出血或皮下出血，尤其是应用肝素及溶栓后患者。一旦再出血应立即压迫穿刺部位，待止血后再重新加压包扎。应注意操作时有无穿破血管可能，需定时检查生命体征，术后一天监测凝血功能。有条件者，行血管超声检查穿刺点，排除术后医源性假性动脉瘤及动静脉瘘可能。行导管溶栓者，术后需更密切监测。

（2）观察肢体动脉的搏动情况：动脉腔内治疗可导致血栓形成或栓塞，定时检查肢体血管搏动，观察皮温、色泽，以便早期发现肢体并发症。

（3）肾功能监测：注意患者术后尿量，因造影剂有利尿作用，术后尿量一般会增多；但造影剂有肾毒性，尤其对于术前肾功能不全的患者，一旦发现肾功能损害，应利尿或人工透析。

（4）观察有无变态反应：少数患者术后数小时至数天可出现过敏反应，可对症处理。

（5）注意控制其他基础疾病，如冠心病、糖尿病等。

2. 远期监测　对于治疗后病变稳定的患者，常在术后第 1、3、6、9、12 个月（其后为每年）进行随访。随访项目包括临床表现，测量 ABI，记录脉搏容积及影像学检查。如出现症状加重（Rutherford 评分），无创影像学检查结果显示再狭窄超过 30% ~ 50%，则提示治疗失败。此时可考虑进一步治疗。下肢闭塞动脉的开通固然重要，但术后患者自身饮食的改善、药物的持续治疗、定期的门诊随访在维持下肢动脉长期通畅中同样不容忽视。

七、临床效果评价

由于 PTA 可导致血管夹层撕裂和弹性回缩，而支架置入通过挤压斑块和压迫管壁，克服了 PTA 的两个主要缺陷。Palmaz 等经随机预期试验，证明支架置入和单纯 PTA 治疗效果有显著差异，随访 2 年的结果显示，前者通畅率较后者高 10% ~ 15%。Schillinger 等观察股浅动脉单纯 PTA 和自膨支架置入两组的疗效，随访 1 年发现单纯 PTA 组术后再狭窄率明显高于自膨支架置入组（$P < 0.01$），认为支架置入的效果明显优于单纯 PTA。但亦有不同观点，Dorrucci 的荟萃分析表明：PTA 后 1 年、2 年、3 年、4 年的原发通畅率分别为 58%、51%、47%、40%，而球囊扩张支架置入后 1 年、2 年、3 年、4 年的原发通畅率为 65%、55%、58%、52%，与 PTA 相比并无优势。且因支架置入仍然存在术后再狭窄的问题，故对于膝下小动脉病变的支架置入应持慎重态度。支架内再狭窄是多种因素促成的，个体差异、支架选择、血管直径、术后原发疾病的控制等均是影响因素，对此尚缺乏量化研究。总之，目前尚缺乏足够支持膝下动脉放置支架的资料，仅认为支架成形是 PTA 失败后的补救措施。

血管腔内技术首先应用于髂动脉狭窄性病变中，而且腔内治疗髂动脉狭窄性病变 5 年通畅率可达 70% ~ 80%，病变长度、流出道是远期通畅的重要因素。

从效果上评估，股动脉的腔内治疗有更低的远期通畅率，该部位的 4 年通畅率在 40% ~ 60%，显然低于应用自体静脉为移植物的血管旁路手术，但腔内技术有较好的可重复性。Capekn 等报道的一组股腘动脉介入治疗，1 年、3 年和 5 年的累积通畅率分别为 81%、61% 和 58%，同时 Capek 在治疗中发现，足背动脉搏动是股腘动脉 PTA 治疗成功的关键因素，因此，他认为股腘动脉合并腘动脉以下的 PTA 介入治疗可以提高 PTA 技术的远期通畅率。对所有的腔内技术而言，病变越轻、越短，流出道越好，其远期通畅率越高。腘动脉以远病变的腔内治疗远期通畅率更低，但在挽救肢体、降低截肢率方面仍有重要作用。Schwarten 和

Cutclif 报道 144 例腘动脉以下的介入治疗，随访 2 年的保存肢体成功率为 86%。

虽然腔内治疗具有创伤性小、良好的有效性和可重复性特点，由于新的技术、器械进步很快，使得很多初学者在治疗过程中出现较多意外事件而难以处理，取得的效果甚至比术前还要差，介入治疗是一把双刃剑，成也介入，败也介入；因此，熟练掌握腔内治疗的基本技术和技巧以及各种并发症的处理，在治疗过程中稳扎稳打，做到胸有成竹，相信会有更多的患者在下肢动脉腔内治疗中获益。

（郑　鸿　齐晓宇）

第六章 透析通路相关手术

血液透析目前仍然是慢性肾功能不全患者赖以生存的肾替代治疗方法。而透析用血管通路则成为患者必不可少的生命线。随着 1996 年 Brescia 和 Cimino 发明自体内瘘以来，血液透析技术得到了迅速发展，尿毒症患者的生存寿命得到了明显的延长。但随着透析患者数量的逐年增加，高龄患者逐渐增多，通路的并发症也越来越多。特别是对于长期接受血液透析的患者其自身血管条件越来越差，可供利用的外周血管越来越少。如何处理复杂并发症、如何对即将失效和已经失效的血管通路进行挽救和翻修手术，使其重新发挥作用，成为目前肾内科医师、血管外科医师，以及整个透析团队面临的实际问题。

第一节 自体动静脉内瘘术

一、适应证

1. 慢性肾衰竭需要长时间血液透析治疗的患者。
2. 肾小球滤过率 < 25ml/min 或血清肌酐 > 4mg/dl（352μmol/L）的患者。
3. 老年患者、糖尿病、系统性红斑狼疮及合并其他脏器功能不全的患者，应尽早实施自体动静脉内瘘成形术。

二、禁忌证

（一）绝对禁忌证

1. 四肢近端浅表主干静脉或中心静脉存在严重狭窄、明显血栓或因邻近病变影响静脉回流。
2. 患者前臂 Allen 试验阳性，禁止行前臂动静脉内瘘端端吻合。

（二）相对禁忌证

1. 预期患者存活时间短于 3 个月。
2. 血流动力学障碍：心力衰竭未控制（低血压，收缩压 < 90mmHg 患者）。

3. 手术部位存在感染。

4. 同侧锁骨下静脉安装心脏起搏器导管。

三、术前准备

（一）术前评估

术前手术侧肢体动、静脉的评估，心、肺、肝等重要脏器功能评估，循环血流动力学状态，血常规、凝血指标检查。

（二）手术部位的选择

当双上肢血管条件相同时，首选非优势侧肢体建立自体动静脉内瘘。

1. 前臂血管通路　见表6-1。

（1）头静脉：为前臂血管通路首选静脉，位于肢体外侧，流入道动脉可选择桡动脉后支、桡动脉主干、尺动脉以及肱动脉主干。尺动脉因距离头静脉较远不作为首选流入道动脉。动静脉内瘘尽可能在肢体远端建立，以便保留更多穿刺部位。

表 6-1　前臂血管通路的选择

前臂	上臂	下肢
桡动脉后支-头静脉腕部直接内瘘（鼻烟窝内瘘）	上臂肱动脉（近端桡动脉）-头静脉直接内瘘	股总动脉-大隐静脉环形移位内瘘
桡动脉-头静脉腕部直接内瘘（Biescia-Cimino内瘘）	上臂肱动脉（近端桡动脉）-头静脉移位内瘘	股总动脉-股浅静脉移位内瘘
桡动脉-头静脉前臂移位内瘘	上臂肱动脉（近端桡动脉）-贵要静脉移位内瘘	
肱动脉（近端桡动脉）-头静脉前臂环形移位内瘘	上臂肱动脉（近端桡动脉）-肱静脉移位内瘘	
桡动脉-贵要静脉前臂移位内瘘	上臂肱动脉（近端桡动脉）-腋静脉（或肱静脉）股静脉移植内瘘	
尺动脉-贵要静脉前臂移位内瘘	上臂肱动脉（近端桡动脉）-腋静脉（或肱静脉）大隐静脉移植内瘘	
肱动脉（近端桡动脉）-贵要静脉前臂环形移位内瘘		
桡动脉-前臂肘静脉间接股静脉移植内瘘		
肱动脉（近端桡动脉）-前臂肘静脉间接股静脉移植内瘘		
桡动脉-前臂肘静脉间接大隐静脉移植内瘘		
肱动脉（近端桡动脉）-前臂肘静脉间接大隐静脉移植环形内瘘		

（2）贵要静脉：无合适头静脉利用时，可建立贵要静脉-动脉内瘘。贵要静脉位于肢体内侧，手术时需要移位。流入道动脉可选择远端桡动脉、尺动脉、近端桡动脉和肱动脉。

（3）其他静脉：头静脉和贵要静脉均不符合手术条件时，可选择自体股浅静脉或大隐静脉移植替代。

2. 上臂血管通路

（1）头静脉：前臂浅表静脉耗竭时可利用上臂头静脉。流入道动脉可选择近端桡动脉及肱动脉。动静脉内瘘尽可能在远端(与近端桡动脉吻合)建立,以减少远端肢体窃血发生率。

(2)贵要静脉:前臂及上臂无合适头静脉利用时,可建立贵要静脉-动脉内瘘。由于上臂贵要静脉位于肢体内侧且部位较深,手术时必须移位并表浅化。流入道动脉可选择近端桡动脉及肱动脉。与头静脉相同,动静脉内瘘尽可能在远端建立。

(3)其他静脉:头静脉和贵要静脉均不符合手术条件时,可选择肱静脉、自体股浅静脉或大隐静脉移植替代。

体位:上肢自体动静脉内瘘采用平卧位,手术侧肢体外展。

麻醉:前臂直接内瘘(腕部及肘部)可采用局部浸润麻醉。前臂静脉移位内瘘及上臂内瘘建议采用臂丛神经阻滞麻醉。

四、手术要点、难点及对策

(一)腕部头静脉-桡动脉(Brescia-Cimino)内瘘

1. 标记前臂桡动脉走行和头静脉走行及两者间拟行手术切口的位置(图6-1)。也可采用横切口,沿腕部皮纹较为美观,但受切口限制静脉游离段较短,易于使静脉成角,故较少采用。如头静脉有属支(背侧支)汇合,可利用汇合处进行吻合以扩大吻合口,有利于防止吻合口狭窄,提高手术成功率。术前检查头静脉,在前臂应全程触及。如前臂存在多量小静脉侧支提示头静脉可能有阻塞或纤维化,不可使用。如勉强使用则会面临内瘘不能成熟风险。

2. 1%利多卡因局部浸润麻醉,勿使用肾上腺素,以免血管痉挛。

3. 切开皮肤3~5cm长,切口长度取决于静脉的解剖位置。

4. 钝性-锐性分离皮下组织,双极电凝止血。较大的血管分支用4-0线结扎或缝扎(图6-2)。

185

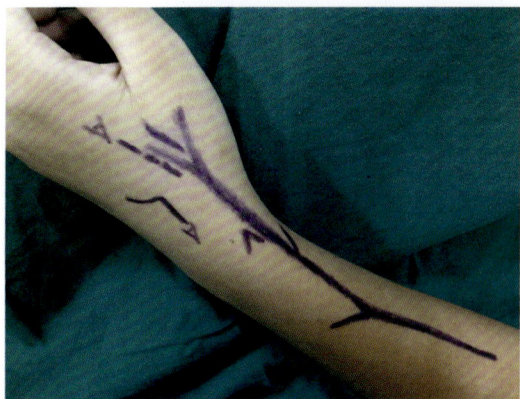

图6-1 手术切口描记

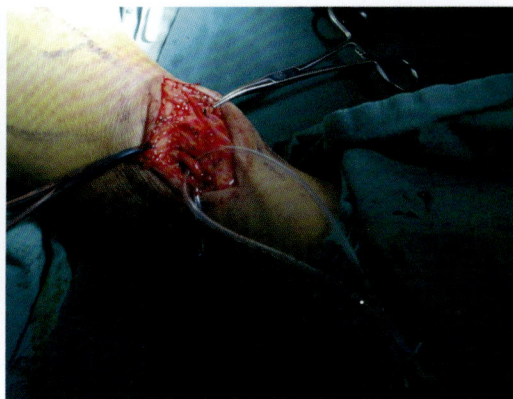

图6-2 结扎属支静脉

5. 游离头静脉,使用DeBakey镊或眼科镊提起血管外膜,蚊式血管钳将其表面的结缔组织层面分离,并向血管两侧分离,避免直接夹取静脉。血管阻断带围绕并悬吊血管(图6-2)。如果头静脉存在属支(如背侧支),应一并分离并利用两者汇合处与动脉行"补片"式吻合。

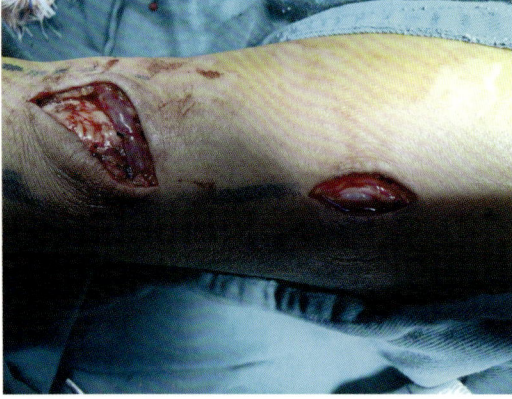

图 6-3　清除头静脉周围结缔组织

6. 对于汇入头静脉的小属支用 4-0 不可吸收线结扎。注意结扎点距离头静脉主干应留有一定余地，一般为 1 ~ 2mm（图 6-2），防止日后血管扩张时可能出现的局限性狭窄。

7. 显微镊提起头静脉外膜，显微剪刀修剪静脉周围组织（图 6-3），防止血管吻合时嵌入外膜组织引起血栓。

8. 游离桡动脉 3cm。动脉周围有一薄层疏松结缔组织需要分离。注意勿伤及动脉旁两条伴行静脉。用硅胶阻断带围绕吻合口两端的动脉（图 6-2）。牵引时注意不要撕裂桡动脉的小分支。动脉小分支需用 5-0 不可吸收线结扎，同样注意结扎点勿紧贴动脉。

9. 显微剪刀斜行切断头静脉，注意切断部位及角度朝向桡动脉预定吻合处。哈巴狗血管夹阻断静脉近心端。阻断前注意摆正静脉轴向角度，防止扭曲，在整个手术过程中注意保持静脉的原始角度，尤其是施行端侧吻合时。如发生旋转扭曲而术中未发现，术后数小时内管腔内即可形成血栓。静脉管腔内用肝素盐水冲洗（5000U 肝素 +250ml 生理盐水）。血管扩张器或液力轻柔扩张静脉（图 6-3）。再次修剪近心端头静脉吻合口，使之大小适中，远端静脉双重结扎。为防静脉扭转，也可采用两点悬吊（8-0 聚丙烯缝线或 CV-8PTFE 缝线）法。

10. 哈巴狗钳阻断动脉吻合口两端，也可使用硅胶阻断带悬吊阻断。但如果动脉硬化明显，则不能使用阻断带悬吊，以免损伤管腔。勿使用丝线缠绕阻断动脉。

11. 尖刀在动脉上切开 1 ~ 2mm，朝向桡侧，面对静脉。使用显微剪刀扩大动脉切口至 8 ~ 10mm，与待吻合静脉一致。肝素生理盐水冲洗动脉管腔。不需要使用全身肝素化，以免手术后伤口血肿。如动脉出现痉挛，可使用肝素生理盐水中等压力扩张或使用血管扩张器。过度扩张可导致内膜损伤和继发血栓。使用 1% 利多卡因冲洗有助于防止血管再痉挛。

12. 两定点缝合，静脉两角悬吊的双针带线与动脉吻合口两角缝合，先缝合吻合口近心端，后缝合远心端。动脉进针方向由内至外（图 6-4），助手协助，防止缝及动脉后壁。吻合口近端处打 5 ~ 7 个结，注意动脉角处缝合边距不要大于 1mm。同法缝合吻合口远心端角（图 6-4）。

13. 首先缝合吻合口后壁，自动脉切口近端开始首先自静脉角由外向内进针，再由动脉角穿出（图 6-4），连续缝合吻合口后壁至吻合口远端，最后一针与吻合口远端缝线打结 6 ~ 7 个。

14. 同法利用吻合口远端缝线连续缝合前壁（图 6-4）。

15. 依次开放近端静脉、远端动脉和近端动脉。此时即可见静脉充盈良好并可及吻合口震颤（图 6-4）。如吻合口有少量漏血，用手指轻压数分钟后即可自止，一般不需要补针。若仅可触及静脉端搏动而无震颤，说明静脉近端有狭窄或梗阻，应重新探查。

16. 再次检查吻合血管周围是否有束缚（如纤维带压迫或血管痉挛）。使用 1% ~ 2% 的利多卡因局部麻醉后用显微剪刀细心剪除纤维带的束缚。确认静脉与动脉吻合间为平缓过度的钝角。如角度过大，还可再向静脉近心端游离 1 ~ 2cm。

17.确认创面无出血后，缝合皮下、皮肤。伤口轻松包扎，勿环绕包扎或用胶带环绕粘贴。

18.术后抬高患肢以减轻水肿。手术后 10 ~ 14 天开始练习手部运动（可在 30 ~ 40mmHg 压力袖带下）以促进头静脉成熟。

（二）鼻烟窝内瘘

1.嘱患者拇指外伸、外展位，拇长伸肌、拇长展肌与拇短伸肌腱之间鼻烟窝处，头静脉表面做切口标记（图 6-5）。检查该处桡动脉深支搏动是否正常。

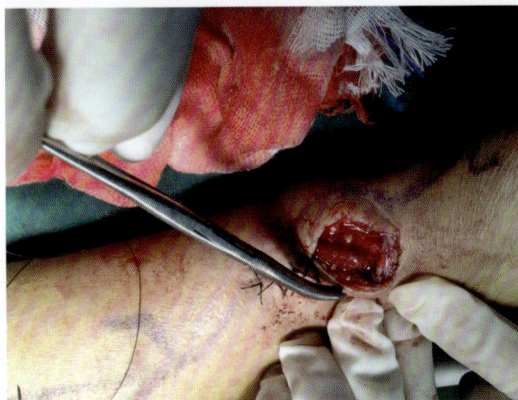

图 6-4　缝合桡动脉头静脉

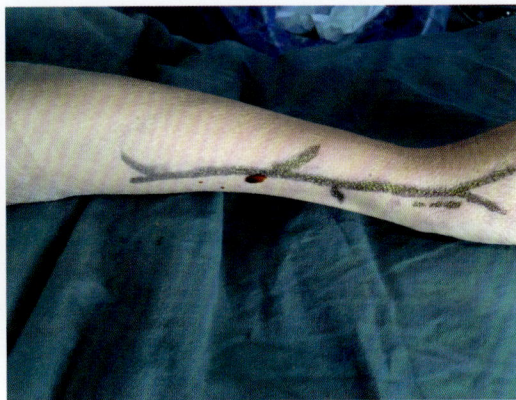

图 6-5　手术描记

2.1% 利多卡因局部浸润麻醉，15 号刀片切开皮肤，电凝止血。

3.游离头静脉 1.5 ~ 2.0cm 长，硅胶带悬吊（图 6-6）。

4.于头静脉下方触及桡动脉搏动后，于其表面切开深筋膜（图 6-6），暴露桡动脉，硅胶带悬吊。

5.于预定吻合部位用眼科剪或显微剪刀剪断头静脉。静脉近心端哈巴狗钳阻断，远心端 1 号不可吸收线结扎。

6.肝素盐水冲洗近心端静脉，如静脉口径过细，可用血管扩张器适当扩张，显微剪刀修剪吻合口至合适形状和口径。

7.提起桡动脉硅胶血管带，阻断血管，11 号尖刀切开桡动脉，显微剪刀扩大切口（6 ~ 8mm），使之与静脉吻合口大小一致。

8.8-0 聚丙烯缝线分别将静脉吻合口两角缝合至动脉吻合口（两定点缝合，图 6-7）。注意静脉勿成角及扭曲。

9.自吻合口远端顶点连续缝合吻合口前壁（图 6-7），至吻合口近端与此处线尾打结（5 ~ 7 个结）。

10.前壁吻合完成后，翻转吻合口，肝素生理盐水冲洗管腔，自吻合口近端连续缝合至吻合口远端（图 6-7）并与该处线尾打结，完成吻合（图 6-7）。

187

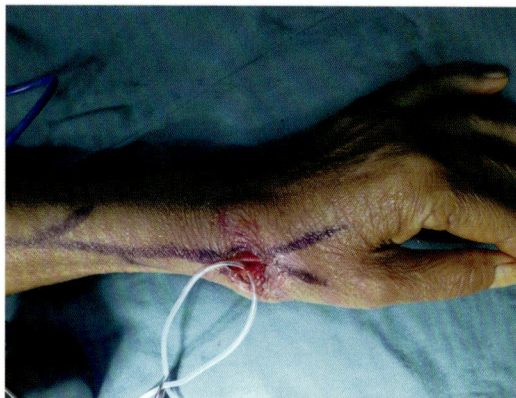

图 6-6　游离目标血管

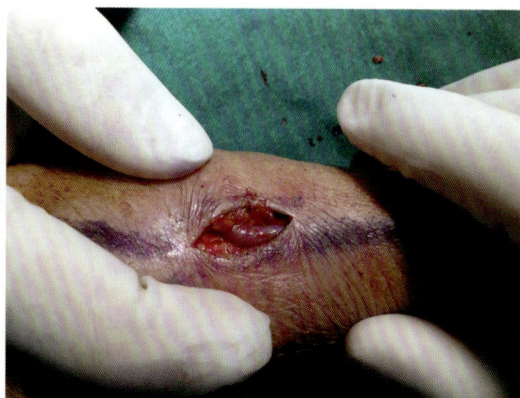

图 6-7　吻合口

11. 依次开放静脉、远端桡动脉、近端桡动脉，观察静脉充盈情况、有无成角及扭曲，检查静脉端震颤是否良好，有条件时可使用术中多普勒超声检查血流情况。

12. 4-0 可吸收缝线皮内缝合，关闭切口，伤口用敷料包扎。

（三）上臂贵要静脉移位动静脉内瘘

1. 麻醉　手术切口大，范围自腋下至肘窝，应选择颈丛阻滞麻醉或全身麻醉。神经阻滞麻醉的另一好处是血管处于扩张状态，便于判断血管条件。

2. 手术前再次用超声检查贵要静脉走行、直径、沿途属支部位、有无局限性狭窄或闭塞，腋静脉、锁骨下静脉是否通畅。肱动脉有无狭窄或硬化斑块。标记贵要静脉及其属支走行，肱二头肌前外侧标记隧道建立路径及与肱动脉预定吻合部位（图 6-8）。

3. 沿贵要静脉走行切开皮肤，自肘关节平面（尽量靠近贵要静脉远端，以获得较长的静脉）至腋下，电刀切开皮下组织。

4. 分离皮下组织，自肱骨内上髁开始游离贵要静脉。分离时需特别注意伴随贵要静脉的前臂内侧皮神经，切勿损伤。此神经在上臂远端常位于贵要静脉浅面，需要首先游离后方可显露贵要静脉（图 6-9）。

5. 继续向头侧游离贵要静脉至汇入腋静脉处，沿途结扎其属支。结扎时注意与主干留有一定距离，避免术后血管扩张引起局部"腰形"狭窄。

6. 切断贵要静脉远端，用罂粟碱溶液轻柔扩张静脉（图 6-10）。液力扩张时，需在贵要静脉近心端用哈巴狗钳阻断，压力切勿过大，以免损伤内膜。同时注意观察贵要静脉全程有无渗漏。对于渗漏处用 8-0 聚丙烯缝线缝合修补。

7. 于肘横纹近端肱动脉搏动明显处横行切开皮肤 2～3cm，游离肱动脉长约 2cm，绕硅胶带标记。隧道器自此切口向腋动脉方向建立皮下隧道，自肘部切口穿出。

8. 隧道器将贵要静脉引入隧道并从肱动脉切口穿出：此步骤要点是确保静脉走行过程中勿扭曲。方法是将贵要静脉远端牢固缝合于隧道器顶端，隧道器引入贵要静脉过程中予扭转手柄，超锋利剪刀修剪贵要静脉吻合口（图 6-11）。

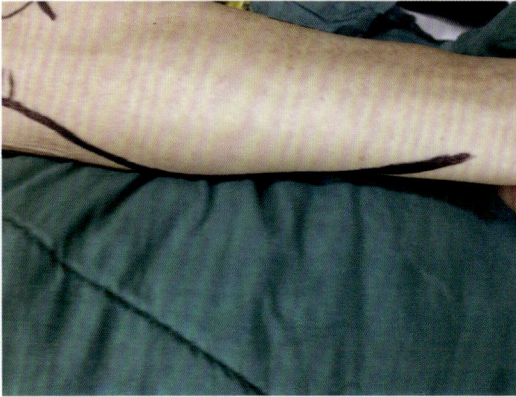

图 6-8　术前描记

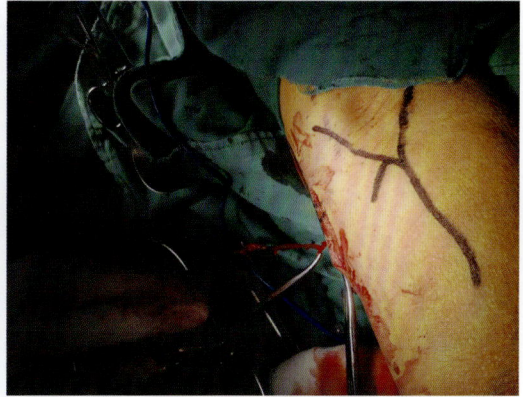

图 6-9　游离贵要静脉

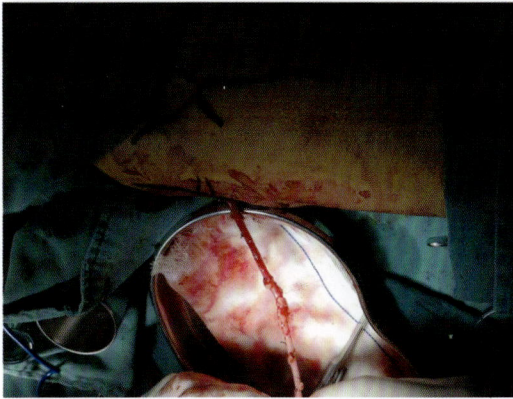

图 6-10　扩张贵要静脉

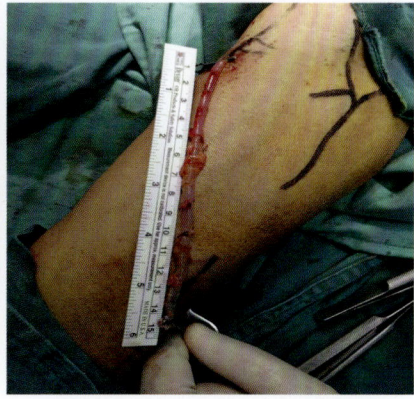

图 6-11　建立皮下隧道

9. 阻断肱动脉，11 号尖刀片切开，Pott 剪刀延长切口至 8mm，用 7-0 聚丙烯缝线，两定点缝合法完成贵要静脉 - 肱动脉端侧吻合。

10. 开放动脉阻断钳，观察静脉充盈情况及吻合口震颤，4-0 可吸收缝线逐层关闭各切口。

手术后肢体肿胀常见，数周后可以缓解，瘘成熟时间为 6 ~ 8 周。术后最常见的静脉狭窄部位为贵要静脉末端汇入腋静脉处。此处为贵要静脉从浅表隧道走入深层的转折处。

贵要静脉移位手术并不排除将来建立上臂肱动脉贵要静脉或腋静脉人造血管瘘可能性。但反之不然，因上肢人造血管瘘可能损坏贵要静脉 / 腋静脉汇合处，并且使贵要静脉移位手术变得十分困难。因此，上臂自体动静脉瘘应优先于上臂人工血管动静脉瘘的建立。此外，前臂 AVG 的翻修不应超越肘横纹，否则会损坏上臂静脉，限制以后上臂自体动静脉瘘的建立。

（李毅清　蔡传奇）

189

第二节　人工血管动静脉内瘘术

一、人工血管透析通路的特点

（一）优点

1. 可提供较大的血管穿刺面积。
2. 容易穿刺。
3. 通路成熟时间短，PTFE 材料血管置入后 14 天即可使用，手术后 3 ~ 6 周开始使用较为理想。
4. 多个穿刺部位可供选用。
5. 有不同形状和特点的人工血管材料可供使用。
6. 易于手术医生置入和吻合。
7. 可通过外科或腔内血管修复。

（二）缺点

1. 潜在的血栓发生率。
2. 潜在的感染发生率。
3. 使用寿命较自体动静脉内瘘短。

二、适应证

1. 各种原因引起前臂静脉纤细或耗竭，无法实施常规自体动静脉内瘘。
2. 因糖尿病、周围血管疾病等引起上肢动、静脉不能满足自体动静脉内瘘条件。
3. 自体动静脉内瘘或人工血管动静脉瘘狭窄、失效或施行翻修术。
4. 紧急透析不是人工血管动静脉瘘适应证。

三、禁忌证

1. 近心端静脉或中心静脉严重狭窄、血栓形成及闭塞。
2. 严重动脉狭窄。
3. 严重凝血功能障碍。
4. 重要脏器功能不全，难以耐受手术者。
5. 脓毒血症。
6. 手术部位感染。
7. 手术侧肢体严重淋巴水肿。

四、移植血管材料的种类和选择

1.合成人造血管（直径 6 ~ 7mm）

（1）聚四氟乙烯膨体（ePTFE）：目前应用最广，包括普通、袖状、锥形、薄壁等不同类型 ePTFE 人造血管。其中锥形人工血管动脉端直径为 4mm，静脉端直径为 6 ~ 7mm，借此可限制血流量，减少动脉窃血的发生。人工血管可以带有内支撑环或外支撑环，在需要跨越关节的部位采用。外支撑环人工血管缺点是手术后血清肿发生率较高，且影响穿刺。

（2）涤纶人造血管：血栓发生率高，尤其是直径较细的涤纶血管，限制其在透析通路中的应用。

（3）Vectra：自封堵聚亚胺酯人造血管，允许手术后 24 小时内进行穿刺透析，减少患者对临时透析导管的依赖。

2.生物移植血管

（1）牛颈动脉：管壁易退行性变，感染、假性动脉瘤发生率高，翻修困难，目前已较少使用。

（2）牛肠系膜静脉：弹力及顺应性好，并发症发生率较低，价格昂贵。临床少用。

3.手术部位的选择（表 6-2）　常用手术部位及选择顺序：前臂"U"形血管襻、前臂直形血管襻、上臂直形或弧形血管襻、上臂"U"形血管襻。直行血管襻可供穿刺的面积小于"U"形血管襻。其他部位：上肢无法进行血管移植时可考虑使用，包括腋动脉 - 同侧腋静脉、腋动脉 - 同侧或对侧颈内静脉、股浅动脉 - 股静脉，甚至可以考虑腋动脉 - 同侧腋动脉（表 6-2）。

表 6-2　流入道动脉和流出道静脉的选择

流入道血管	流出道血管
腕部桡动脉	前臂肘正中静脉
近端桡动脉	（肘）近端和远端头静脉
肘部肱动脉	肘窝水平及上臂的贵要静脉
近端肱动脉	前臂深静脉
腋动脉	腋静脉
股动脉	颈内静脉
	股静脉

五、术前准备

1.全身情况评估（高龄、肥胖、贫血、糖尿病、电解质紊乱、感染、容量过载导致组织水肿）。

2.首选非优势侧肢体，但如优势侧肢体具备实施自体动静脉瘘条件时，首选优势侧自体动静脉瘘而不选择非优势侧人工血管内瘘。

3.手术侧肢体静脉检查，使用止血带或血压袖带加压至 40 ~ 50mmHg 以使静脉扩张，确认并标记静脉位置。血管外科医生最好亲自使用双功超声全程检查头静脉、贵要静脉、腋静脉直径，有无狭窄。同时绘制静脉路径，标记静脉属支，此方法尤其适合于肥胖患者。

4. 术前仔细检查双上肢各节段动脉搏动、测量双上肢血压、Allen 试验，必要时应进行动脉双功多普勒超声检查或静脉和（或）动脉造影。

5. 术前应确定手术方式。

六、手术要点、难点及对策

（一）麻醉

1. 局部浸润麻醉（1% 利多卡因或 0.5% 布比卡因）或臂丛阻滞麻醉。如需对腋静脉操作，应给予锁骨上肌间沟神经阻滞，也可使用全身麻醉。

2. 适当使用地西泮镇痛（对于无肾功能患者，从 1/10 剂量开始给予，直至达到需要的效果）。

（二）体位

患者取平卧位，手术侧肢体外展，显露同侧肩部。消毒和铺无菌巾范围自手部至腋下。如此，外科医生可以应对任何术中发生的解剖异常或其他并发症。

（三）血管吻合技术

选用 6-0 或 7-0 聚丙烯或 ePTFE 等不可吸收缝线，后者针、线直径相同，可在一定程度上减少吻合口针孔出血，但价格昂贵。血管吻合可采用 2 定点、3 定点缝合及降落伞式缝合。缝合前注意人工血管内有无活跃的回血，缝合过程中注意用肝素盐水冲洗动脉、静脉及人工血管，防止血栓形成。但人工血管不得使用肝素盐水加压冲洗，以免术后血浆漏出，增加血清肿的发生概率。动脉吻合口直径应限制在 4 ～ 6mm，可减少远端肢体窃血的发生。

（四）血管控制技术

传统血管控制方法为使用精细无创阻断钳阻断血管，或使用硅胶阻断带悬吊阻断。使用上臂气压止血带为控制出血又不损伤血管的良好方法，特别是对于动脉有严重钙化的患者，且术野有更大的空间可供吻合。

气压止血带缺点是止血带需放置在上臂，因此仅限于前臂动静脉瘘手术时使用。手术前用驱血带驱血后，袖带加压 220 ～ 300mmHg 压力（根据患者血压决定）。因即使是未充气袖带也可能妨碍静脉回流，因此，吻合后评估血管通路时，应取下止血带。因患者不能耐受长时间气压止血带阻断，故应采用臂丛阻滞麻醉。

（五）皮下隧道的建立

应尽可能提供较长的穿刺面积。隧道应位于浅层皮下组织以利于穿刺透析。过浅易压迫皮肤，引起皮肤坏死和人工血管外露；过深则穿刺困难。隧道器直径应与人工血管外径相等，直径过大可增加血清肿的发生机会。

（六）人工血管吻合口的修剪

人工血管静脉端应修剪成长斜面，以减少日后静脉端吻合口增生致狭窄的发生。修剪方法可采用弯血管钳夹住人工血管一端，11号尖刀沿血管钳斜面切割，即可获得光滑的修剪斜面。动脉端不需要修剪或仅修剪成一小斜面，以减少动脉端吻合口直径，减少窃血综合征的发生。

（七）人工血管动静脉瘘技术操作

1. 前臂"U"形人工血管动静脉瘘

（1）体位：平卧，术侧肢体外展，为便于术中建立皮下隧道，术前应标记切口位置及人造血管走行，标记时注意应尽可能提供穿刺区域的人工血管长度。

（2）切口：肘部切口位于肘横纹远端 1 ~ 2cm，10 号或 15 号刀片切开皮肤。该位置可防止肘关节屈曲时吻合口成角。切口应兼顾动脉和静脉的显露，注意勿伤及浅静脉。若动脉端吻合口和静脉端吻合口相距过远，可分别做切口。

（3）双极电凝或 5-0 可吸收缝线结扎止血，尽量避免丝线结扎。

（4）牵开伤口，辨认并游离静脉 3cm 左右，用硅胶血管带悬吊。

（5）切开肱二头肌腱膜。

（6）暴露肱动脉及其伴行静脉，绕以硅胶阻断带悬吊，动脉需游离约 3cm 长，注意保护伴随的深静脉，勿伤及动脉内侧的正中神经。

（7）前臂远端距离肘窝切口 15 ~ 20cm，相当于人工血管襻顶点位置纵行或横行切开皮肤约 1cm，隧道器建立皮下隧道。注意隧道器口径应与移植血管口径一致，勿使用大于人工血管外径的隧道器，可减少术后血清肿的发生。隧道在肘窝部切口处应位于浅筋膜下，以利于吻合。而在前臂走行过程中应位于皮下，便于穿刺，避免隧道过深或过浅。对于皮肤菲薄的患者，隧道应紧贴于肌筋膜浅面，避免皮肤受压及坏死。

（8）用隧道器引入人造血管，注意避免成角和扭曲，如使用锥形人造血管，注意首先引入直径较粗的静脉端，较细口径端位于动脉吻合口侧。整个过程中应使用无菌巾保护人造血管，避免其主体接触皮肤，减少污染机会。

（9）松解血管襻顶端小切口的皮下组织并将血管放置于分离的皮下组织中，勿将人造血管直接置于切口下方，该操作同时也可避免移植血管在顶端成角。

（10）首先进行静脉端吻合，哈巴狗钳或硅胶阻断带阻断欲吻合静脉。

（11）11 号刀片切开静脉，切口朝向移植血管静脉端，肝素生理盐水冲洗管腔。

（12）Pott 剪刀扩展静脉切口至预计的吻合口长度，约 5 ~ 8 mm。

（13）用一弯血管钳按预定角度和长度钳夹人造血管静脉端，11 号刀片沿血管钳弧度切割 PTFE 血管吻合端，使之形成适宜角度。

（14）Core-Tex CV-7 ePTFE 缝线或 6-0 聚丙烯缝线连续缝合吻合血管，针距 1mm，边距 0.5mm。注意勿使静脉侧边距过大，否则日后易导致管腔狭窄。

（15）开放静脉阻断钳，使静脉血回流入移植血管，确认吻合口通畅无误后，于血管襻顶端切口阻断移植血管，静脉吻合口压迫止血。

（16）11 号刀片及蚊式血管钳修剪 PTFE 血管动脉端，使吻合口直径约为 6mm。阻断肱动脉，纵行切开动脉壁并与人造血管动脉端行侧端吻合。根据动脉直径不同，人造血管可与肱动脉、近端尺动脉或近端桡动脉进行吻合，但所吻合动脉直径需大于 4mm；完成最后一针缝合前，肝素盐水冲洗吻合口并排净空气。

（17）开放人造血管襻阻断钳。开放肱动脉，此时应能感觉到吻合口附近震颤。

（18）动脉吻合口吸收性明胶海绵压迫止血，针孔的出血可以自行停止，不需要补针。

（19）吻合完毕的 ePTFE 移植血管。

（20）4-0 或 5-0 可吸收缝线间断缝合皮下组织，5-0 可吸收线进行皮内缝合。

（21）包扎伤口。勿使用环绕敷料或绷带覆盖伤口，勿使用绷带悬吊前臂。

2. 上臂人造血管内瘘

（1）体位：平卧，术侧肢体外展，标记切口。在肱二头肌外侧缘标记人造血管走行。贵要静脉和肱静脉可通过肱二头肌和肱三头肌间沟显露，继续向近端延长切开即可显露腋静脉。如头静脉近端良好，也可自三角肌与肱二头肌间沟做切口。

（2）术野消毒，铺无菌巾，切开皮肤、皮下组织及腋筋膜，显露腋窝。

（3）暴露腋动、静脉及臂丛神经，注意保护正中神经、尺神经和前臂内侧皮神经。上述神经在腋窝水平包绕肱动脉。如果贵要静脉和肱静脉可以利用，则暂不显露腋静脉，以备日后受用。

（4）游离腋静脉，硅胶血管阻断带悬吊。

（5）肘关节上，肱二头肌内侧缘（可触及肱动脉搏动）处切口长约 5cm。

（6）游离并显露肱动脉。

（7）隧道器沿肱二头肌外侧缘建立皮下隧道。

（8）隧道器将人工血管引入皮下隧道，注意人造血管方向，动脉端（较细一侧）位于远端切口，人工血管自皮下隧道与静脉吻合处勿成角。

（9）修剪动脉端人工血管吻合口。

（10）阻断肱动脉并切开。如采用气囊止血带则对袖带充气。

（11）Pott 剪刀扩大切口，与人工血管动脉端口径匹配。

（12）CV-6PTFE 缝线连续缝合，吻合动脉端。

（13）修剪静脉端人造血管。

（14）阻断腋静脉并切开。

（15）Pott 剪刀修剪腋静脉切口，使之适合人造血管吻合口径。

（16）肝素盐水冲洗静脉管腔。

（17）CV-6Gore 缝线连续缝合，吻合静脉端。

（18）开放阻断钳，检查吻合口及血流情况。

（19）缝合切口，伤口放置引流。

七、人工血管动静脉瘘手术技术要点小结

1. 确保无菌操作，防止人工血管污染。丝线因可增加感染机会和缝合处肉芽肿形成，尽量避免使用。

2. 静脉选择顺序：头静脉、肘正中静脉、贵要静脉。所有浅静脉耗尽后可考虑深静脉作为静脉流出道。

3. 深静脉必须保留，为将来发生浅静脉增生闭塞时替代使用。

4. 任何交通静脉不得轻易结扎，交通静脉及静脉属支可增加流出道，提高远期通畅率。

5. PTFE 人造血管移植一般不应超过肘关节。如需跨越关节，应使用带支撑环人造血管。

6. 精细、无创血管操作技术对提高短期和长期手术通畅率极为重要。

7. 使用手术刀或精细剪刀锐性分离动、静脉可减少血管痉挛和损伤。

8. 禁忌使用粗丝线双重缠绕方法阻断血管，采用硅胶血管带悬吊时用力要轻，以免损伤血管内膜。

9. 移植血管放置过深，穿刺困难，血管周围易形成血肿；而放置过浅可导致皮肤缺血甚至坏死，并增加感染的危险。

10. 对 ePTFE 材料的人造血管内加压注入生理盐水可引起血浆漏出（"出汗"），易引起皮下血肿，术中注意避免。

11. 手术记录中必须描述动脉和静脉端吻合口，并告知患者和透析护士。

195

（李毅清　蔡传奇）

第三节　透析通路并发症处理手术

血液透析通路并发症是引起透析患者住院和死亡的主要原因。最常见的并发症为透析通路狭窄或血栓形成引起的通路失效，其次为感染、血流动力学异常等非血栓性并发症。与血管透析通路并发症相关的手术占全部通路手术的 18%。上述并发症不可能在患者终生透析过程中完全避免，但正确地处理并发症可减少这些并发症的发生。

一、血液透析通路并发症手术指征

透析通路通畅率通常分为一期通畅率、辅助一期通畅率及二期通畅率。一期通畅率指开始成功进行透析治疗至首次为维持 AV 通路通畅而进行干预治疗间期；辅助一期通畅率指利用介入或外科手术方法纠正非阻塞性狭窄间期；而二期通畅率是指直至透析通路已被放弃

的全部时间。通常情况下，在二期通畅率期间可施行血栓切除术、翻修术或血管成形术。

二、透析通路狭窄和血栓形成

（一）早期血栓形成

早期血栓形成指手术后 30 天内血管通路内血栓形成，临床表现为震颤消失或仅存搏动。该并发症主要与手术操作相关。常见原因为：静脉成角、扭曲；吻合口存在张力；误缝吻合口对侧壁；吻合技术不佳导致动脉或静脉狭窄；动脉未能全层缝合导致夹层；流出道静脉过细（直径＜ 3mm）；术前存在的近心端静脉阻塞；伤口血肿压迫；皮肤缝合过紧伴有水肿、包扎敷料过紧；过早穿刺使用 AV 通路；前臂 "U" 形人造血管动静脉内瘘移植血管顶端成角；各种原因导致心排血量过低等。

高龄患者特别是伴有糖尿病患者可能因合并动脉硬化导致流入道动脉血流量过低引发血栓形成。如患者术前桡动脉搏动弱，应使用多普勒血流仪测定桡动脉收缩压，达到 100mmHg 以上时方可进行手术。对于下肢人造血管动静脉内瘘手术，需踝肱指数（ABI）超过 0.8。

（二）晚期血栓形成

晚期血栓形成指手术后 30 天以上，动静脉瘘已经成熟并使用后发生的血栓。血栓多位于流出道静脉狭窄处。引起狭窄的主要原因为内膜增生，与内皮细胞的机械损伤、血流的剪切应力及高压力搏动性动脉血流进入静脉系统有关。静脉狭窄也可能由机械因素引起，如通路血管牵拉成角或吻合口存在张力。

腕部 Brescia-Cimino 内瘘：血管狭窄可在通路任何节段发生，最常见的部位是头静脉侧距吻合口 1 ~ 3cm 处，B 超和血管造影可明确狭窄部位。其他狭窄好发部位包括血管成角处（如头静脉汇入锁骨下静脉处、锁骨下静脉汇入头静脉处）及瓣膜附近（如锁骨下静脉）。同一部位的反复穿刺及血液渗出和局部蜂窝织炎均可导致纤维化和狭窄。目前尚无有效方法减轻内膜增生。

人造血管动静脉内瘘：血管狭窄主要发生于静脉端流出道附近，因内膜增生引起管腔狭窄（90%），包括流出道吻合口狭窄、流出道静脉狭窄和锁骨下动脉狭窄。其他原因有渐进性流入道狭窄（如动脉硬化闭塞症）、心排血量过低（低血压）及护理技术原因（穿刺、压迫技术不当）。

（三）临床症状

临床症状包括：血管通路震颤和杂音消失；沿自体动静脉内瘘静脉侧走行可触及血栓形成（条索状物，静脉不可压缩）；人造血管通路动脉端搏动增强、移植血管内压力（静脉回流压）逐渐升高；再循环分数增加＞ 20%、透析效率降低、透析时间延长；恒定流速下回血压力升高；通路侧肢体水肿。

跨关节自体动静脉内瘘也可能因关节弯曲时引起移植血管成角而导致阻塞。应在血栓形成前及时发现并纠正静脉端狭窄。

（四）血栓形成的治疗

1. 早期血栓形成的治疗

（1）自体动静脉内瘘

1）立即再次手术探查，使用 Fogarty 导管取栓。

2）取栓时需注意具有特征性（末端半月形凹陷）的血栓头是否取出。

3）术中若发现静脉成角和扭曲必须予以纠正。

4）如吻合口血管处于炎症状态，血管壁增厚，手术修复后有再狭窄的风险，则应在吻合口近未受累血管处重新建立吻合（图6-12）。

如近心端静脉术前即存在狭窄（常由于既往静脉穿刺造成），应在狭窄近端正常静脉处重新建立动静脉吻合。若近端缺乏合适的静脉且桡动脉条件许可时，应考虑建立前臂直形人造血管动静脉瘘，如桡动脉条件差，可建立前臂"U"形人造血管动静脉瘘。

（2）人造血管动静脉内瘘

1）早期血栓形成可进行导管溶栓治疗或经皮血栓切除术，尤其是对于因低血压引起血栓的患者（图6-13）。

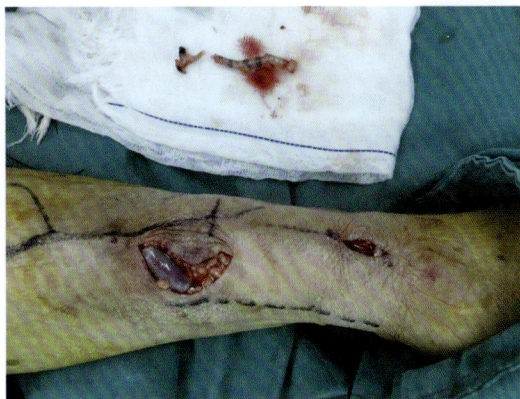

图 6-12　再次吻合

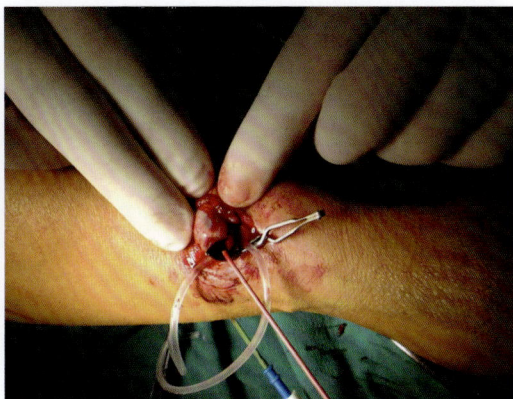

图 6-13　Fogarty 导管取栓

2）Fogarty 导管血栓切除术，方法为在静脉端吻合口移植血管上做横切口，采用 4F Fogarty 导管向两端取栓后 6-0 聚丙烯线关闭切口。但需首先解除引起血栓的手术技术原因如人造血管口径与静脉相差过大、动脉端吻合口夹层等。

2. 晚期血栓形成的治疗

（1）自体动静脉内瘘

1）如自体动静脉内瘘血栓近心端的静脉仍然通畅，在狭窄静脉的近端重新建立动静脉瘘。

2）溶栓或取栓，使用补片或间置血管纠正狭窄。

3）联合介入和溶栓进行治疗。

（2）人造血管动静脉内瘘

1）通过 Fogarty 导管取出血栓。

2）手术纠正静脉端吻合口狭窄：①使用补片成形术加宽管腔；②间置一段新的移植血管；③人造血管静脉端移位至邻近静脉，如自肘正中静脉移位至头静脉。

手术后即应触及血管震颤，否则术中应进行造影检查以明确是否存在动脉端流入道狭窄（血栓或静脉近心端狭窄），尤其是当静脉端可触及有力搏动时。约15%的患者人造血管动静脉内瘘取栓术不成功，另有15%的通路在术后3个月内失效，大多为流出道静脉存在狭窄或闭塞有关。因此，提高成功率的关键是重建良好的静脉流出道。

血栓一旦形成，将会严重影响手术效果。因此，透析护士、技师在日常工作中应密切监测透析通路情况，一旦发现移植血管内血流量下降、静脉回血压力升高、再循环或透析效率降低及通路侧肢体浅静脉扩张等情况，应立即与肾科医生和血管外科医生一起查找原因，力争在血栓形成前纠正。

经皮血管腔内成形术和支架等介入治疗技术已成功用于自体动静脉内瘘合并血栓的治疗。自体动静脉内瘘球囊扩张可能引起静脉破裂，而人造血管对扩张反应不佳，其远期效果有待进一步研究。

三、血流动力学并发症

动静脉瘘建立后机体主要生理反应：①全身血管阻力降低；②心排血量增加，心率增快，每搏量增加；③静脉压升高；④吻合口远端动脉血液逆流。上述生理变化导致三种血流动力学并发症：充血性心力衰竭、静脉高压和周围血管灌注不足（窃血）。

（一）高排血量心力衰竭

当动静脉瘘分流量达到心排血量的20%～50%时可能引起心力衰竭。临床表现为静息状态下呼吸困难、端坐呼吸、发作性夜间呼吸困难、运动耐力降低、肢体水肿、肺水肿、心脏增大、血容量增加、心动过速等。远端桡动脉-头静脉内瘘流量为200～300ml/min时很少合并心力衰竭。利用肱动脉作为流入道的血管其血流量可达到甚至超过600ml/min。多普勒双功超声检查可明确透析通路血流量。

（二）静脉高压

静脉系统动脉化导致静脉高压和静脉扩张，加之瓣膜在强大动脉压作用下可发生功能不全，导致静脉血反流，引起局限性静脉高压。如近端静脉存在狭窄更易发生静脉高压。侧侧吻合的自体动静脉内瘘手部静脉高压发生率为15%～20%，高于（静脉）端（动脉）侧吻合，近端头静脉阻塞时更易发生。其特点为手部明显肿胀，受累手指可呈蓝紫色，色素沉着，伴有疼痛，严重时可发生皮肤溃疡。当患者感觉疼痛或出现缺血时需要手术纠正。手术方法包括分离和结扎通向手部的静脉属支及各种分流术、将原侧侧吻合改为（静脉）端（动脉）侧吻合。如伴有近端静脉狭窄需同时纠正。手术后症状约在1周后改善。

整个上肢的持续性肿胀伴肩、胸部浅表静脉曲张提示存在中心静脉（锁骨下静脉、无名静脉）狭窄或血栓形成。双上肢肿胀提示上腔静脉阻塞。治疗方法包括经皮球囊血管腔内成形术及狭窄静脉转流术（如锁骨下静脉狭窄可行腋静脉 - 颈内静脉转流术）（图6-14）。

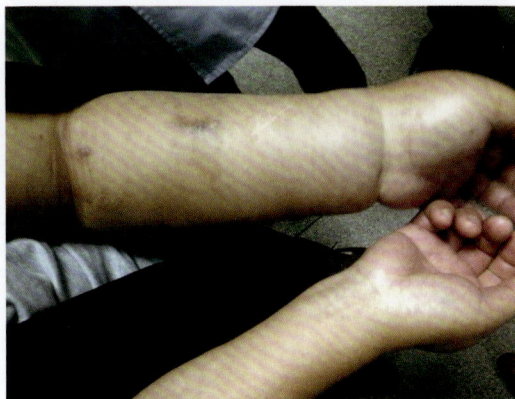

图 6-14　肢体肿胀

（三）动脉窃血

窃血综合征指动脉流入道血流因分流至其他血管网导致不能满足原供应区域血管床需要。80% ~ 90% 的自体动静脉内瘘远端血管床血液存在反流，导致其远端动脉血反流。自体动静脉内瘘窃血综合征发生率（0.25% ~ 1.8%）较人造血管动静脉内瘘（4% ~ 9%）低，需要手术干预的占全部 AV 通路手术的 4%。高危因素包括糖尿病、既往多次 AV 通路手术史、肱动脉作为流入道动脉及女性患者。其病理生理学变化为高流量瘘（> 1000 ~ 1500ml/min）分流引起远端动脉的动脉血反流，或瘘流量正常（500 ~ 800ml/min）但周围流入道动脉存在狭窄或闭塞，且动脉侧支循环不足以对远端血管床进行灌注（糖尿病患者高发）。人造血管动静脉内瘘手术后窃血综合征可在短时间内发生（平均时间 2 天），而在自体动静脉内瘘手术后则在瘘成熟扩张后逐渐发生（平均时间 165 天）。指 - 肱动脉压比（DBI）< 0.6 可以作为预测窃血综合征的预测因子，其敏感度为 100%，特异性为 76%。

窃血综合征临床表现为动静脉瘘远端肢体缺血症状：疼痛、无力、皮肤颜色苍白、皮肤溃疡甚至发生坏疽。体检可发现指端感觉减退、苍白、溃疡。桡动脉搏动常减弱或消失。压迫瘘口后常能缓解症状。指端血压 < 50mmHg，手指经皮氧分压 < 20 ~ 30mmHg。

治疗包括：

1. 介入治疗　适用于流入道动脉狭窄或闭塞的患者。

2. 手术治疗　对于不同流量内瘘合并的窃血综合征应区别对待。

（1）高流量动静脉内瘘（流量 > 800ml/min 的自体血管内瘘，流量 > 1200ml/min 的人造血管内瘘）：采用吻合口部分缩缝术、包裹术、细口径（4mm）人造血管间置术以限制血管通路流量。包裹术可采用 PTFE 或涤纶材料，在距离吻合口约 2cm 处包裹固定。手术方法简单，但需要术中使用双功多普勒超声、指端压力测量或光电容积描记等确定缩缝或包裹的程度以达到最佳临床效果。对于自体血管内瘘应将血流量控制在 400ml/min 左右，人造血管内瘘控制在 600ml/min 左右。

（2）动静脉内瘘流量正常（< 400ml/min 的自体血管内瘘，< 800ml/min 的人造血管内瘘）：此类患者通常存在动脉硬化闭塞症，导致周围动脉和侧支循环灌注不足。若进一步降低其通路流量可能诱发血栓形成或透析不充分。若患者为腕部自体动静脉内瘘，使用不可吸收缝线结扎动静脉吻合口远端的桡动脉即可缓解手掌及手指的缺血症状。对于肘部动静脉内瘘，则应采用远端血运重建 + 区段结扎术，手术结扎吻合口远端动脉，另在吻合口近端肱动脉及吻合口远端动脉或前臂动脉间桥接血管进行转流，其有效率可达 83% ~ 100%。

199

（3）动静脉内瘘关闭：当肢体远端出现严重缺血时应关闭内瘘，重新选择部位建立透析通路，特别是对于糖尿病合并周围动脉闭塞症患者，有时可能是挽救肢体的唯一方法。肾移植成功后也可采用该方法治疗窃血综合征。

四、感染

感染是血液透析患者常见的并发症，发生率仅次于血栓形成。透析通路感染可以引起出血、肢体缺血、全身脓毒症，导致透析通路失效，甚至威胁患者生命。

根据感染发生时间的不同，透析通路感染分为早期（< 30 天）和晚期感染（> 30 天）。同时应报告血培养阳性或阴性及感染部位（吻合口周围、透析通路中段或静脉流出道）。

对于真性透析通路感染通常需要外科手术治疗。治疗方式取决于以下条件：①感染范围；②透析通路类型（自体血管或人造血管）；③致病菌种类；④透析通路功能状态（通畅或闭塞）；⑤感染临床表现（出血、脓性分泌物、蜂窝织炎、发热或不明来源）。手术方法包括全部切除、次全切除、部分切除 AVF 或 AVG 通路或保守治疗（保留通路，少见）。

五、动脉瘤

（一）真性动脉瘤

真性动脉瘤多见于长期使用的功能良好的自体动静脉内瘘。临床表现为沿通路血管壁迂曲、扩张呈瘤样变。病理特点为扩张瘤壁含有血管壁全层。高血压、动脉硬化可加速其发展。

（二）假性动脉瘤

假性动脉瘤多见于人造血管动静脉内瘘，PTFE 移植血管假性动脉瘤发生率为 2% ～ 10%。发生于自体动静脉内瘘的假性动脉瘤少见，多见于紧急透析时直接动脉穿刺所致（图 6-15）。

临床表现：局限性搏动性肿物。假性动脉瘤快速膨胀时可引起疼痛并压迫表面皮肤。多普勒双功超声检查可明确诊断并对瘤颈进行定位。

（三）动脉瘤的治疗

1. 穿刺部位假性动脉瘤　　小的动脉瘤可观察。外科手术指征为：①假性动脉瘤快速膨胀；②假性动脉瘤直径超过移植血管的 2 倍；③威胁表面皮肤生存。

手术方法包括：①受损移植血管部分切除，间置一段新的移植血管；②更换全部移植血管，但保留流入道和流出道吻合口；③拆除目前透析通路，更换部位建立新的透析通路（图 6-16）。对于人造血管破损局限，假性动脉瘤周边因反复穿刺瘢痕形成难以实施开放手术探查者。使用覆膜支架进行血管腔内修复术。术后注意避免对支架修复部位进行穿刺。

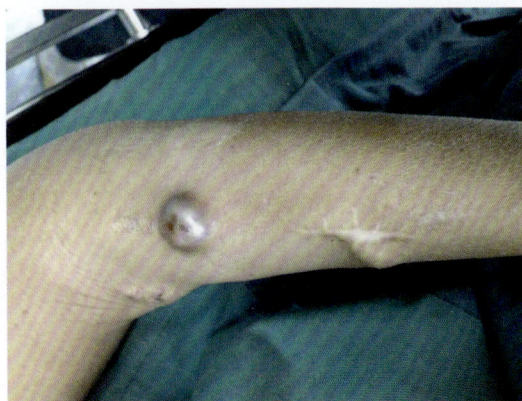

图 6-15　假性动脉瘤

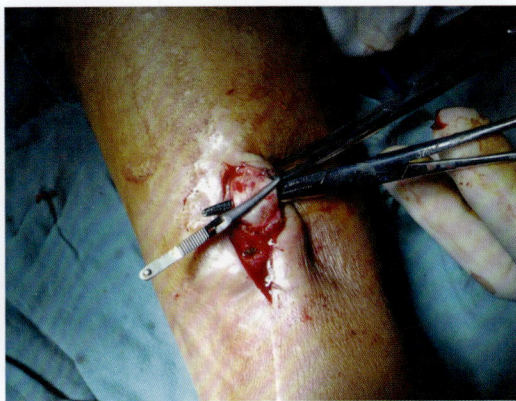

图 6-16　修补假性动脉瘤

2. 吻合口假性动脉瘤　　最常见的病因为感染，均应手术修复；其他少见原因为动脉壁退行性变、吻合口张力高、长期高血压状态或血管吻合口缝合边距过小等。如破口较小，应修剪血管至正常管壁后吻合。但多数情况下需要进行补片修复或间置一段新的人造血管。

3. 自体动静脉内瘘吻合口真性动脉瘤　　在短时间内迅速增大并伴有症状者，应手术治疗。手术方法通常为切除吻合口动脉瘤，修补动脉破口。于近心端重新建立 AV 吻合。

4. 自体动静脉内瘘弥散性血管扩张　　一般情况下不需要处理。如动脉瘤不断增大，引起皮肤萎缩并有破裂风险时建议手术治疗。手术方法：①动脉瘤切除，近端重新建立 AV 通路；②切除部分瘤壁，缩窄瘤腔；③完整切除多余瘤体，间置一段静脉或 PTFE 移植血管。

六、其他并发症

（一）出血和血肿

手术后出血少许，如出血呈持续性或血肿不断增大，应手术探查。单纯压迫止血可能导致吻合口血栓形成。皮下组织少量渗血可用双极电凝止血。小的吻合口漏血可使用 7-0 聚丙烯缝线进行修补，确保缝合点位于漏血部位。对于较大的漏血应阻断血管，看清出血部位后进行吻合口修复。静脉远心端结扎线脱落可引发大量出血，需要紧急手术探查。

穿刺部位出血常见。终末期肾病患者血小板功能异常使得出血不易自止。处理原则为迅速止血并保护透析通路的功能。出血点局部指压法为最常用的止血方法。如此法不能奏效，应予以缝合治疗。快速膨胀的血肿应予以加压包扎 30 ~ 40 分钟止血。但如果透析通路表面皮肤受损，应参照通路局部感染治疗方法在健康皮肤深层间置一段新的人造血管，并切除暴露血管。某些皮肤菲薄，缺少皮下组织的老年人，穿刺孔出血不易自止，高压血流冲入皮下组织可造成前臂皮肤袖套状撕脱，需立即手术探查，修补血管破口。

（二）神经病变

1970年，Matolo首先报道了2例肱动脉自体动静脉内瘘患者合并的神经血管并发症。1983年，Wilbourn等将其正式命名为缺血性单肢神经病变（IMN）。目前认为其病因是由于自体动静脉内瘘手术后远端动脉血流急剧减少，虽不足以引起肌肉和皮肤缺血，但可损害远端神经纤维。IMN发生率尚不清楚，有统计报道腕部瘘约0.3%，而上臂人造血管动静脉内瘘可达2.2%，糖尿病患者和女性更易受累。

IMN为重建或翻修AV通路指征之一。一旦IMN诊断确定，应立即手术干预，方法同动脉窃血综合征处理。

（三）血清肿

血清肿仅发生于人造血管动静脉内瘘术后，指无菌性血清样液体聚集在人造血管周围。液体外周由无分泌性纤维膜包裹。涤纶血管、PTFE血管和异种生物血管均有报道，病因不清。血清肿通常发生在手术后第一个月，多靠近动脉吻合口处，形态类似假性动脉瘤。超声引导下穿刺有助于确诊和治疗。反复穿刺抽吸有效率为68%，但存在继发感染的风险。其他治疗方法包括手术切除、胶原纤维包裹移植血管、手术切除血清肿并置换受累血管等。

人造血管动静脉内瘘手术中建立隧道时注意选用与移植血管口径一致的隧道器，术中勿用肝素盐水加压冲洗人造血管，首先吻合静脉端吻合口。上述方法均有助于减少术后血清肿的发生率。

（李毅清　蔡传奇）

第七章 下肢静脉手术

第一节 大隐静脉高位结扎 + 剥脱术

大隐静脉曲张是指大隐静脉过度迂曲扩张的一种病理性曲张状态，静脉壁发育异常、回流障碍及长期静脉高压是其最直接的原因。多发生于久站、长期高强度体力劳动的人群，女性发病率高于男性。其主要临床表现为下肢浅表静脉迂曲扩张，体表呈"蚯蚓状"隆起，多以小腿显著。随着疾病进展，可逐渐出现小腿肿胀感、皮肤瘙痒、湿疹、皮肤色素沉着、皮下硬结等，部分患者可出现浅静脉血栓，严重者可形成足靴区溃疡，经久不愈。下肢静脉曲张的传统治疗方法为大隐静脉高位结扎及剥脱术。

一、适应证

1. 表浅的大隐静脉分支曲张。
2. 大隐静脉主干明显扩张或曲张静脉节段性瘤样扩张。
3. 慢性血栓性浅静脉炎。
4. 急性浅静脉血栓形成。

二、禁忌证

1. 下肢深静脉血栓形成，深静脉闭塞畸形。
2. 深静脉回流障碍继发的静脉曲张，如布加综合征、下腔静脉病变或受压、盆腔肿瘤压迫及妊娠期的静脉曲张等。
3. 动静脉瘘所致下肢静脉曲张。

三、术前准备

1. 完善下肢深静脉超声或静脉造影等检查，确认患者下肢深静脉回流通畅。
2. 术前标记：在温暖且光源良好的房间里让患者站立几分钟，等待静脉完全充盈，适当伸展肢体，让浅静脉也充盈，用手扪及这些静脉并用永久墨水于体表标记曲张的静脉。

3. 术区准备：使用备皮刀刮除会阴部及手术肢体的毛发。

四、手术要点、难点及对策

（一）大隐静脉主干全程剥脱的静脉曲张剥脱术

1. 麻醉及消毒　手术一般采用硬膜外麻醉，也可使用椎管内麻醉及腰骶丛神经阻滞麻醉。对围手术期需使用抗凝剂患者或腰椎间盘突出症等预计硬膜外等麻醉方式效果不满意者，需使用全身麻醉。患者取仰卧位。一名手术人员抬起足跟高于手术台面，消毒范围从患肢踝部至脐水平，包括腹部下 1/4 平面；静脉曲张累及足部者，需戴无菌手套抬腿，将足部一并消毒。腹股沟区最后消毒。对侧肢体大腿上 1/3 也需消毒。其余部分和足部分用无菌单盖住并固定。患者髋部外旋，膝关节轻微屈曲外展放在无菌巾上。

2. 切口　手术切口的确定方法可有多种，如下所示。

（1）隐股静脉交汇点的体表投影在耻骨结节外下方两横指的位置（3～4cm 处）。切口以此为中心，沿腹股沟皮肤皱褶方向斜行切开。

（2）也可以手指触及腹股沟皱褶处股动脉搏动，以搏动点内下两横指处为中心，沿腹股沟皮肤皱褶方向斜行切开皮肤。

（3）还可用手指探及腹股沟下方皮下组织薄弱处，此即筛筋膜（或卵圆窝）位置，可以此为中心，沿腹股沟皮肤皱褶方向斜行切开（图 7-1）。切口应深达浅筋膜脂肪层。可见到浅筋膜的纤维部分是很薄的一层，在切开皮肤时就切开，下面的脂肪组织就会从切口凸出到浅筋膜里。在脂肪层中用小甲钩牵拉暴露并解剖出大隐静脉主干。用纱布垂直擦拭很容易清除大隐静脉上的组织。注意探查寻找时切勿过深，切忌深达深筋膜及肌层。

3. 确认大隐静脉　大隐静脉位于皮下脂肪层内，沿大腿内侧纵向走行，一般不难分辨。但该部位的解剖变异较大，且受患者的体型和肌肉影响，仍应仔细分辨。最好能找到大隐静脉及其与股静脉的汇合处，即可肯定。股静脉垂直走行于筛筋膜下而大隐静脉从卵圆窝出来，两者形成"T"形连接（图 7-2），这在区分大隐静脉属支前必须要辨认清楚。如反复探查仍无法找到或确认大隐静脉，可尝试自内踝隐静脉沟处切开皮肤，暴露大隐静脉远端主干，将剥脱器自远端向近端顺穿至腹股沟切口处，进而确认并抽剥出大隐静脉主干。隐静脉沟乃紧邻内踝前方一凹陷，此处大隐静脉位置较固定，较容易探及。但此法需严格掌握顺穿抽剥器的长度，避免抽剥器进入过长，进入并损伤深静脉。

4. 属支的处理　在靠近隐股静脉连接处可找到多条大隐静脉属支。部分学者认为大隐静脉属支需一一找到并结扎以降低静脉曲张复发率。但越来越多的学者及资料支持结扎大隐静脉属支并不能明显降低静脉曲张复发率的观点。因此，一般遇之则顺手结扎，但无需刻意寻找并结扎大隐静脉属支。

5. 分离出大隐静脉后，在距大隐静脉与股静脉交汇处 5mm 以内处用两把止血钳钳夹并从其之间剪断（图 7-3）。结扎或缝扎大隐静脉残端，注意勿缩窄股静脉或者留下末端静脉囊（图 7-4）。

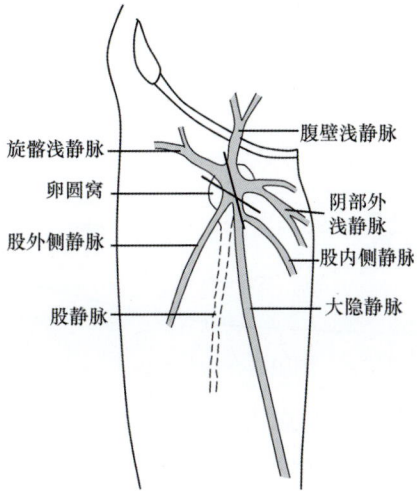

图 7-1　以卵圆窝为中心，沿腹股沟皮肤皱褶方向做斜行切口

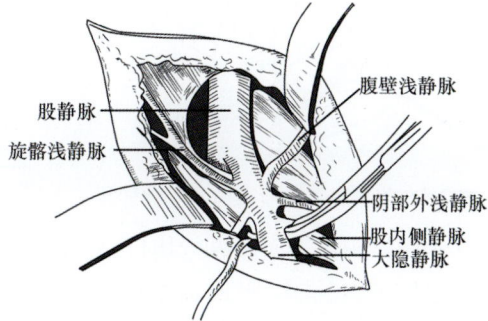

图 7-2　股静脉垂直走行于筛筋膜下而大隐静脉从卵圆窝出来，两者形成"T"形连接

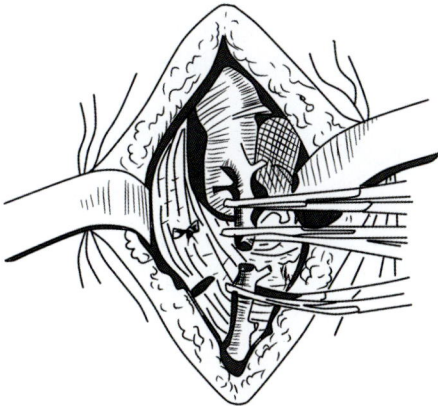

图 7-3　用两把止血钳钳夹并从其之间剪断大隐静脉

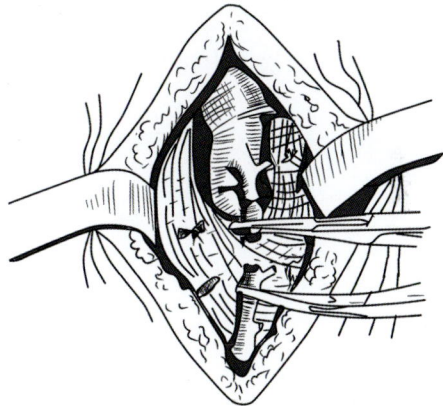

图 7-4　结扎或缝扎大隐静脉残端，注意勿缩窄股静脉或者留下末端静脉囊

6. 用止血钳夹住大隐静脉游离端，提起并用手指或纱布钝性分离周围组织，结扎大隐静脉远端可及的任何属支以预防术后腹股沟区血肿形成。

7. 用 2 ~ 3 把止血钳提起并张开大隐静脉游离端，将剥脱器自断端插入静脉管腔（图 7-5）。使用丝线环绕静脉并打结，将静脉与剥脱器固定在一起。剥脱器在静脉腔内走行，只需很轻的力量就可推进（图 7-6）。如前进受阻，可轻轻后退、旋转、调整方向再次尝试进到正确的静脉腔内。剥脱器前进时，可以在皮肤上触诊到剥脱器的头部，以此可定位并帮助剥脱器在正确的管腔内前进。至剥脱器顶端到达踝部可停止前行。如中途无法继续前行，不可强行推进，可尝试于受阻处切开，暴露出剥脱器头端，在直视下引导剥脱器继续前行；或先于此离断大隐静脉，重复上述步骤，尝试分段抽剥大隐静脉全程。在大腿部上止血带。抬高患肢并使用无菌绷带自踝部向大腿方向用力缠绕下肢以尽量驱除下肢血液，减少术中出血。驱血后给止血带充气，充气完成后放平患肢并松开驱血用绷带。

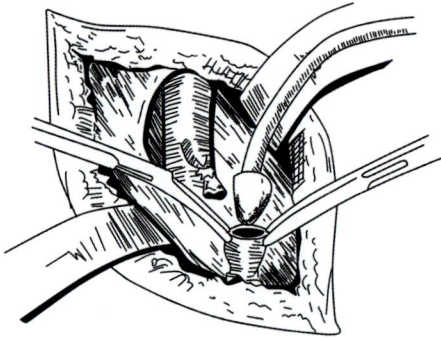

图 7-5　将剥脱器自断端插入静脉管腔

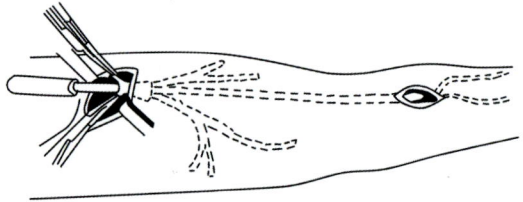

图 7-6　剥脱器在静脉腔内走行

8.在剥脱器头部表面做纵行切口,分离出大隐静脉,用止血钳夹住剥脱器顶端下部静脉,剪开静脉并拉出剥脱器。此时需根据大隐静脉管径大小选择合适的剥脱器尾端小件,以利于大隐静脉完整抽剥又不增加隧道损伤为宜。剥脱器末端进入腹股沟切口时,用手帮助其末端顺利进入浅筋膜下方以减少损伤。抽剥静脉时,要拿着剥脱器的下面,持续牵引往下拉抽剥出大隐静脉主干(图 7-7)。主干抽出后应将其展开以检查抽剥出的主干是否完整。如有静脉断裂,可利用近端打结丝线回拉从相反的方向剥脱残余静脉主干。亦可在估计静脉残留部位做小切口暴露出残留大隐静脉主干,重复以上操作,剥脱出残余静脉主干。

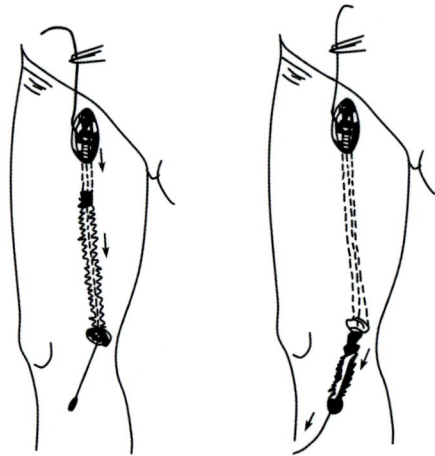

图 7-7　持续牵引剥脱器往下拉抽剥出大隐静脉主干

9.小腿段曲张静脉点式剥脱　在小腿曲张静脉表面皮肤用尖刀片刀尖做垂直刺入切口,切口一般应小于 2mm。用静脉钩或小蚊式钳钩出或钳出曲张静脉,提出并使用两血管钳钳夹并切断,自两断端分别将曲张静脉抽出数厘米。将曲张静脉缠绕在血管钳上,避免抽出过程中血管断裂(图 7-8～图 7-12)。如果出现抽出不完全即发生断裂,应在残余静脉处做新切口。这些静脉都是隐静脉主干的属支,不需要结扎。抽剥时应注意小腿的神经解剖,避免在这些区域抽剥静脉。腓总神经缠绕在腓骨头部,术中应避免损伤。

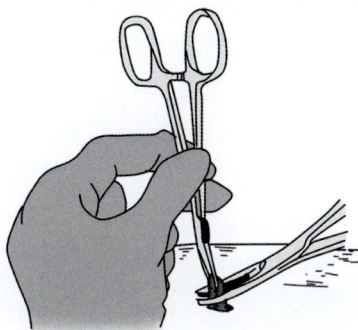

图 7-8　蚊式钳钳出曲张静脉

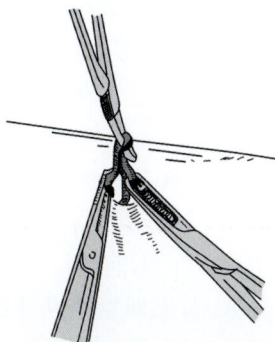

图 7-9　两把蚊式钳钳夹曲张静脉两端

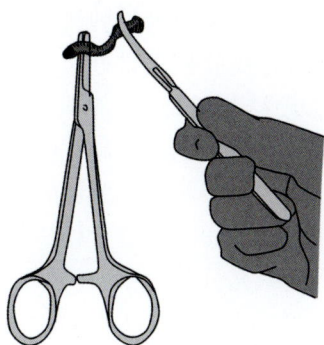

图 7-10　血管钳夹住静脉一端向外抽出

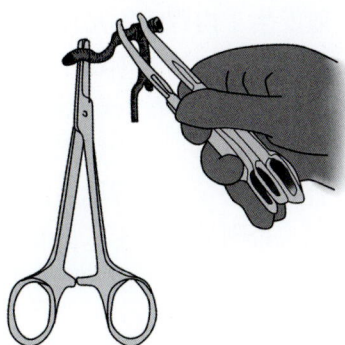

图 7-11　两血管钳交替，尽可能多地抽出曲张静脉

10. 缝合腹股沟及膝下切口。点式切口可使用皮肤粘胶黏合。绷带包扎前要垫棉垫或烧伤纱布。包扎时一人抬高患肢，另一人从足部往上包扎。绷带每次包扎经过小腿下面要反折并紧紧包扎，但不能阻碍动脉供血。自下而上包扎至止血带位置时松开止血带，并将大腿完全包扎并利用其压迫作用为抽剥形成的隧道止血。

11. 合并症的处理

（1）浅静脉血栓的处理：急性血栓性浅静脉炎常伴有局部红肿热痛，此时病变部位炎性反应较重，如贸然手术切开，术后伤口感染、愈合延迟风险较大。此时应先使用抗炎、局部药物外敷（如桐油石膏、喜辽妥等）等治疗，待局部炎性反应消退后，再行手术治疗。

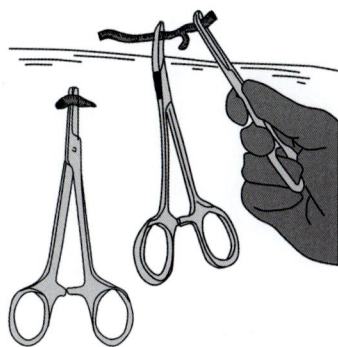

图 7-12　抽出曲张静脉

大隐静脉曲张合并浅静脉血栓者应将其完全清除，故浅静脉血栓部位一般不建议使用点式抽剥。应于血栓明显处取直切口，切皮时需轻柔，可反复切割逐层深入，以便切开皮肤而不损伤皮下曲张静脉。一般切开皮肤后即可见皮下充满血栓的曲张静脉，此时助手可使用组织钳牵拉皮缘，术者使用血管钳向相反方向轻轻牵拉曲张静脉暴露血管与皮肤之间的间隙。使用组织剪钝性分离血管与皮肤及皮下组织，边分离边提起已分离部分静脉，最

终将血栓部分曲张静脉完整分离出。自无血栓处离断静脉，管径较粗者需结扎残端。因血栓性浅静脉炎处周围组织一般水肿明显，组织较脆，故分离操作并不困难。

如为大隐静脉主干血栓，则应在腹股沟处做沿大隐静脉走行方向的纵行切口，以便于充分暴露大隐静脉主干及延长切口。按前述方法找出并暴露大隐静脉主干，自无血栓处离断并结扎大隐静脉两断端。沿大隐静脉走行区做分段直切口，分离出大隐静脉主干，分段切除大隐静脉主干。

（2）交通支的处理：术前已行彩超检查并标记出交通支部位者，可于标记处切开皮肤，暴露出皮下交通静脉，紧贴肌层离断并结扎交通静脉。术前未标记而于术中发现交通静脉时，同样方法离断并结扎交通支，但操作时需尽量避免过度牵拉以免损伤交通静脉，增加术后深静脉血栓形成风险。

（3）脂质硬皮病的处理：脂质硬皮病是指长期静脉高压导致皮下脂肪硬化变性而形成的皮下硬结。一般发生于内踝上方足靴区，多合并感染，表现为红肿热痛。此时同样应先控制感染再手术切除。如硬结范围较小，可在硬结旁边皮肤较正常处做直切口，组织钳提起病变部位皮肤，用组织剪分离并剪除硬化脂肪。如硬结范围较大，则取硬结处梭形切口，连同皮肤切除部分硬化脂肪，再用组织剪分离并剪除切口两侧皮下硬化脂肪。脂质硬皮病处硬化脂肪内多合并有大量曲张静脉，需一并切除。注意剪除硬化脂肪时范围不宜过大，残留皮肤不宜过薄，否则易导致术区皮肤缺血坏死。硬结切除并缝合切口后，建议用纱布充分填塞压迫术区后再行包扎，使术区皮肤与皮下组织充分贴合不留间隙，以减少术后皮肤坏死概率。

（4）溃疡的处理：大隐静脉曲张合并溃疡者，溃疡部位深面多有曲张静脉团。因此处理溃疡时，在充分清创后还应处理其深面曲张静脉。先行溃疡清创，清除溃疡表面痂皮、分泌物、坏死皮肤组织及脓苔，修整皮缘，过氧化氢溶液（双氧水）、活力碘盐水反复冲洗创面至创面清洁。因紧邻溃疡周围皮肤多不正常，一旦切开常难以愈合，故处理溃疡深面曲张静脉时应在距溃疡稍远的正常皮肤部位做切口，将血管钳经此切口深入到溃疡处深面，钝性分离溃疡深面组织，离断或钳拉出溃疡深面曲张静脉。包扎时应将溃疡部位单独包扎，以便术后溃疡区域换药。如溃疡面积大且伴大量渗出，也可使用人工皮接负压吸引，待创面清洁干燥后再做二期植皮。

（二）保留大腿段大隐静脉主干的静脉曲张剥脱术

对于曲张静脉较少，主要累及小腿而未累及大腿段浅静脉，同时不合并有下肢皮肤色素沉着、浅静脉血栓等并发症的大隐静脉曲张患者，可考虑行保留大腿段大隐静脉主干的静脉曲张剥脱术。其具体操作如下所述。

1. 术前麻醉、消毒铺巾同前述。

2. 自内踝隐静脉沟处纵行切开皮肤，暴露大隐静脉远端主干。此处组织较少，大隐静脉一般紧贴皮下，容易探及。两把止血钳钳夹静脉主干，自其中间剪断，远端游离端结扎。用2～3把止血钳将近端游离端提起，将剥脱器自远端向近端顺穿至膝上水平。用手于体表寻找剥脱器头端位置，一般位于膝上大腿内侧处。扪及剥脱器头端后，于剥脱器头端处做纵行皮肤切口，长1～2cm。分离皮下脂肪组织，暴露出此处大隐静脉主干。如患肢脂肪组织较丰富，小切口难以直接暴露出大隐静脉主干，可先用示指伸入切口探及剥脱器头端位置，然后用止血钳将剥脱器连同大隐静脉主干一同提起或挑起（图7-13）。用纱布擦拭掉静脉表面的脂肪，于剥脱器头端上方处上两把止血钳并自其中间剪断大隐静脉主干，结扎近端游离端。用止血钳提起远端游离端，将静脉剥脱器头端自静脉腔内送出。分别于两切口处用丝线环绕将大隐静脉主干与剥脱器一同结扎固定。

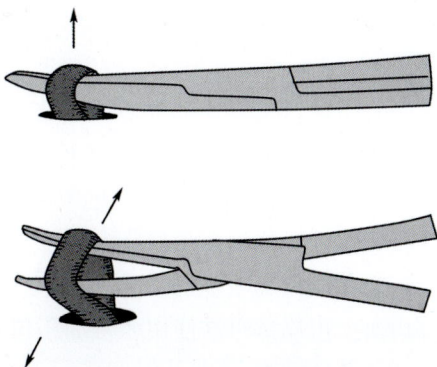

图7-13　用止血钳将大隐静脉主干挑起

3. 在大腿部上止血带。抬高患肢并使用无菌绷带自踝部向大腿方向用力缠绕下肢以尽量驱除下肢血液，减少术中出血。驱血后给止血带充气，充气完成后放平患肢并松开驱血用绷带。根据大隐静脉管径大小选择合适的剥脱器尾端小件，持续牵引往下拉抽剥出大隐静脉小腿段主干。

4. 属支的处理。小腿段静脉曲张采用点式切口抽剥出曲张的大隐静脉属支。具体操作同前述。

5. 缝合内踝及膝下切口。点式切口可使用皮肤粘胶黏合。绷带包扎前要垫棉垫或烧伤纱布。包扎时一人抬高患肢，另一人从足部往上包扎。绷带每次包扎经过小腿下面要反折并紧紧包扎，但不能阻碍动脉供血。自下而上包扎至止血带位置时松开止血带，大腿可不包扎。

五、注意事项

1. 大隐静脉位于皮下脂肪层内，寻找大隐静脉主干时切忌探查过深，以免误损伤股静脉。

2. 采用顺穿法寻找大隐静脉主干时，需控制抽剥器进入长度，避免抽剥器深入过长，进入并损伤股静脉。

3. 抽剥小腿外侧曲张静脉时应注意小腿段神经解剖，避免损伤腓神经。

4. 术中须严格控制止血带工作时间，一般不可超过90分钟，最好控制在60分钟以内，以免下肢缺血时间过长。如在相应时间内手术无法完成，可先用无菌绷带将患肢加压包扎后松开止血带，一段时间后再重新驱血上止血带继续操作；或先将主要的静脉曲张部位处理后，其余部位留做二期处理。

六、术后监测与处理

术后应注意观察患者患肢有无出血、血供情况及有无肿胀。

术后患肢抬高15°，持续12小时。之后应鼓励患者尽量下床活动。规律锻炼，抬高患肢，避免久站。术后5天更换一次敷料，15天可拆线。拆线后穿弹力袜活动。

209

七、术后常见并发症的预防与处理

1.下肢深静脉血栓形成　术后使用抗凝药物预防下肢深静脉血栓形成，要求患者早期下床活动，避免血流淤滞，降低深静脉血栓形成风险。一旦发生下肢深静脉血栓，要求患者卧床，抬高患肢，禁按摩热敷患肢，预防肺栓塞，必要时安装下腔静脉滤器。同时使用抗凝、溶栓药物治疗深静脉血栓。

2.术后出血及血肿　包扎时应用力均匀，避免局部压力过小，不足以止血。如发现局部出血，可局部再次使用绷带加压包扎止血。

3.肢体缺血　包扎时切忌用力过度，影响下肢血供导致缺血。如发现有缺血情况，可用剪刀将包扎过紧部位稍剪开以减压。如仍有缺血，需打开敷料重新包扎。

八、临床效果评价

一个世纪以来，大隐静脉高位结扎和剥脱术已被认为是大隐静脉功能不全治疗的"金标准"。临床研究的大量数据主张对下肢静脉功能不全进行手术治疗。ESCHAR（effect of surgery and compression on healing and recurrence）大规模前瞻性随机临床试验结果表明大隐静脉反流致静脉曲张患者的手术治疗效果明显优于保守治疗。

（赖传善　蔡　飞）

第二节　下肢曲张静脉激光灼闭术

一、适应证

表浅的大隐静脉曲张。

二、禁忌证

1.下肢深静脉血栓形成，深静脉闭塞畸形。

2.深静脉回流障碍继发的静脉曲张，如布加综合征、下腔静脉病变或受压、盆腔肿瘤压迫及妊娠期的静脉曲张等。

3.动静脉瘘所致下肢静脉曲张。

4.严重下肢静脉曲张伴有溃疡及浅静脉血栓形成者。

5.反复发作的浅静脉炎患者。

三、术前准备

1.完善下肢深静脉超声等检查确认患者下肢深静脉回流通畅。

2.术前标记：在温暖且光源良好的房间里让患者站立几分钟，等待静脉完全充盈，适当伸展肢体，让浅静脉也充盈，用手扪及这些静脉并用永久墨水于体表标记曲张的静脉。

3.术区准备：使用备皮刀刮除会阴部及手术肢体的毛发。

四、手术要点、难点及对策

（一）单纯下肢曲张静脉激光灼闭术

1.麻醉及消毒　手术一般采用硬膜外麻醉，也可使用椎管内麻醉及腰骶丛神经阻滞麻醉。对围手术期需使用抗凝剂患者或腰椎间盘突出症等预计硬膜外等麻醉方式效果不满意者，需使用全身麻醉。患者取仰卧位。一名手术人员抬起足跟高于手术台面，消毒范围从患肢踝部至脐水平，包括腹部下1/4平面；静脉曲张累及足部者，需戴无菌手套抬腿，将足部一并消毒。腹股沟区最后消毒。对侧肢体大腿上1/3也需消毒。其余部分和足部分用无菌单盖住并固定。患者髋部外旋，膝关节轻微屈曲外展放在无菌巾上。

2.踝上扎止血带以便显露大隐静脉，踝部大隐静脉起始部位（内踝上方1～2cm处，具体部位见本章第一节"大隐静脉高位结扎＋剥脱术"）用18号针头穿刺大隐静脉。通过穿刺针置入0.035英寸J形导丝。移去穿刺针，在导丝经皮处置入血管鞘。经鞘送入0.035英寸导丝并将导丝置于隐股静脉交汇处下方1cm处。移除血管鞘，更换长鞘，将长鞘头端同样送至隐股静脉交汇处下方1cm处。移除鞘芯和导丝，将注射器连接长鞘并回抽以确认其位于静脉腔内。

3.将激光光纤与激光仪连接，调定激光参数。设定输出功率：一般踝部及小腿下段7～8W，小腿上段9～10W，大腿下段10～11W，大腿上端11～12W。将激光光纤通过长鞘置入适当位置；后撤长鞘以显露3cm近端激光光纤，同时固定光纤和长鞘。通过观察透皮的激光光斑仔细调整光纤头端使其位于隐股静脉汇合处下方1cm处。

4.沿大隐静脉主干周围注射生理盐水"保护液"，即沿大隐静脉体表投影在大隐静脉与皮肤间隙处注射生理盐水，形成对皮肤及隐神经的保护层，减少激光对皮肤及隐神经的损伤。

5.设置激光处于连续发射状态，频率0.5Hz，以5～10mm/s的速度一同回撤激光光纤和长鞘。边回撤，助手边沿大隐静脉行程压迫，直至整个大隐静脉主干治疗完毕。在激光光纤将要退出皮肤时，停止激光发射，并使激光仪处于停止状态。移去光纤和长鞘。

6.属支的处理：以静脉穿刺套管针（18号针头）穿刺曲张的大隐静脉属支，回抽有血以确认套管针位于曲张静脉腔内。拔出针芯，将激光光纤沿套管针插入曲张静脉管腔内。完全退出套管针后，调定激光参数，使用上述同样方法灼闭曲张静脉属支。部分细小属支难以穿刺，如反复尝试均无法穿刺成功，可将激光光纤置于紧邻曲张静脉的组织内进行上述操作，同样可灼闭曲张静脉，但效果相对较差且易损伤周围组织及皮肤，需慎用。

7.消毒下肢，无菌敷料包扎患肢。指导患者穿医用弹力袜，踝部压力为30～40mmHg。

术后 24 小时内应连续使用。

单纯的大隐静脉曲张全程激光灼闭术具有微创的优点，但因其不结扎大隐静脉主干，复发率相对较高，同时术中有大隐静脉内血栓脱落致肺栓塞的风险，故目前大部分医生将激光技术与传统的大隐静脉高位结扎术相糅合，各取所长。

（二）大隐静脉高位结扎 + 全程激光灼闭术

1. 麻醉、消毒、铺巾同上述。

2. 大隐静脉高位结扎。取患肢腹股沟下方斜切口，暴露出大隐静脉主干（具体操作步骤详见本章第一节"大隐静脉高位结扎 + 剥脱术"）。分离出大隐静脉后，在距大隐静脉与股静脉交汇处 5mm 以内用两把止血钳钳夹并从其之间剪断。大隐静脉属支遇见就结扎，不强调结扎所有属支。结扎或缝扎大隐静脉残端，注意勿缩窄股静脉或者留下末端静脉囊。用止血钳夹住大隐静脉游离端，提起并用手指或纱布钝性分离周围组织，结扎大隐静脉远端可及的任何属支以预防术后复发。

3. 用 2 ~ 3 把止血钳提起并张开大隐静脉游离端，将长鞘自断端插入静脉管腔内，直至内踝大隐静脉起始部。将无菌激光光纤连接激光治疗仪，光纤头端插入长鞘并沿长鞘深入，至头端与长鞘一致。沿大隐静脉主干周围注射生理盐水"保护液"，即沿大隐静脉体表投影在大隐静脉与皮肤间隙处注射生理盐水，形成对皮肤及隐神经的保护层，减少激光对皮肤及隐神经的损伤。

4. 将长鞘回撤 2 ~ 3cm，使光纤头端直接暴露于静脉腔内。设置激光处于连续发射状态，频率 0.5Hz，以 5 ~ 10mm/s 的速度一同回撤激光光纤和长鞘。边回撤，助手边沿大隐静脉行程压迫，直至整个大隐静脉主干治疗完毕。在激光光纤将要退出皮肤时，停止激光发射，并使激光仪处于停止状态。移去光纤和长鞘。结扎大隐静脉主干游离端。

5. 属支的处理　以静脉穿刺套管针（18 号针头）穿刺曲张的大隐静脉属支，回抽有血以确认套管针位于曲张静脉腔内。拔出针芯，将激光光纤沿套管针插入曲张静脉管腔内。完全退出套管针后，调定激光参数，使用上述同样方法灼闭曲张静脉属支。

6. 缝合腹股沟切口。消毒下肢，无菌敷料包扎患肢。指导患者穿医用弹力袜，踝部压力为 30 ~ 40mmHg。术后 24 小时内应连续使用。

（三）大隐静脉主干高位结扎 + 抽剥 + 属支激光灼闭术

1. 麻醉消毒铺巾同上述。

2. 大隐静脉高位结扎。取患肢腹股沟下方斜切口，暴露出大隐静脉主干（具体操作步骤详见本章第一节"大隐静脉高位结扎 + 剥脱术"）。分离出大隐静脉后，在距大隐静脉与股静脉交汇处 5mm 以内用两把止血钳钳夹并从其之间剪断。大隐静脉属支遇见就结扎，不强调结扎所有属支。结扎或缝扎大隐静脉残端，注意勿缩窄股静脉或者留下末端静脉囊。用止血钳夹住大隐静脉游离端，提起并用手指或纱布钝性分离周围组织，结扎大隐静脉远端可及的任何属支以预防术后复发。

3. 用 2 ~ 3 把止血钳提起并张开大隐静脉游离端，将静脉剥脱器自断端插入静脉管腔内，直至膝上。用手于体表寻找剥脱器头端位置，一般位于膝上大腿内侧处。扪及剥脱器头端后，于剥脱器头端处做纵行皮肤切口,长 1 ~ 2cm。分离皮下脂肪组织,暴露出此处大隐静脉主干。如患肢脂肪组织较丰富,小切口难以直接暴露出大隐静脉主干,可先用示指伸入切口探及剥脱器头端位置,然后用止血钳将剥脱器连同大隐静脉主干一同提起或挑起。用纱布擦拭掉静脉表面的脂肪,于剥脱器头端以远处上两把止血钳并自其中间剪断大隐静脉主干,结扎远端游离端。用止血钳提起近端游离端,将静脉剥脱器头端自静脉腔内送出。分别于两切口处用丝线环绕将大隐静脉主干与剥脱器一同结扎固定。

4. 在大腿部上止血带。抬高患肢并使用无菌绷带自踝部向大腿方向用力缠绕下肢以尽量驱除下肢血液,减少术中出血。驱血后给止血带充气,充气完成后放平患肢并松开驱血用绷带。根据大隐静脉管径大小选择合适的剥脱器尾端小件,持续牵引往下拉抽剥出大隐静脉大腿段主干。

5. 属支的处理:将无菌激光光纤连接激光治疗仪,设置好参数。以静脉穿刺套管针(18号针头)穿刺曲张的大隐静脉属支,回抽有血以确认套管针位于曲张静脉腔内。拔出针芯,将激光光纤沿套管针插入曲张静脉管腔内。完全退出套管针后,调定激光参数,设置激光处于连续发射状态,频率 0.5Hz。使用上述同样方法灼闭曲张静脉属支。

6. 缝合腹股沟及膝上切口。消毒下肢,松开止血带后,按本章第一节"大隐静脉高位结扎 + 剥脱术"相同方法包扎患肢。

五、注意事项

1. 开始激光灼闭前,务必将长鞘回撤一段距离使激光光纤直接暴露于静脉管腔内,以免长鞘被激光烧断并残留于静脉管腔内。同时回撤光纤时可于体外用血管钳将长鞘与光纤钳夹固定,一同回撤,以避免回撤过程中光纤退入长鞘内。

2. 大隐静脉严重曲张,管径 > 1.2cm 者,应同时反复以激光治疗数次,使管壁紧缩而缩小管腔,促进管腔永久性闭合。

3. 因激光对人体,特别是人眼有严重伤害,故操作时需特别小心。操作者需佩戴激光防护镜,激光仪工作时不可紧盯光纤,以免损伤眼睛。

六、术后监测与处理

术后 72 小时至 1 周内进行超声检查以评价静脉治疗效果及检查有无下肢深静脉血栓形成。

术后 24 小时内应持续穿医用弹力袜,之后在非睡眠时间使用,持续至少 1 周。鼓励患者尽量下床活动。规律锻炼,抬高患肢,避免久站。

七、术后常见并发症的预防与处理

1. 下肢深静脉血栓形成　术后使用抗凝药物预防下肢深静脉血栓形成,要求患者早期下床活动,避免血流淤滞,降低深静脉血栓形成风险。一旦发生下肢深静脉血栓,要求患者卧床,抬高患肢,禁按摩热敷患肢,预防肺栓塞,必要时安装下腔静脉滤器。同时使用

213

抗凝、溶栓药物治疗深静脉血栓。

2. 术后疼痛、血栓性浅静脉炎、皮肤硬结、皮肤色素沉着等　使用非甾体抗炎药可缓解。

3. 热灼伤　皮下注射生理盐水可减少此问题的发生。

八、临床效果评价

下肢曲张静脉激光灼闭术治疗并发症发生率较低，治疗效果及成功率也较高。2007 年一项大规模前瞻性研究试验结果显示术后 1 周随访时靶静脉闭合率达 98%，术后 4 年随访时靶静脉闭合率为 97.1%。这表明下肢曲张静脉激光灼闭术是下肢静脉曲张微创、耐受性好、并发症发生率低的有效治疗方法。

激光灼闭术与传统手术相比，有以下优点：切口小而少，甚至无切口，可降低伤口感染、出血及组织损伤风险；住院时间短，有条件的医院可在门诊进行；手术时间短，术后恢复快，患者痛苦少；对下肢美观影响较小，特别适合病变较轻、对美观要求较高的人群。但临床观察发现单纯使用激光灼闭远期复发率较高，故一般推荐联合其他方法使用。

（赖传善　蔡　飞）

第三节　下肢急性 DVT 切开取栓术

一、适应证

1. 急性下肢深静脉血栓形成，尤其是进行性发展的混合型或髂 - 股静脉血栓形成。取栓术最佳时间为发病后 2 ~ 3 天内。

2. 严重髂 - 股静脉血栓溶栓治疗无效或禁忌，特别是合并股青肿、股白肿，可能出现患肢缺血或坏疽者。

3. 因介入手术或静脉感染导致的脓毒性深静脉血栓。

二、禁忌证

1. 发病后病程超过 7 天。

2. 有急性炎症存在。

3. 在慢性下肢静脉功能不全的情况下，或既往有深静脉血栓形成病史，再次发生血栓形成。

4. 周围型下肢深静脉血栓形成。

5. 严重骨折患肢制动期间的下肢深静脉血栓形成。

6.有凝血功能障碍者。

三、术前准备

1.手术视野皮肤准备，应包括外阴、下腹部及整个患肢。
2.肝素注射液，以便术中配置肝素生理盐水冲洗静脉腔。
3.备血 1200 ~ 1800ml，通常在取除远端静脉腔内血栓时，有一定量的失血。
4.术前行下腔静脉滤器置入术以预防术中肺栓塞。

四、手术要点、难点及对策

1.麻醉及消毒　因围手术期须抗凝治疗，手术一般采用全身麻醉。患者取仰卧位。一名手术人员抬起足跟高于手术台面，消毒范围从患肢踝部至脐水平，包括腹部下 1/4 平面；静脉曲张累及足部者，需戴无菌手套抬腿，将足部一并消毒。腹股沟区最后消毒。对侧肢体大腿上 1/3 也需消毒。其余部分和足部分用无菌单盖住并固定。患者髋部外旋，膝关节轻微屈曲外展放在无菌巾上。

2.切口　于腹股沟处探及股动脉搏动，股动脉搏动点内侧一横指处做纵行切口，长 5 ~ 6cm。切开皮肤，仔细钝性分离皮下脂肪，注意游离并保护大隐静脉，避免损伤股部淋巴结及淋巴管，可疑淋巴管或淋巴结部位需注意结扎，避免术后淋巴漏。部分患者脂肪层较厚或水肿明显，可使用撑开器撑开浅层组织后再继续分离深部组织。此时可用手指深入寻找股动脉搏动点，然后以此为方向，暴露股血管鞘。股血管鞘一般位于肌肉间隙内（图 7-14），故对于股动脉触及不清患者，在分离脂肪层后，可用手指探及两肌束之间的间隙，以此为入路暴露股血管鞘；也可先找到大隐静脉，然后沿大隐静脉走行向上探查，暴露股血管鞘。

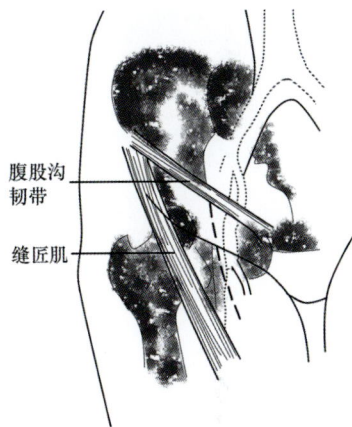

图 7-14　暴露股血管鞘

腹股沟韧带
缝匠肌

215

3.暴露股静脉　切开股血管鞘，暴露股血管。股静脉一般位于股动脉内后方，位置较深，故一般切开血管鞘后先看到股动脉。此时可沿股动脉内侧继续探查暴露股静脉，或先游离股动脉，并用无损伤牵引带将股动脉向外侧牵拉开，以利于暴露股静脉（图 7-15）。自腹股沟韧带下游离股静脉及股深静脉，分别绕以止血带或无损伤血管钳，以避免股静脉切开时持续出血。

4.切开股静脉　股静脉前壁纵行切开，血栓即自切口涌出，用镊子取出血栓（图 7-16）。

5.Fogarty 导管取栓　经静脉切口向近心端插入 Fogarty 导管。如插入超过 20cm，说明取栓管已进入下腔静脉。用肝素生理盐水充盈球囊，然后逆向将导管自切口拉出（图 7-17）。此时，髂静脉内的血栓随之自切口拖出，并有静脉血涌出。再次将取栓导管自切口插入髂静脉内，通过取栓导管向血管腔内推注肝素生理盐水约 40ml，边推注边回撤导管。导管撤出后使用阻断钳阻断股总静脉切口近侧。同法将球囊导管插向股静脉远心端后拖出导管，以取除远端静脉腔内的血栓（图7-18）。注意因静脉壁较薄弱，且向远端取栓有静脉瓣阻挡，故进导管时应温和，切忌用力过猛或暴力操作损伤血管，致术中术后出血。

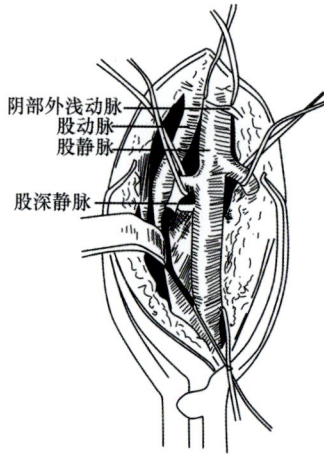

阴部外浅动脉
股动脉
股静脉
股深静脉

图 7-15　暴露股静脉

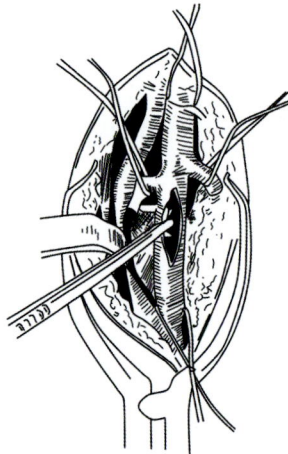

图 7-16　切开股静脉

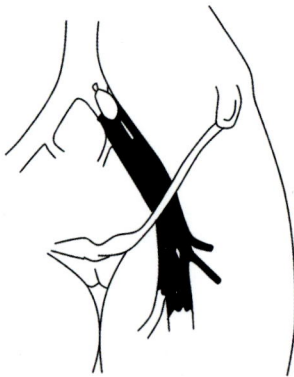

216

图 7-17　Fogarty 导管向髂静
脉取栓

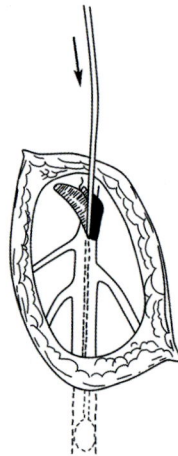

图 7-18　Fogarty 导管
远心端静脉取栓

6. 其他取栓方法　因 Fogarty 导管取栓仅能取出股静脉主干血栓，且受静脉瓣膜影响。因此，如 Fogarty 导管无法进入或取栓不满意时，可一人将患者患肢踝部抬高，另一人用手自肢体远端向近端挤压肌肉，将血栓自股静脉切口处挤出（图7-19）；或使用无菌绷带自肢体远端向近端缠绕，挤出血栓。如果新鲜血栓驱出后，血栓呈完整的圆柱状，甚至可看出其属支的形态，效果更好。但此法出血量大，需事先备血。血栓取出后，注意清理并冲洗管腔，避免血栓等残留于血管腔内。

7. 缝合股静脉壁切口　用6-0无损伤血管缝线单纯连续缝合法关闭股静脉切口，开放静脉（图7-20）。

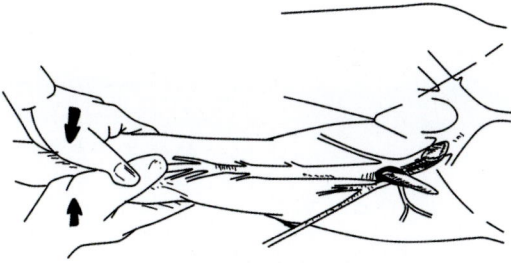

图 7-19　用手自肢体远端向近端挤压肌肉，将血栓
　　　　自股静脉切口处挤出

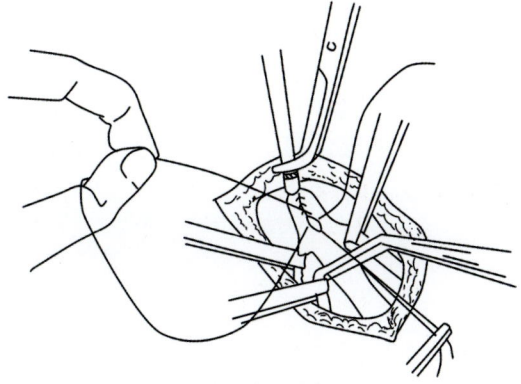

图 7-20　缝合股静脉切口

8. 游离一大隐静脉分支并结扎　在结扎线近心端切开该静脉，插入一导管（可使用硬膜外麻醉所使用的硬膜外导管）并把导管固定在静脉内，另做一皮肤小切口引出皮肤并固定，留做术后静脉抗凝、溶栓使用。但若静脉回流差，则可在腹股沟做一临时动静脉瘘。方法是游离足够长的大隐静脉属支，两端分别与股动、静脉行端侧吻合，以保持静脉的通畅（图 7-21）。此时需注意应将所取大隐静脉属支近心端与股静脉吻合，远心端与股动脉吻合，以免大隐静脉属支内瓣膜影响血流。同时吻合口不宜过大，0.5 ～ 1cm 为宜。

9. 切口处理　仔细止血，置引流管。逐层缝合切口。

10. 取栓成功标志　因髂总静脉闭塞时，髂内静脉及其分支仍有较多回血，故取栓后近端回血较好并不是取栓成功的标志。这是静脉取栓后血栓复发率居高不下的重要原因。因此，对有

图 7-21　游离一段大隐静脉
　　　　属支做一临时动静脉瘘

条件的医院，建议取栓后术中行静脉造影，明确髂静脉是否通畅。如髂总静脉回流仍有阻碍时，需再次取栓，或根据情况行静脉腔内血管成形术。

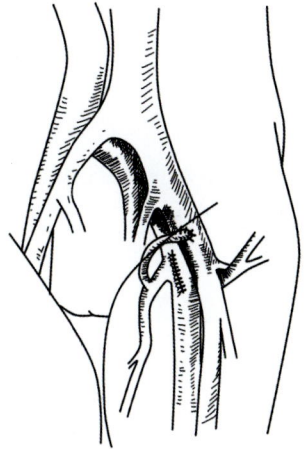

五、术后监测与处理

1. 患肢肿胀情况　如患肢肿胀严重，持续不消退，需考虑血栓复发。行下肢深静脉超声或造影检查，加强抗凝、溶栓治疗。

2. 手术伤口情况　需检测手术伤口有无活动性出血、血肿形成及引流量。如有出血，可适当予以加压包扎；如出血量大、引流量大，视具体情况再次手术止血。

3. 生命体征及 SpO_2　如患者出现胸闷、呼吸不畅，血压、心率及 SpO_2 异常，需警惕术后肺栓塞。可予吸氧、前列地尔扩张血管，同时急诊行肺动脉 CTA 检查明确有无肺栓塞。如同时伴有下腹部疼痛等不适，需警惕有无腹膜后血肿形成。

六、临床效果评价

1966 年，Fogarty 导管问世，使取栓术简化，成功率提高到 79%，并指出，取栓术是处理髂-股静脉血栓形成合理、有效、安全的方法。取栓术至今仍被认为是治疗急性下肢深静脉血栓形成的令人鼓舞的方法。

（赖传善　蔡　飞）

第四节　下肢急性 DVT 置管溶栓治疗

一、适应证

1. 急性髂-股静脉血栓形成者。
2. 症状明显的急性股腘静脉血栓形成者。
3. 急性或亚急性下腔静脉血栓形成者。

二、禁忌证

1. 严重感染如脓毒血症引起的 DVT。
2. 肿瘤浸润或压迫静脉和转移性肿瘤引起的 DVT。
3. 凝血功能障碍。
4. 出血体质和血小板减少。
5. 器官特异性出血危险。
6. 新近发生的心肌梗死、脑血管意外、消化道出血。
7. 手术和外伤、肝肾衰竭、恶性肿瘤增加转移机会、怀孕。
8. 外科手术后、脑梗死急性期、心肺复苏术后、溃疡活动性出血等伴出血性疾病或有出血倾向者均属溶栓禁忌。

三、术前准备

1. 手术视野皮肤准备，应包括外阴、下腹部及整个患肢。
2. 肝素注射液，以便术中配置肝素生理盐水冲洗静脉腔。
3. 术前安装下腔静脉滤器以预防术中术后肺栓塞。
4. 术前 B 超或静脉造影明确下肢深静脉血栓位置及范围，以便选择合适长度的溶栓导管。

四、手术要点、难点及对策

1. 患者取仰卧位，消毒铺巾同下肢静脉曲张剥脱术。患肢膝关节屈曲外展。

2. 入路选择。静脉置管溶栓的入路有多种，包括：患侧腘静脉入路、患侧小隐静脉入路、患侧股静脉入路、健侧股静脉入路、颈内静脉入路、足背静脉入路及动脉入路等。其中，以患侧腘静脉入路最为常见，其次为患侧小隐静脉入路。其具体操作如下所示。

（1）腘静脉入路：需自腘窝处穿刺腘静脉。此处盲穿较困难，需在 B 超引导下穿刺。用 1% 利多卡因逐层浸润麻醉穿刺部位。多普勒超声引导下使用微穿针穿刺患肢腘静脉。按 Seldinger 穿刺技术将短导丝置于腘静脉及股静脉下段内。回抽穿刺针，在导丝引导下将血管鞘经皮置于患侧腘静脉内；回收短导丝，将超滑导丝通过血管鞘送入患侧腘静脉内，在超声引导下在血栓内部向上将超滑导丝推入股静脉、髂静脉内但不突破血栓。依下肢深静脉血栓长度选择合适侧孔长度的 Unifuse 溶栓导管，在超滑导丝引导下送入 Unifuse 溶栓导管，并引导 Unifuse 溶栓导管进入髂股静脉后，回撤超滑导丝。在多普勒超声造影定位下调整 Unifuse 溶栓导管位置，使导管侧孔全部置于血栓内，导管头端置于静脉血栓近心端处而不突破血栓。上封闭导丝封闭 Unifuse 导管末端。固定 Unifuse 溶栓导管及短鞘管。

（2）小隐静脉入路：1% 利多卡因局部麻醉后，在超声引导下穿刺患侧小隐静脉。如条件允许，也可切开后直视下穿刺小隐静脉：取患肢外踝与跟腱连线中点做 1cm 纵行切口，切开皮肤，于皮下可探及小隐静脉起始段。分离皮下组织，暴露出小隐静脉起始段。用穿刺针在直视下穿刺小隐静脉。拔出针芯，沿针套置入短导丝。拔出针套后，沿短导丝插入 4F 短鞘以利于此后导管导入及交换。回撤短导丝，将超滑导丝通过短鞘送入小隐静脉管腔内并在超声监测引导下继续上行至静脉闭塞段，同样超滑导丝应尽量贯穿整个血栓闭塞段但不突破血栓。依下肢深静脉血栓长度选择合适侧孔长度的 Unifuse 溶栓导管，在超滑导丝引导下送入 Unifuse 溶栓导管，并引导 Unifuse 溶栓导管进入髂股静脉后，回撤超滑导丝。在多普勒超声造影定位下调整 Unifuse 溶栓导管位置，使导管侧孔全部置于血栓内，导管头端置于静脉血栓近心端处而不突破血栓。上封闭导丝封闭 Unifuse 导管末端。固定 Unifuse 溶栓导管及短鞘管。

以上操作均以超声引导下为例，具有无辐射、无需使用造影剂、创伤小等优点，但需有经验的超声操作人员配合。在条件允许的医院，也可在 DSA 引导下操作，具有更直观更准确的优势。

3. 置管后可将 20 万 U 尿激酶稀释后沿溶栓导管缓慢推入血栓内溶栓。

4. 溶栓药物与剂量。尿激酶是目前使用最为普遍的溶栓药物。国外用量较大，一般首次给药为 3000 ~ 4000U/kg，于 10 ~ 30 分钟内滴完，维持量 2500 ~ 4000U/（kg·h），疗程为 12 ~ 72 小时。国内具体给药方法及剂量目前尚无统一标准。笔者所在科室一般选择尿激酶 60 万 ~ 80 万 U 溶于 500ml 生理盐水或 5% 葡萄糖中，使用压力泵经 Unifuse 溶栓导管持续 24 小时不间断泵入，时间为 12 ~ 72 小时。也可分多次经溶栓导管脉冲式注射。

五、术后监测与处理

1. 监测凝血功能；术后使用尿激酶溶栓需严密监测凝血功能。一般 6 小时测一次凝血功能，如 FIB < 1.5，可酌情减少尿激酶用量；如 FIB < 1.0，建议暂停使用尿激酶。

2. 监测全身有无出血情况；穿刺点出血可予适当加压包扎。如有全身其他部位出血情况，需结合凝血功能酌情减量或停用尿激酶。如出血严重或有重要部位出血，必要时可输注纤维酶原复合物或冷沉淀止血。

3. 复查下肢深静脉血栓情况，判断溶栓治疗效果。

六、临床效果评价

目前 CDT 血栓内注射尿激酶治疗是急性髂股静脉血栓形成的首选治疗方法。近年来国内外多个研究结果均提示其对恢复下肢血流，保护瓣膜功能，减少下肢深静脉血栓形成后综合征（PTS）有显著作用。

（赖传善　蔡　飞）

第八章　下腔静脉手术

布加综合征（Budd-Chiari syndrome，BCS）是由各种原因引起的肝静脉和（或）其开口以上段下腔静脉阻塞而致的门静脉和下腔静脉高压症，又称肝静脉-腔静脉综合征。单纯肝静脉阻塞者，以门静脉高压症状为主，合并下腔静脉阻塞者，还有下腔静脉高压的临床表现，包括双侧下肢水肿、下肢色素沉着或下肢溃疡形成。严重者，双小腿或靴区皮肤呈树皮样改变，胸、腹壁及腰背部静脉扩张、扭曲。为方便选择手术方式，按病变部位分为以下三型：A 型为以隔膜为主的局限性下腔静脉阻塞；B 型为下腔静脉长段狭窄或阻塞；C 型为肝静脉阻塞（图 8-1）。

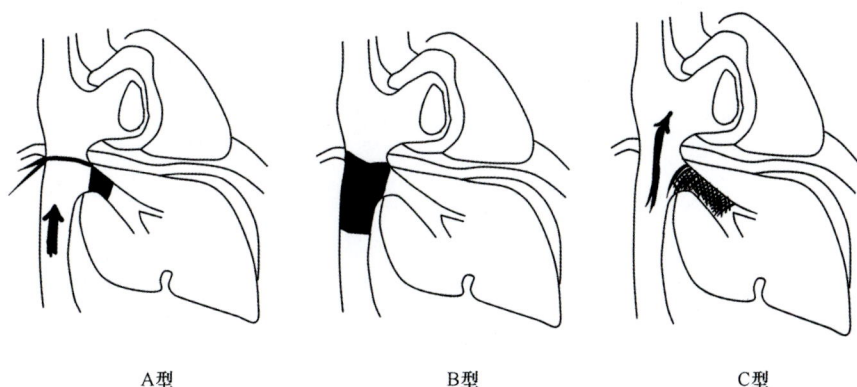

A 型　　　　　　　　B 型　　　　　　　　C 型

图 8-1　布加综合征的分型

第一节　布加综合征的开放手术

一、经右心房破膜术

（一）适应证

1.单纯隔膜型下腔静脉阻塞，肝静脉通畅或仅开口部阻塞。

2.局限性高位下腔静脉重度狭窄，肝静脉通畅或仅开口部阻塞。

3. 球囊导管扩张术失败者或复发者。

（二）禁忌证

1. 隔膜下新鲜血栓形成。
2. 长度 3cm 以上的栓塞。
3. 肝静脉栓塞为相对禁忌证，部分病例肝静脉开口也为膜性阻塞，可在经右心房左手破膜的同时将肝静脉开口的隔膜加以穿破和扩张，以达根治目的。

（三）术前准备

1. 经下腔静脉造影，最好是上下腔静脉联合造影以明确病变范围。在造影中肝静脉观察不清者，B 超或超声心动图检查可了解肝静脉扩张情况。经皮经肝穿刺肝静脉造影，则对了解肝静脉病变状况更为清晰。
2. 拍胸片了解心胸比例。
3. 肝、肾、肺功能及血、尿常规检查和凝血功能检查。

（四）手术要点、难点及对策

1. 麻醉和体位 气管内插管，全身麻醉。取右前胸切口者平卧，右上胸略垫高，右肩抬起，右上肢固定在头架上。取胸骨正中切口者则为平卧位。
2. 常规开胸 常规股静脉穿刺，导管头端插至下腔静脉隔膜处。经右前胸第 4 肋间切口，如果患者为女性，皮肤切口应沿右乳腺下缘，也可经胸骨正中切口。
3. 经右心房置入示指 在膈神经前方纵切心包，并向两侧牵开，有利于右心房显露。下腔静脉绕以套带，以大小恰当的侧壁钳钳夹右心房壁约 3cm，以小尖刀切开右心房壁，两侧各置牵引线一根。然后以 4-0 聚丙烯缝线将右心房切口做一荷包缝合，两个线头穿过一段细橡皮管，以供控制右心房切口，避免出血。在术者右手示指逐渐伸入右心房的同时，逐渐松开侧壁钳，并缓缓收紧荷包线，直至手指完全伸入右心房，撤除侧壁钳，此过程应做到完全无出血。

手指破膜时术者示指继续向下腔静脉方向（而不是心底或三尖瓣方向）伸入，牵引下腔静脉套带时，发现示指在套带之内，为手指伸入下腔静脉之最佳判断标准，经股静脉插至下腔静脉的导管显然有助于判断示指到位无误。示指向下腔静脉伸入 3 ~ 4cm，常可触及狭窄或阻塞，多为隔膜或纤维性阻塞。隔膜光滑而富有韧性，故需反复数次才能将其穿破，并以示指尽力加以扩张。进而指尖可触及肝静脉开口，有狭窄时将其扩张，有隔膜时将其穿破并扩张，将自制球囊事先套在术者示指上，当穿破隔膜时，用肝素盐水充起球囊加以扩张。在示指穿破隔膜后，也可用带球囊的右心房引流管插入下腔静脉，在病变处加以反复扩张（早期术式）。也可自右心耳做荷包缝合后，将上述带球囊的右心房引流管自右心耳插入，与示指联合操作，以协助其扩张。当隔膜不能被穿破时，可自右心耳引入血管扩张器，在经股静脉穿刺插入的带内芯球囊导管（或下腔静脉破膜器）"会师"操作下，对隔膜施行穿破、扩张。用于破膜的手指事先戴上球囊，可以明显提高扩张的效果（图 8-2）。
4. 缝闭右心耳切口 在术者示指逐渐自下腔静脉和右心房退出的过程中，逐渐收紧荷包缝线，并将侧壁钳到位，以便随时钳夹。在术者示指完全退出右心房时，荷包缝线恰好完全收紧，侧壁钳立即加以钳夹。将荷包线的两头自细橡皮管内撤出，收紧荷包缝线后打结，撤去侧壁钳。将荷包缝合所在部位再钳夹，并用粗线结扎 1 次加以巩固。

5. 止血、关胸　撤去下腔静脉套带后，部分缝合心包，彻底止血，置放胸腔引流管，逐层缝合胸壁切口。

6. 术中意外的防治

（1）钳夹心包壁过于靠近右心耳交界处时，可能影响窦房结，从而导致心律不齐，钳夹过于靠前时，可能涉及右冠状动脉分支，导致心肌缺血，甚至心肌梗死，钳夹过于靠上时，易影响上腔静脉回流，从而导致休克、心搏骤停。在"鼠心"病例，发生这些问题的概率大大增加，必须试钳夹数分钟，证明确实无问题时方可施行下一步操作。

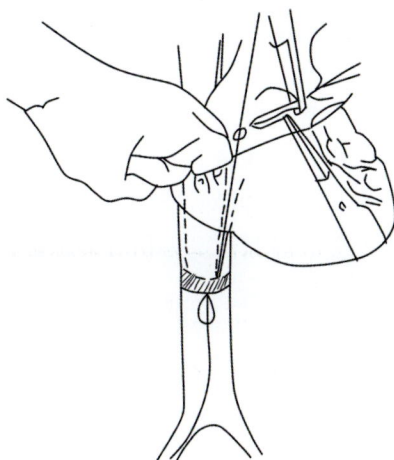

图 8-2　经右心房经股静脉下腔静脉破膜术

（2）手指伸入右心房时，如果荷包缝线区过小，可致右心房撕裂，导致难以控制的大出血，或者不钳夹右心房壁，直接做两个荷包缝合，外荷包提高了手术的安全性。当手指伸入右心房时，切勿误穿右心房壁或三尖瓣。

（3）破膜和扩张越成功，前负荷增加越明显，故术中必须控制输液量，并及时给予强心、利尿药物。

（4）右心房壁菲薄，切忌损伤而致大出血。

（五）术后监测与处理

1. 严密监测生命体征、中心静脉压、下腔静脉压、血气分析、血细胞比容和胸腔引流。
2. 严密观察每小时尿量，尿量 < 30ml/h 时，应分析是否为血容量不足或者肾功能不全。
3. 术后输液期间，每天静脉给予毛花苷 C0.4mg。以后改为日服地高辛 0.125mg，每天 1 次，酌情持续 1 ~ 3 个月，待心功能恢复时方可停药。
4. 术后每天静脉给予低分子右旋糖酐 500ml，或低分子肝素钙（速碧林）肌内注射，每天 1 次，3 ~ 5 天，以后改为抗血小板疗法 3 ~ 6 个月。
5. 摄胸片观察心肺状况，胸腔引流管一般在术后 48 小时拔除，当引流量多时则要延长置管时间，拔管后常有胸腔积液，应做胸腔穿刺。如果有较多心包积液，应在超声引导下行心包穿刺。
6. 如果术后 0.5 ~ 1 个月腹水仍不消退，并证实为下腔静脉通畅而肝静脉不通，或者继发性肝硬化严重者，考虑做肠 - 腔侧侧吻合术或者人工血管"C"形转流术。

二、直视下根治性切除术

（一）适应证

1. 局限性阻塞伴继发血栓形成。

223

2. 球囊扩张术 / 支架置入术失败。

3. 经右心房扩张术失败。

4. 腔 - 房、肠 - 房转流术失败。

5. 小儿患者。

6. 下腔静脉长段阻塞，可以考虑在直视下解决肝静脉流出道的问题。

7. 特殊情况，如病变部位有异物，或该段下腔静脉内有转移性肿瘤者。

（二）禁忌证

1. 出血倾向或凝血机制不全。

2. 病变太晚期，不能耐受此手术者。

（三）术前准备

同右心房破膜术。在改善全身情况和凝血机制方面需要特别加强。用体外循环者术前要做好准备，不用体外循环者，要准备血细胞回收器，至少要做好自身血液回输准备。如果下腔静脉造影显示紧靠下腔静脉隔膜下方两侧均有较大的侧支血管，会使球囊阻断法难以实现较好的止血，应事先准备大管径球囊，用作下腔静脉远侧阻断。

（四）手术要点、难点及对策

采取气管内插管，全身麻醉。侧径者取右侧胸第 6 或第 7 肋间标准胸切口，前径者取胸骨正中和上腹部正中切口。

1. 双管转流法　自右侧标准胸切口入胸腔置牵开器，推开右肺，结扎并切断右下肺韧带，游离右膈神经，沿其行径纵行切开心包，游离心包内下腔静脉，绕以牵引带。沿下腔静脉方向切开膈下腔静脉裂孔，并继续切开膈肌，充分暴露肝裸区。在膈平面下 2 ~ 4cm，多可触及增厚、质硬的病变区，常呈环形，进一步显露病变远侧约 3cm。在病变近心侧阻断下腔静脉，将一根内转流管插入右心房，收紧套带。将另一带球囊的转流管自此处通过阻塞段，插入病变远侧的下腔静脉，立即以肝素盐水充起球囊，略向近侧牵引，以连接管将两根转流管连接，此时下腔静脉和肝静脉淤血状态得到改善，右膈和肝的牵引得以省力，可以在直视下经下腔静脉将病变完全切除，必要时需将球囊推向远侧，探查和扩张肝静脉，有时需要用钳夹或手指摘出远端病变。此时会发生大出血，自身输血法常起到积极作用。

完成病变切除后，首先撤出右心房内转流管，阻断近侧下腔静脉，以 5-0 非吸收缝合线分别自下腔静脉切口之上、下角向中央缝合，至剩约 5mm 开口时，迅速吸瘪球囊撤出下腔静脉内转流管，同时以小心耳钳夹住下腔静脉切口未缝合处，完成最后数针连续缝合，松钳，收紧缝线后打结。必要时可用心包或合成补片施行补片移植术。充分止血，置胸腔引流管后，逐层缝合胸腔。

2. 单管内转流法　切口、分离膈肌、显露下腔静脉同上。用自制单根双腔带侧孔和球囊转流管，经右心房荷包缝合内戳口，插入至下腔静脉病变近侧后，收紧荷包线，以套带阻隔上段下腔静脉。在阻断和病变之间纵切下腔静脉，即见其内的球囊流转管。做适当止血处理后，以导管本身或血管探子穿破阻塞处，将球囊转流管穿过病变，以肝素盐水充起球囊，并自其近侧略施牵引，内转流遂得以实现，静脉淤血状态得以缓解。余病变切除、探查扩张肝静脉等操作同前。此时无论是以单纯缝合或补片移植法修复下腔静脉均较前法方便。随之松开下腔静脉近侧阻断带和荷包缝合，吸瘪球囊后缓缓撤出转流管，同时收紧心包荷包缝线后打结，充分止血，置胸腔引流管，逐层关胸。

3. 下腔静脉和肝静脉阻断法　沿下腔静脉切开膈肌，经肝裸区，到达并控制远心侧下腔静脉，可行局限性病变切除和肝静脉开口成形术，遇肝静脉隔膜时，很容易穿破和扩张，未见肝静脉时，可自下腔静脉内向肝静脉所在部位小心切除少量肝组织，直至断面涌血，此时可缝合下腔静脉，或行各种补片成形术。此种术式必须有自身输血和输全血的准备。

4. 常规体外循环下根治性切除术　体位、切口、显露等方法均同前，加做右下腹部斜切口，经腹膜后显露髂外血管，接体外循环机并启动体外循环。分离病变段下腔静脉，并暂时阻断其近侧后，先后纵切病变近、远侧下腔静脉，向下腔静脉远侧置 Foley 导管，用肝素盐水充起球囊以减少出血。以左、右心吸引管将失血回收。此时可以更充分、更细致地做病变切除，包括切除较长段病变及肝静脉主干内的阻塞性病变。笔者的改进在于，必要时在下腔静脉前壁纵向切除部分管壁和肝组织，直至获肝静脉或其属支的活跃出血为度。以单纯缝合或补片移植法修复下腔静脉。

5. 深低温停循环下根治性切除术　体位、切口、右心房、下腔静脉及其病变的显露同前，行右上肺静脉插管，以增加体外循环流量，实现左心引流。心包及胸腔内置冰屑，降温至 18 ～ 22℃时停循环。阻断近心侧下腔静脉后，纵行切开肝后段下腔静脉，吸尽出血后，可在完全无血的手术野里操作，下腔静脉内的病变可以获得彻底切除。肝静脉开口如果已经阻塞，可以做充分探查，或者经下腔静脉切除部分肝组织后探查。完成病变切除后，可单纯修补下腔静脉或做补片移植术。充分止血，置胸腔引流管后，逐层缝合切口。

6. 下腔静脉及涉及右心房占位性病变施行的根治性切除术　不涉及右心房者，方法同深低温停循环下根治性切除术，涉及右心房者，在体外循环下手术。下腔静脉及进入右心房的占位性病变以平滑肌瘤常见。

7. 前径根治性切除术　即经下腔静脉的肝后冠状部切除术，由 Senning 于 1983 年首先报道 3 例，故称 Senning 手术。改良的方法为：做胸骨正中和中上腹部切口，牵开胸、腹腔，探查并测量门静脉压力。切开心包，显露右心房。安置体外循环，自右心房和右股静脉插管做静脉引流，自主动脉插管做动脉灌注。运转人工心肺机，降温至 30℃时停循环。切开膈肌直至下腔静脉裂孔，显露心外和肝后段下腔静脉。无创血管钳在紧靠右心房处阻断下腔静脉，将肝轻轻往下推压，纵切肝上段下腔静脉，其内的隔膜或纤维性阻塞便可在直视下切除。继之将肝后冠状部和有阻塞病变的下腔静脉前壁及有病变的诸肝静脉开口均切除，尽量使三支肝静脉开口均显露。此时将肝略微向上推，将下腔静脉的侧壁与肝切除的外壁缝合，右心房切开部与肝静脉开口上方相应的肝组织及其被膜缝合（即纵切横缝），转机复温。复跳后撤出诸根插管，充分止血，安置心包和纵隔引流管后，缝合心包，逐层缝合胸、腹切口。此法只能切除局限性病变，目前意义不大。

8. 注意事项

（1）大出血：根治性手术涉及体外循环导管的安置，下腔静脉切开，经下腔静脉肝组织切除，撤管及缝合下腔静脉或补片移植等问题，稍有不慎，均可发生大出血。必须有充分的思想准备和物资准备，包括准备全血（不是血细胞加血浆）、纤维蛋白原、凝血酶原复合物、各种止血纱布、无创缝线、氩气刀等。深低温停循环后，即使肝素已经中和，仍然常发生难以制止的广泛渗血，这可能与患者原有的肝功能损害有关，与肝最后复温也有关。

（2）肺栓塞：残留于下腔静脉内的血栓脱落栓塞，或者恢复血流前下腔静脉内未排尽的气体栓塞，故在缝合下腔静脉之前必须冲洗、排气。

（3）脑缺血：深低温停循环时间最好不要超过 30 分钟，一般患者操作在 20 分钟内完成。如果在病灶切除时，停循环时间已经较长，可以在恢复体外循环状况下施行肝静脉、下腔静脉重建术。

（五）术后监测与处理

术后监测与处理基本同破膜术。要密切观察胸腔和纵隔引流的情况，当内出血经多种止血措施无效时，应考虑再次开胸止血。停循环时间相对较长时，应采用脱水措施，如经静脉快速给予甘露醇，防止复温障碍。用自身输血和体外循环者，术后常有明显血红蛋白尿，对肾功能影响较大，应采取相应的利尿措施，并使尿液碱化。输新鲜全血有助于解决出血问题。

（六）术后常见并发症的预防与处理

1. 心功能不全　术后给予毛花苷 C 强心、呋塞米利尿等处理。

2. 术后出血如血胸等　应密切关注胸腔引流量及引流液性状。若每小时引流量超过 200ml，持续数小时，则有活动性出血，应考虑再次手术止血。

3. 低蛋白血症　应积极补充血浆或白蛋白等。当胸腔渗液量大时，应常规补充血浆，以补充丢失量，减少渗出。

4. 呼吸功能不全　因手术可能损伤右侧膈神经，致右侧膈肌上抬，右侧膈肌不能参与呼吸运动而发生。可造成患者术后低氧血症，脱机拔管时间延长。

5. 肝功能衰竭　布加综合征患者术前已存在肝功能不良，因手术的打击和术后出血等可能造成肝功能衰竭，应注意护肝治疗。

（七）临床效果评价

该术直接解除了梗阻因素，并可矫正狭窄畸形，恢复了正常通道，符合解剖生理特点，是布加综合征最理想的治疗方法。然而该手术操作复杂，难度高，创伤大，术后并发症多，如出血、肝功能衰竭等，术后复发尚不能完全避免。

三、各种转流术

（一）腔 - 房转流术

1. 适应证

（1）肝后段下腔静脉偏长的局限性阻塞或狭窄，而肝静脉有明显扩大的侧支（多为肝右下大静脉）进入下腔静脉者。事实上，它是代偿性扩张的肝小静脉。

（2）介入疗法或破膜术失败者。

2. 禁忌证

（1）下腔静脉长段阻塞、狭窄或炎症。

（2）患者肝、肾功能不佳或全身状况差，不能耐受此术。

（3）下腔静脉完全阻塞。

3. 术前准备

（1）完成术前各项检查：除血、尿、粪便常规、肝肾功能和生化、EKG、胸片等常规检查外，尤其应注意 B 超、超声心动图、上消化道造影、IVCG、选择性肠系膜上动脉造影、经皮肝穿肝静脉造影或放射性核素肾显像等检查，对判断病变部位、性质、血流动力学改变、病理生理变化和重要脏器（心、肺、肝、肾）功能异常等，对围手术期处理和手术选择有重要意义。

（2）积极保肝护肾治疗，尽量减少和控制腹水，忌用损害肝肾药物。少量多次输白蛋白以纠正低蛋白血症。术前 7～10 天给极化液（GIK 液）、GIKK 液（10% 葡萄糖溶液 500 ml+10%KCl 10～15 ml+RI 12U+ 维生素 K_1 10～40mg）和高支链氨基酸液（六合氨基酸或肝安等）或肾安，以改善肝肾功能，增加肝糖原储备和心肌能量储备。积极纠正凝血机制紊乱，除用维生素 K 外，应输新鲜冰冻血浆、凝血酶原复合物或浓缩血小板等。大量腹水时要控制液体入量，适量利尿、腹水回输，输白蛋白以提高血浆胶体渗透压，其中腹水自体回输是简单、经济和有效的方法，值得推广应用。自体腹水回输的指征是连续 3 次腹水的脱落细胞学检查和细菌培养均阴性。其方法是：腹腔穿刺用输液管虹吸密闭引流，采集在无菌瓶内，加用肝素和抗生素，2 次滤网过滤后静脉回输，首次回输量不超过 500ml，输后无不适可渐增至 2000～3000 ml/ 次。有条件时，可利用超滤器、腹水浓缩机或人工肾透析机清除腹水中的水分、电解质和小分子物质，使腹水浓缩后经静脉再输给患者，这样 10～12 小时可移除腹水 5000mL，将腹水中蛋白质浓缩 2～4 倍，平均每次补给患者白蛋白（35.2±21.3）g。抽出的腹水应于 12 小时内输入，并保证无菌。个别患者可出现过敏反应，预先静脉注射小剂量激素有预防作用。一般应于术前 1 天尽量放尽腹水。

（3）加强支持治疗，改善全身情况。宜高蛋白、高糖、高维生素和低脂肪易消化饮食，必要时可静脉高营养，尤其应多给高支链氨基酸液体。纠正水、电解质和酸碱平衡紊乱，尤其应纠正低钠低钾血症。适量输新鲜冰冻血浆、血浆或白蛋白，以纠正贫血和低蛋白血症。

（4）肠道准备：术前 1～2 天应无渣饮食，口服肠道消毒剂、导泻剂和清洁灌肠，以抑制肠道细菌和清除肠内有害物质，减少术后肝性脑病发生概率。

（5）预防性广谱抗生素应用：术前 1 天和术中静脉注射头孢呋辛钠或头孢曲松钠等。

（6）其他如备皮，行药物过敏试验，备血 1000～2000ml（术中用），术前留置胃管和输尿管，给予麻醉前用药（苯巴比妥或地西泮、阿托品或 654-2）等。

4. 手术要点、难点及对策

（1）麻醉及体位：采用气管插管、全身麻醉，一般均做颈内或锁骨下静脉插管，监测中心静脉压，股静脉插管监测手术前、后下腔静脉压力的变化，桡动脉插管监测动脉压与血气分析，注意必须有上肢静脉输液通路。做胸骨正中切口时取平卧位，略垫高腰部。做右前胸切口时垫高右侧胸部 30°，右肩抬起，右前臂固定在头架上，采用后径者取左侧卧位。

（2）腹部操作：采用前径者首先做上腹部正中切口。探查腹腔，记录肝、脾大小，吸净腹水并记录腹水的量，测量门静脉压，做肝组织活检，提起横结肠，自肠系膜右侧和十二指肠水平部下方切开后腹膜，或经肠系膜左侧以腹主动脉为标志寻找下腔静脉，或自肠系膜右侧经腹膜后显露下腔静脉前侧壁达 4～6cm，必要时结扎、切断 1～2 支腰静脉，有利于置钳、吻合。

（3）胸部操作：对中等量以上腹水患者，宜做胸骨正中切口，而对少量或无腹水者做右侧第 4 肋间后前胸切口。

切断肋间肌群，充分止血，进胸腔，以三角针粗线在第 4 肋软骨下缘缝扎 2 针后，在其间切断肋骨，有利于显露。推开右肺，必要时切断和结扎下肺韧带。在右膈神经前方纵切心包，可见少量心包液流出，显露右心房。

准备带外支持环的聚四氟乙烯（PTFE）或涤纶人工血管 1 根，长 30cm 以上，内径 13～16mm（酌情选择），对非胶原预衬的涤纶人工血管需要先做预凝。在右膈前缘适当位置戳口并扩大至 2cm 直径，以供人工血管通过。

以侧壁钳或"C"形钳阻断下腔静脉侧壁后，纵切前壁约 3.5cm，两侧置牵引线，裁剪人工血管使一端呈喇叭口或蛇头形，做人工血管-下腔静脉端侧吻合。用 5-0 聚丙烯缝线或其他非吸收缝线，取连续缝合法进行吻合，吻合完毕，必须使吻合口受到外支持环的自然扩张作用。此时不松开阻断钳。

人工血管另一端经横结肠后方、胃和肝前方，通过膈肌戳孔引至右侧胸腔或纵隔，做同上裁剪。以侧壁钳部分钳夹右心房壁约 3cm，两侧置牵引线后，施行人工血管-右心房端侧吻合。用 4-0 聚丙烯缝线，自下角先做一外翻式褥式缝合，暂不收紧，直至两侧各做连续外翻式缝合 3～4 针后，轻柔地以"降落伞"法收紧缝线，然后继续向上角和右侧壁缝合，最后收紧缝线打结，吻合完毕。

此时自插入腹腔侧人工血管的针头注入适量肝素盐水（10U/ml），在胸腔侧插入针头以排出人工血管内的气体。先后松开下腔静脉和右心房阻断钳，转流血管随即运行血流，逐步撤去针头，漏血点以蚊式钳稍加钳夹便可止血。重复门静脉测压，肝、脾探查。部分缝合心包，置胸腔或纵隔引流管后，逐层缝合胸、腹切口。

（4）后径腔-房转流术：取右侧标准胸切口。从第 6 或第 7 肋间进入胸腔，推开右肺，结扎并切断下肺韧带。在右膈神经前纵切心包，沿下腔静脉切开膈肌，在肝裸区显露下腔静脉直至正常处。按前法以直径 13～14mm 的带外支持环人工血管，先后做人工血管与下腔静脉、右心房的端侧吻合，排气和撤钳方法同前，转流血管内随即血流运行（图 8-3）。此时常可触知肝缩小，膈下腹水滞留，触之软如水袋。置胸腔引流管并逐层关胸。

228

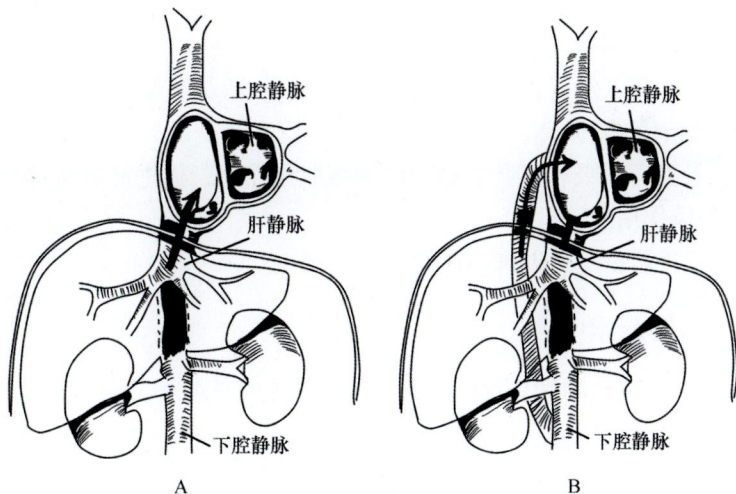

图 8-3 布加综合征

A. 下腔静脉阻塞；B. 下腔静脉 - 右心房转流术

5. 术中注意事项

（1）大出血的处理：显露下腔静脉及施行两个端侧吻合时，因下腔静脉或右心房壁撕裂或吻合欠佳，可引起大出血，此时不应慌张而贸然以普通止血钳钳夹止血，而是用手指压迫或再置无创阻断钳止血后，以带垫片的双头无损伤针对出血处施以褥式缝合止血。有时因右心房壁十分薄弱而发生屡夹、屡缝、屡出血的情况，此时只能将右心房吻合口拆除，对损伤处施行修补术，然后将人工血管与上腔静脉或头臂静脉施行端侧吻合术。注意此时千万不能过多钳夹上腔静脉，当上腔静脉回流受到明显影响时，会导致血压骤降甚至心搏骤停。事前必须对其做数分钟试夹，当无明显影响时，方可施行此术。

（2）保护心功能：吻合成功后，血流运行使心脏前负荷明显增加，处理同前。

（3）下腔静脉血栓的处理：尽管术前均做过下腔静脉造影或 B 超，肯定下腔静脉的通畅性和手术的可行性，但是在少数病例，在切开下腔静脉后可见腔内有新鲜血栓形成，此时应尽量将血栓完全摘除才能手术。个别病例下腔静脉因纤维化、众多侧支或炎症无法施行此术，此时只好改行肠 - 房转流术。

（4）防止肺栓塞：由于下腔静脉血栓常难以彻底清除，而且下肢深静脉也可能存在血栓，故术中、术后均有可能发生致命性肺栓塞。取栓后，可向下腔静脉内注入 10 万 ~ 20 万 U 尿激酶。

（5）人工血管不通的处理：当术中发现人工血管不通时，必须检查人工血管全程，纠正任何扭曲、成角或张力，必要时重新吻合或者加长人工血管。

（6）正确应用肝素：布加综合征患者对肝素耐受性差，全身肝素化可致术中出血量明显增加，故笔者不采用全身肝素化，因而要在完成两端吻合，向人工血管灌入肝素盐水和排气后，才能开放阻断钳。

6. 术后监测与处理

（1）严密监测生命体征。

229

（2）术后常规氧气吸入。

（3）溶栓药物的应用。

（4）术后 1 周，每天给予低分子右旋糖酐 500ml+ 复方丹参针 10ml，静脉滴注，以改善心、肝、脑和肺组织的微循环。

（5）鼓励患者做深呼吸和四肢活动，以加强肌泵作用，促进静脉血液回流，对预防血栓形成及复发有积极作用。

（6）出院前复查彩色超声以观察血管畅通情况。

（二）肠 - 房转流术

1. 适应证　肝后段下腔静脉长段阻塞伴肝静脉阻塞且全身情况尚可，能耐受手术者。

2. 禁忌证

（1）肠系膜上静脉阻塞为相对禁忌证，因为其扩张的属支也可以作为转流通道。

（2）全身情况差，不能耐受手术者。

（3）伴严重肝硬化者。

3. 术前准备　基本同前。

（1）大量腹水者需做自身腹水回输，以补充血浆和白蛋白，也可使用腹膜腔 - 颈内静脉转流管，以减少腹水，提高血浆蛋白量。

（2）必要时予胃肠外营养，旨在纠正全身状况。

（3）腹水病例要尽量减少晶体输入量，尽量纠正顽固性低钾、低钠状态，选择合适的利尿剂，改善肝肾功能。

（4）摄胸部 X 线片，观察心胸比率，明确有无胸腔积液。

（5）做适当肠道准备有助于预防术后肝性脑病。

4. 手术要点、难点及对策

（1）麻醉、体位：全身麻醉，气管内插管。颈内或锁骨下静脉插管同上，体位同腔 - 房转流术。

（2）腹部操作：常采用上腹部正中切口。胸部切口选择同腔 - 房转流术。开腹后先尽量吸净腹水并记录腹水的量，大量腹水者不宜快速放腹水，以免腹腔压力骤降引起休克。探查内脏器官，测量门静脉压力，施行肝组织活检等同前。

提起横结肠，以湿纱垫将小肠推向左侧腹腔，在 Treitz 韧带右侧以双合诊法触及肠系膜上动脉搏动，沿该动脉在胰腺下缘的肠系膜上做两排缝合以示标记，在其间谨慎地纵切后腹膜约 6cm。

由于存在众多扩张、迂曲的静脉和淋巴管，凡后腹膜切开处均需做缝扎或者置金属夹。后腹膜水肿可达 2 ~ 3cm，因而需逐步往深处分离，直至隐约见到蓝色血管时，多为肠系膜上静脉或其属支，游离并识别其主干。

向上游离至胰腺下缘，向下显露 4 ~ 6cm，回结肠静脉包括在内，肠系膜上静脉前壁和两侧壁需要充分游离。

（3）胸部操作：酌情选用右侧第 4 肋间胸前切口，腹水多取胸骨正中切口，置开胸器，纵切并牵引心包，显露右心房。

（4）人工血管选择与移植同前。

（5）以侧壁钳阻断肠系膜上静脉前侧壁，右结肠静脉在钳之上，并由双绕的粗丝线加以暂时阻断，此法有利于充分、稳定地钳夹肠系膜上静脉。纵切该静脉前壁 3 ~ 4cm，两侧置牵引线。以 5-0 聚丙烯缝线施行端侧吻合，在上角两侧各连续缝合 3 针后，以"降落伞"法将缝线缓缓收紧，然后完成两侧缝合，在下角打结。此时，不要松开肠系膜上静脉阻断钳，从人工血管另一端灌入约 20ml 稀释肝素盐水（10U/ml），使其经结肠后方、胃和肝前方引入胸腔或纵隔。完成人工血管与右心房端侧吻合同腔 - 房转流术（图 8-4）。吻合毕，充血的肝表面随即出现皱缩，肝、脾缩小，门静脉压力明显下降。充分止血后置胸腔引流管，缝合胸、腹切口。

5. 术中异常情况的处理

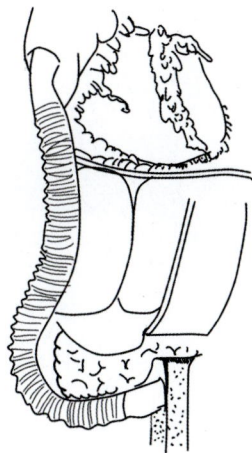

图 8-4　肠系膜上静脉 - 右心房转流术

（1）肠系膜上静脉破裂出血的处理：在施行肠 - 房转流术时，因门静脉高压及下腔静脉阻塞，尤其是大量腹水的病例，分离肠系膜上静脉时常可致大出血，使手术难以进行。此时切忌以普通止血钳钳夹止血，应当以干纱布或手指压迫止血，吸净出血后，以小心耳钳轻轻钳夹出血点，或以手指上下压迫止血，或以带柄的圈状止血器压迫止血，然后以无创线将出血点细心缝扎，必要时需加用组织或织物垫片。有时压迫数分钟亦能止血，故不强调一定要缝合止血。当肠系膜上静脉管壁太脆薄，以人工血管与其做端侧吻合时发生多处撕裂，实在难以修复时，可改行脾 - 房转流术。或者结扎肠系膜上静脉近心侧，以其远心侧与人工血管吻合，这是在特殊情况下采取的权宜之计，设法完成此术可以缓解肝淤血状态，同样达到手术的预期目的。

（2）防止右心房破裂出血：行人工血管与右心房吻合时，减少右心房壁活动的方法为：助手一面稳稳握持右心房壁阻断钳，一面将手稳稳地依附在胸壁上。此法明显减少右心房吻合部的活动，有利于操作。最好备有大小不同的两把侧壁钳，先用小侧壁钳，当吻合欠佳，引起大出血时，换用大侧壁钳钳夹，可使该部得以显露并止血。时刻记住人工血管管壁僵硬，而右心房壁脆薄，谨慎操作是防止该处发生大出血的关键。在某些情况下，右心房十分脆薄，以无创钳屡夹屡破，此时不应勉强完成人工血管与右心房的吻合，应尽快以补片完成右心房壁修复，将转流血管与头臂静脉吻合。

（3）保护心功能：转流血管开放后，大量淤滞的静脉血突然回流，增加心脏前负荷，处理方法同前。

（4）保护人工血管通畅：当人工血管转流后未见肝缩小、门静脉压力下降时，要怀疑人工血管不通畅，需检查两端吻合口和人工血管全程是否成角、扭曲。必要时穿刺人工血管或肠系膜上静脉做术中造影或者重新吻合。如果发现人工血管长度不够有张力时，需要加接一段相同口径的人工血管或者重新吻合。时刻记住人工血管不通将导致手术失败，甚至患者死亡。

6. 术后监测与处理

（1）预防肝性脑病：除前述项目外，要注意不能在短时间内进食大量蛋白质食物，以免术后发生肝性脑病。

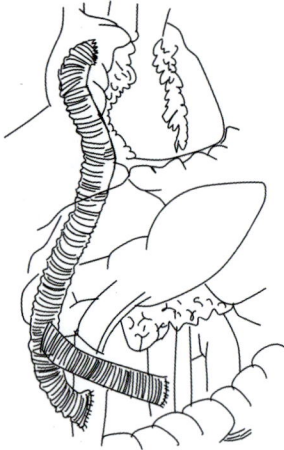

图 8-5　肠系膜上静脉 - 下腔静脉 - 右心房转流术

（2）随访复查：多普勒超声检查、选择性肠系膜上动脉造影、MRA 都很有价值。

7. 临床效果评价　在不能行介入治疗的病例中，应用肠 - 房人造血管转流术可有效降低 PVP，可防治 EVB，人造血管通畅率高，远期疗效好。

（三）肠 - 腔 - 房转流术

1. 适应证　当门静脉高压和下腔静脉高压均严重，而病情和解剖条件允许时，施行此术可以同时缓解两个静脉系统的高压症状。

2. 手术要点、难点及对策　手术时，可先将肠 - 腔静脉后壁施行侧侧吻合，而前壁与人工血管行端侧吻合，然后将人工血管的另一端与右心房吻合（图 8-5）。

　　第二种方法为在肠 - 房或腔 - 房转流术的基础上，在人工血管与下腔静脉（或肠系膜上静脉）之间做一个几乎平行的人工血管与人工血管的端侧吻合，以 10 ~ 14mm 口径带外支持环的 PTFE 人工血管为佳，此吻合可以在术前预先做好，但是在术中做更恰当。此术可以增加静脉回流，也明显增加了操作的复杂程度。在术中酌情按最佳位置做人工血管之间的吻合为妥，以两根血管几乎平行为准则，构成最佳角度，使血流十分顺畅。虽然手术复杂性和危险性增加，但是疗效显著提高。

3. 术后监测与处理　注意有效应用强心、利尿药物。

4. 术后常见并发症的预防与处理　主要是下半躯体大量淤滞静脉血回流所致的心功能不全，以及术后出血、肺部感染等。

（四）肠 - 颈胸骨后转流术

1. 适应证　当下腔静脉完全阻塞，既有顽固性腹水，又有胸腔积液，患者常不能平卧甚至端坐呼吸，病情危重，难以耐受手术，而又必须施行紧急手术时，只分离肠系膜上静脉和一侧颈内静脉，经胸骨后途径施行肠 - 颈转流术，以缓解门静脉高压症状。

2. 手术要点、难点及对策

（1）麻醉、体位同肠 - 房转流术。

（2）切口、分离静脉：取上腹部正中切口，吸尽腹水并记录腹水的量，测量门静脉压，仔细分离肠系膜上静脉，方法同前。右颈部横切口或胸锁乳突肌前切口，分离颈内静脉。取长度 40cm，内径 13 ~ 16mm 带外支持环的 PTEE 人工血管备用。做胸骨后隧道，注意避免引起大出血和气胸。

（3）人工血管移植、吻合人工血管穿过隧道时要注意检查，避免弯曲和扭曲，更不能拉断或撕断，注意胸骨柄不要压迫人工血管，否则应切除一部分胸骨柄。在腹部，人工血管经肝前结肠后与肠系膜上静脉做端侧吻合。在颈部，人工血管与颈内静脉做端侧吻合，方向要顺（图 8-6）。向人工血管内注入肝素盐水、排气，血液转流同肠 - 房转流术。

（4）测压，缝合观察肝、脾大小，复测门静脉压力。充分止血、止淋巴渗漏后，分别缝合腹部、颈部切口。

3.临床效果评价　肠-颈胸骨后转流术的远期疗效优于肠-房转流术，术后存活病例的 5 年通畅率可达 88.5%。重症较大范围下腔静脉阻塞的病例，此术有抢救之效，值得推荐。

四、肝移植

目前多数学者认为以下情况的布加综合征患者行肝移植术可望治愈，而其他手术疗效差，应作为肝移植术的适应证：①急性暴发性肝衰竭患者；②布加综合征晚期，严重肝硬化，肝功能濒临衰竭；③病因为肝源性凝血机制异常者；④由于门静脉、脾静脉或肠系膜上静脉血栓形成无法施行转流术者；⑤布加综合征合并早期肿瘤的患者。

本病非肝实质性病变，在肝移植前应为患者提供应用以上治疗方案的机会。

具体手术操作详见本丛书《器官移植手术要点难点及对策》分册。

（金　毕　杨　超）

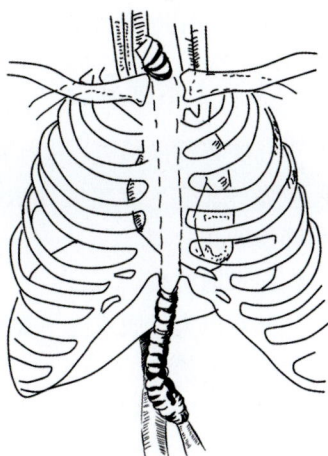

图 8-6　肠系膜上静脉 - 颈内静脉转流术

第二节　布加综合征的腔内手术

一、经皮下腔静脉成形术与支架置入术

（一）适应证

1.原发性下腔静脉梗阻，膜性或节段性不完全梗阻者为最佳适应证。

2.肝静脉开口处狭窄病变。

3.介入术后或根治术后下腔静脉或肝静脉再狭窄时。

（二）禁忌证

1.肝段下腔静脉或肝静脉内有血栓者（新鲜血栓忌立即行直接破膜扩张，血栓量少且为陈旧性附壁时可尝试手术治疗）。

2.肝静脉或下腔静脉长段阻塞合并双髂静脉病变。

3.下腔静脉近心段迂曲，轴线偏移。

4.下腔静脉闭塞段钙化。

5.下腔静脉腔内肿瘤或肿瘤栓子造成的梗阻性病变。

6. 由肝尾叶肥大造成的假性下腔静脉狭窄。

（三）术前准备

1. 完善辅助检查，包括常规心、肺、肝肾功能，血、尿、粪便常规，电解质，凝血功能，还应做好彩超、SCTA、MRA 等无创血管影像学检查，了解肝静脉及下腔静脉阻塞情况，明确诊断和分型。

2. 术前抗凝。

3. 对以大量腹水为主要症状者，应使用利尿剂或腹腔穿刺引流排出腹水。

4. 术前禁食。

麻醉：局部麻醉。

（四）手术要点、难点及对策

1. 患者仰卧于 X 线机检查台上，或以超声代替 X 线监测，双侧腹股沟、会阴及下腹部常规消毒，铺无菌孔单，以 1% 利多卡因 10ml 在穿刺点周围做局部浸润麻醉。

2. 插管造影　经腹股沟韧带中点下 1.5cm 处，以 Seldinger 技术行股静脉逆行穿刺，插入导丝，推出穿刺针，经导丝插入带阀导管鞘，从侧管注入稀释肝素溶液（10U/ml），从导管鞘内插入猪尾巴导管，进行下腔静脉造影和测压。

3. 导丝、导管通过阻塞段

（1）导丝直接通过：对于造影显示不完全性阻塞的病变（可见造影剂呈喷射状经狭窄口通过），联合应用导管和导丝，调整导丝方向多可通过阻塞段。一般选用椎动脉导管、直头导管和超滑导丝。

（2）导丝钻挤法：造影剂显示完全性阻塞的患者，包括膜性阻塞和大部分节段性阻塞，其阻塞段多存在潜在的腔隙和小孔。因此，对绝大部分患者可采用钻挤法将导丝穿过阻塞段。

（3）穿刺法：适用于坚硬的膜性或节段性闭塞采用钻挤法失败的患者。常用导丝硬头、房间隔穿刺针或 TIPSS 穿刺针。采用房间隔穿刺针，由于针尖较细，且有端孔，穿刺后可立即注射造影剂判定位置，较为安全。穿刺时先将穿刺针按静脉走行方向塑形，在双向透视下用穿刺针刺入病变中心部，每次进针 0.5 ~ 1cm。结合正侧位观察，确定位置正确才继续进针，直至病变段完全穿通。

导丝经过静脉阻塞段，并判定位置正确后，引进导管，将导管通过阻塞段。对于造影显示不完全梗阻的患者直接法通过导丝后，导管较易跟进。如为完全性梗阻，导管直接跟进较困难，可选用长扩张管或以 4F 导管通过。

4. 球囊导管扩张　在行球囊导管扩张前，必须进一步明确位置，在确定无误后，才能进行扩张。引入超硬导丝后，拔除导管，引入球囊导管。在腔静脉扩张前可静脉给予呋塞米等利尿药，密切监视心脏功能改变，准备强心药品，以防扩张成功后大量淤积血液迅速回心，造成充血性心力衰竭。球囊直径应稍超过邻近狭窄段正常血管的最大内径。球囊的长度应明显超过狭窄段。

将球囊导管的球囊中央置于阻塞部位，抽取稀释的造影剂注入球囊内，扩张球囊。扩张时可见阻塞段对球囊的压迹呈"蜂腰"状（图 8-7B）。加压至"蜂腰"消失（图 8-7 C），膜性阻塞时,可有突破感。维持 1~2 分钟后,回抽造影剂,使球囊回缩。可反复扩张 2~3 次。

扩张后可拔除球囊导管。引入造影导管。再次测量并记录阻塞段远心段的静脉压,行静脉造影,观察扩张后阻塞段开通和侧支循环减少的情况。

5.支架的放置　拔出造影导管,沿导丝送入支架及释放装置,透视下反复核对病变与支架的位置是否吻合。一般要求支架应超出狭窄两端 1~2cm。固定支架释放系统,嘱患者屏气,在透视下缓慢后撤外套管,支架逐步张开。释放过程中一旦发现支架前移或后移,应立即调整位置。下腔静脉的支架近心端不能进入右心房。造影证实支架位置是否合适,血流是否通畅,拔除导丝,伤口加压止血,敷料覆盖。

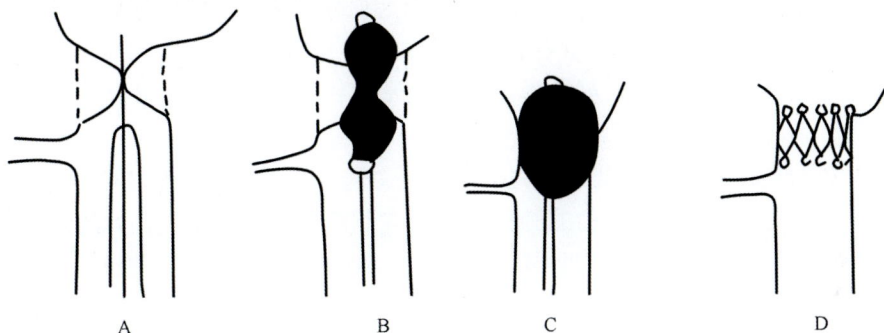

图 8-7　布加综合征腔内治疗

A.导丝通过下腔静脉阻塞段；B.球囊通过下腔静脉阻塞段；C.球囊扩张；D.支架置入

（五）术后监测与处理

1.术后 24 小时内严格限制下肢活动以防穿刺部位出血。

2.术后回心血量增加,注意观察呼吸、心率、血压变化,适当限制活动,以免发生心力衰竭。

3.抗凝处理。

4.术后 3 个月复查彩超,了解术后恢复及血管通畅情况。

（六）术后常见并发症的预防与处理

1.心律失常　术中导丝、导管经腔静脉进入右心房时,导丝易进入右心室导致心律失常。这时,迅速将导丝退回右心房一般均能消除,必要时给予利多卡因、维拉帕米。

2.下腔静脉穿孔

（1）由下向上穿刺下腔静脉病变部位时,应先将导丝头或穿刺针塑形,沿下腔静脉走行方向穿刺,其方向可从闭塞远、近端的下腔静脉造影看出。

（2）根据病变的类型采用不同的穿刺破膜方法。

（3）不论采用哪种方法,一旦穿通阻塞,立即停止穿刺针的前进,此时应固定穿刺针,向前推进导管,使导管通过隔膜处,注入少量造影剂,观察导管前端位置,证实在血管或右心房时,才能球囊扩张,一旦发现造影剂偏离血管或异常滞留,立即停止穿刺。

3.心包积血或心脏压塞　主要发生在破膜时。尽可能使用钻挤法破膜,破膜时提倡使用细穿刺针，如房间隔穿刺针，并将穿刺针按血管走行方向塑形。若仍发生，及时心包穿刺引流，严重者开胸引流。

4. 支架移位　支架可以向上移位脱入右心房，向下移位至下腔静脉肝段以下。造成支架移位的常见原因有：①球囊扩张程度不适宜；②支架直径小于下腔静脉直径；③膜性闭塞时隔膜对直径的束箍范围较小和隔膜束箍点偏离支架中心，使支架稳定性差；④"Z"形支架释放时的缓慢推送，尤其是最后一节释放的控制对于控制前跳和移位都很重要。对支架下移的可不做处理或补放；支架上移可脱入右心房，为严重并发症，需开胸取出支架。

5. 支架再狭窄　与静脉阻塞部扩张损伤后引起血栓形成、内膜增生等有关。术后正规的抗凝治疗可能减少其发生，术后症状再发时应行超声检查，明确后，再次球囊扩张治疗。部分患者重度狭窄与其本身的大静脉炎基础病变密切相关，只有对大静脉炎进行治疗才能阻止病变的进一步发展。

6. 急性肺动脉栓塞　在下腔静脉完全梗阻后，远端的下腔静脉内常常形成血栓，此时介入治疗，如处理不当可造成致命的肺栓塞。首先判断栓塞是否新鲜，如为陈旧性血栓，以处理下腔静脉病变为主，先用支架压住血栓即可；如为新鲜血栓，应积极进行根治性手术。

7. 肝性脑病　主要由于肝功能损害严重、血氨过高，下腔静脉开通后，大量血氨进入体循环所致。术前注意保护和纠正肝功能，尽可能减少其发生。处理同一般肝性脑病治疗方案。

（七）临床效果评价

腔内治疗作为一种安全、有效的非手术方法，已广泛应用于治疗各种类型的布加综合征，且已作为布加综合征的首选治疗方法。介入治疗的技术成功率可达 90% 以上，死亡率小于0.5%，介入治疗成功后，临床症状多在 1 周内缓解，2 个月后可明显改善。

治疗成功的标准如下所示。

1. 静脉压测定：肝静脉或下腔静脉球囊扩张后，下腔静脉压力直接下降大于$20cmH_2O$，下腔静脉与右心房的压力差小于 $15cmH_2O$ 为有效。

2. 术后造影可见静脉阻塞段的内径扩张至 15mm 以上，原侧支循环血流减少甚至消失。

3. 术后 1 周左右，临床症状和体征消失或明显改善：腹水消失、腹胀减轻、胸腹壁静脉曲张消失、下肢水肿消退、肝脾回缩、食欲改善、体重增加。

4. 远期随访观察

（1）超声显示肝脾各径线和门静脉、脾静脉血流动力学指标明显改善，肝、脾缩小。门静脉血流速度增加，由术前的逆肝血流转为向肝血流。门静脉直径和脾静脉内径回缩。上述指标在术后半年改善达峰值，接近正常水平，之后基本稳定。

（2）肝肾功能测定恢复正常或明显改善。

（3）血常规化验：术前的脾功能亢进导致的外周三个系统的降低改变恢复正常或明显改善。

二、经皮经肝穿刺肝静脉穿刺、扩张与支架置入术

（一）适应证

1. 肝静脉开口处膜性或节段性闭塞，采用经颈静脉途径穿刺破膜未成功者。
2. 下腔静脉内放置支架后出现肝静脉闭塞者。
3. 肝静脉开口距离右心房下缘小于 1cm 者。
4. 肝静脉膜性阻塞有细小孔者。

（二）禁忌证

绝对禁忌证：①存在大量腹水者；②凝血功能障碍者；③肝静脉闭塞合并肝癌，肿瘤位于穿刺通道时。

相对禁忌证：肝静脉广泛性闭塞。

（三）术前准备

术前准备基本同上。

（四）手术要点、难点及对策

1. 穿刺　一般可采用以下三种方法。

（1）超声引导下肝静脉穿刺：使用超声引导穿刺的优点是可避免盲目性穿刺，使肝静脉穿刺一次成功。在行肝静脉穿刺之前，使用超声再次探查肝静脉，选择肝静脉直径最粗大者作为靶血管。穿刺点的选择应掌握三个要点：一是穿刺点进针方向与肝静脉主干方向应尽可能平行，以便导丝和导管的进入，如果穿刺针进针方向与肝静脉主干垂直，穿刺针进入肝静脉是容易的，但是，导丝和导管的进入则是困难的；二是皮肤穿刺点与肝静脉之间的距离应尽可能短，以减少对肝的组织损伤；三是肝静脉穿刺点与肝静脉闭塞处的距离应尽可能长，以有利于调整导管和穿刺针的方向和避免进行导丝交换时导管从肝静脉内滑脱。

在超声引导下穿刺可以使用 18G 穿刺针，穿刺成功后，插入 0.89mm 导丝，并将导丝尽可能插得深一些。退出穿刺针，沿导丝插入 4F 单弯导管，以备肝静脉造影和破膜用。在客观条件允许的情况下，超声引导下肝静脉穿刺应在导管室内进行。如果在超声室内进行穿刺操作，在搬运患者到导管室的过程中容易发生导丝或导管的脱出。

（2）透视引导下两针穿刺法：在透视下于腋中线第 7、8 肋间使用 21G Chiba 针试探性穿刺肝静脉，穿刺针进针方向内向上，以 T_9、T_{10} 椎间隙高度为目标，穿刺针进针深度可以达到胸椎右侧缘。穿刺针后端连接注射器，在负压状态下缓慢退针和回抽，一旦见到血液流出，停止退针，注入少量造影剂，观察穿刺针针尖位置，如果穿刺针位于肝静脉内，继续注入造影剂，了解肝静脉阻塞的部位、程度和肝静脉之间交通支的情况。然后，使用 18G 穿刺针穿刺最粗大的肝静脉主干或分支，穿刺成功后经穿刺针插入 0.97mm 或 0.89mm 导丝，将导丝远端插至肝静脉阻塞处，退出套管针，沿导丝插入 4F 或 5F 单弯导管至肝静

脉主干内备用。

（3）透视引导下一针穿刺法：由于肝静脉在透视下不显影，所以在透视下直接穿刺肝静脉具有盲目性。只有少数情况下可以使用 18G 穿刺针直接穿刺肝静脉，即术前经超声、CT、MIR 检查已经明确肝右静脉及其分支明显扩张时。穿刺成功后插入导丝和导管方法同前所述。

肝静脉穿刺注意事项：肝静脉阻塞时，肝处于淤血、肿胀状态，使用 21G 穿刺针进行肝穿刺是相对安全的。但是，如果使用 18G 穿刺针进行多次穿刺，可以导致肝包膜下出血或腹腔内出血，因此，在拟行肝静脉穿刺时，除了在操作过程中选择细针、动作轻柔外，穿刺 24 小时后，使用超声或 CT 观察肝包膜下有无出血是必要的，特别是经皮肝静脉穿刺后患者出现肩背处、肝区和腹部疼痛时，更应该给以密切观察和及时处理。

由于肝静脉主干朝向第二肝门处行走，所以穿刺的目标应定位于第二肝门处，如果定位低下，容易穿刺到门静脉。

2. 肝静脉造影和压力测量

3. 破膜穿刺 由于经皮经肝穿刺破膜为力顺行性，导管已经位于肝静脉闭塞下方，定位准确，故只需要将闭塞处穿通即可。如果肝静脉开口处为膜性有孔，则使用超滑导丝软端即可通过闭塞处。如果闭塞处为膜性或节段性闭塞，使用金属导丝硬端进行破膜多能取得成功。破膜成功后，将导丝软端和导管推入下腔静脉内。

4. 建立导丝轨迹 经颈静脉导管鞘插入血管异物钳至下腔静脉肝静脉开口处，捕捉已位于下腔静脉内的导丝软头，并将肝静脉内导丝经颈静脉导管鞘拉出，此时形成经皮经肝进入肝静脉→下腔静脉→右心房→上腔静脉和经颈静脉引出的导丝轨迹。

建立导丝轨迹的另一方法是使经皮经肝进入的导管和导丝进入上腔静脉，而后将导丝采用"穿针引线"的方法经放置于颈静脉的导管鞘内引出。使用此种方法可以避免使用血管异物钳去捕捉导丝。

5. 球囊扩张 导丝轨迹建立后，经颈静脉插入 10F 或 12F 扩张导管，对闭塞段行预扩张。而后，插入球囊导管至肝静脉闭塞处进行扩张，扩张成功后，退出球囊导管，交换插入造影导管，再次行肝静脉造影和测压，根据造影所见和压力梯度决定是否放置肝静脉支架。

6. 放置支架 在退出造影导管后，保留导丝，此时应选用加强导丝，沿导丝送入支架输送器，支架输送器应送至肝静脉深部。透视监视下将内支架送至输送器前端，根据造影图像确定支架放置部位，同时以邻近骨骼或标尺作为标记，缓慢后退和调整支架输送器至标记处，嘱患者屏气，并在患者屏气状态下将支架释放。

支架释放的过程如下：球囊扩张后，保留导丝于被扩张的肝静脉内，沿导丝插入支架输送器至肝静脉内，退出输送器内芯和导丝，将压缩的内支架送入输送器内，使用平头推送杆在透视监视下将支架推送至输送器前端，经推送杆注射少量造影剂，调整和确定输送器前端位置，固定推送杆，缓慢退出输送器外套，直至内支架完全弹开（图 8-8）。

肝静脉内支架释放完毕后应立即观看支架弹开的程度，如果支架弹开满意，将造影导管送至支架远端，再次给以造影和测压；如果支架弹开不满意，应使用球囊导管对支架进行扩张。在对支架进行扩张的过程中，应注意使用球囊大小和长度的选择，球囊的大小应选择与放置支架前使用的球囊大小一致，球囊的长度宜选用长于支架的长度，并使球囊的中心点与支架的中心点吻合。这样做的目的是保持支架的位置固定。球囊扩张后撤退球囊的过程中应特别注意防止球囊将支架拖动移位，具体操作方法是将球囊内造影剂彻底抽空，在透视监视下将球囊导管在支架内旋转两圈后一边旋转一边缓慢退出。

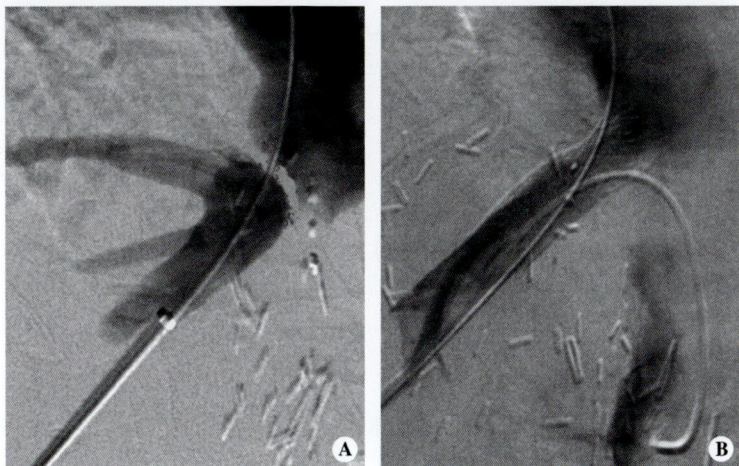

图 8-8 经皮肝穿刺门腔静脉分流术

A. 经皮肝穿刺置入导管；B. 支架置入后造影

（五）术后监测与处理

术后监测与处理基本同上。用腹带加压包扎腹部，观察有无出血。

术后常见并发症的预防与处理和临床效果评价基本同上。

三、经颈静脉肝内门 - 体分流术

经颈静脉肝内门 - 体分流术（transjugular intrahepatic portosystemic shunt，TIPS），即采用特殊的腔内血管器械，经颈静脉途径建立肝内位于肝静脉和门静脉主要分支的人工分流通道，并置入金属支架维持其永久通畅的一种手术（图 8-9）。

（一）适应证

1. 多支肝静脉广泛阻塞型布加综合征，此种类型的肝静脉主干全程闭塞，无法进行肝静脉成形术，门静脉高压的临床症状和体征较重者为 TIPSS 治疗的适应证。

2. 肝或下腔静脉开通失败者：采用多种途径行肝或下腔静脉反复开通失败可考虑行 TIPSS

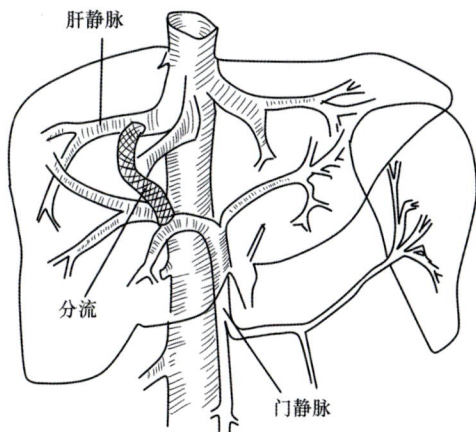

图 8-9 经颈静脉肝内门 - 体分流术

239

治疗。

3.肝静脉型布加综合征合并肝静脉充满血栓溶血栓且治疗失败者。

（二）禁忌证

1.肝功能不全，严重黄疸（血清胆红素＞855μmol/L）。

2.肝性脑病在Ⅰ级以上者。

3.肝癌，多发性肝囊肿。

4.心肺功能不全。

5.凝血机制障碍。

6.颈内静脉、腔静脉血栓性闭塞，门静脉海绵窦样形成。

7.肝动脉灌流不足或有明显的腹腔动脉干及肝动脉狭窄或闭塞者。

（三）术前准备

1.做血管解剖的影像学检查以明确肝静脉、下腔静脉和门静脉的情况及解剖关系。

2.肠道抑菌，可口服诺氟沙星等抗生素3~6天。

3.肝功能及重要脏器功能的检查和异常的纠正。

4.同其他血管性介入的术前准备。

5.器材的选择除常规的介入器材外，还有门静脉穿刺套装，如RUPS-100、TIPS-1000、Clapinto针等供选择。选用球囊导管的直径一般为8mm、9mm、10mm，长度6~8cm，导管直径为5F。支架多选用直径为8~10cm、长度为60~80mm的网状支架。

（四）手术要点、难点及对策

1.穿刺右侧颈内动脉，于透视下插管至右肝静脉，注入少量造影剂以了解肝静脉和下腔静脉的关系并测量下腔静脉压力。

2.在导丝引导下换上导管鞘，插入改进的Ross针。针尖宜先在硬物上适当加压使之稍有弯曲，以免引入时刺破导管鞘。将穿刺针经导管鞘置入右肝或中肝静脉内，针尖朝向腹侧，以胸壁金属标记为靶向，向门静脉右干进行肝内穿刺。边退针边抽吸，如抽出血液则注射少量造影剂，若见到门静脉分支显影表示穿刺成功。随即经穿刺针置入加强导丝送至门静脉主干并达脾静脉，拔出穿刺针后沿导丝置入多功能导管测量门静脉压力，计算出门-肝静脉压力梯度，然后行门静脉造影。此时可见胃底静脉曲张显影，并显示门静脉及肝静脉的分流通道。

3.拔除造影管，沿导丝将直径7mm的球囊扩张导管插入，将球囊置入肝静脉及门静脉间的穿刺通道内，将肝组织通道扩张至10mm。此操作患者常感到剧痛，应再适量注射哌替啶止痛。

4.在认为扩张满意之后（一般扩张2~3次），置入45cm长的11F导管鞘，经此导管鞘向肝组织通道内准确置入Palmaz或Wallatent支架。前者放在球囊中心部送入穿刺通道内后加压扩张球囊至10mm左右，球囊减压，支架即保持于预定位置。后者为自动扩张式，将支架送至预定位置后，脱出支架，支架自动扩张至原设计口径，支架安放完毕即行门静脉造影，显示门-体静脉分流成功（图 8-10）。此时食管贲门周围静脉曲张应不显影。如仍见静脉曲张，可经 Cobra 导管向冠状静脉内插管注入硬化剂氰丙烯酸异丁酯与碘油（按 0.8 ∶ 1 体积比例）混合液 1 ~ 2ml。测量门静脉压，一般门静脉压应降至 1.6kPa 以下。

5. 拔除导管，在颈内静脉留置一短的导管作为维持静脉输液的通道，用消毒不干胶敷料封闭。

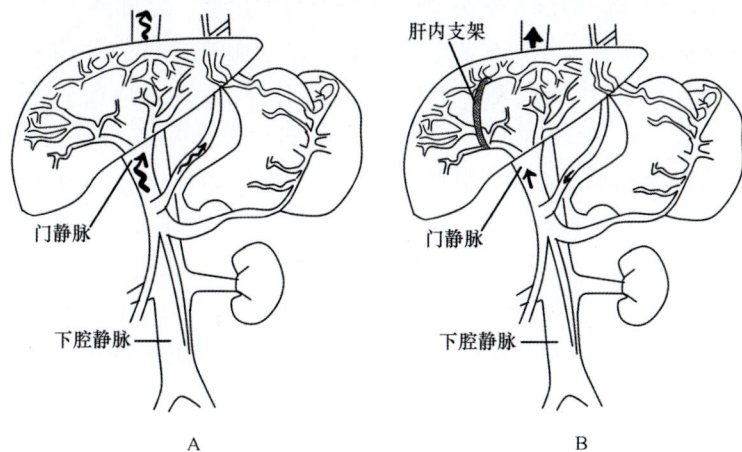

图 8-10　TIPS 术前和术后
A.TIPS 术前；B.TIPS 术后

6. 术中注意事项

（1）经肝静脉穿刺门静脉分支时，如穿刺到肝包膜外，应及时退针，切忌扩张穿刺道，一般不会导致严重后果。

（2）选择置入的支架大小应根据门静脉压值选择，一般认为支架置入后，门-体压差以在 13 ~ 20cmH$_2$O（1.3 ~ 2.0kPa）为佳。因此，门-体压差较高时，可置入 10mm 的支架，否则可置入 8mm 的支架。

（3）食管静脉曲张严重、消化管反复出血者，可在手术室，经门静脉主干超选择插管入胃冠状静脉，行硬化栓塞治疗（PTCO）。

（五）术后监测与处理

术后监测与处理基本同前。术后若出现肝性脑病、食管静脉曲张破裂出血或经利尿剂治疗无明显疗效的腹水时，应施行肝移植术。

（六）术后常见并发症的预防与处理

1. 腹腔内出血　是 TIPSS 术后最严重和最危险的并发症，发生率为 3% ~ 7%，在 TIPSS 开展的早期，由于采用经皮经肝门静脉穿刺造影引导 TIPSS 操作，腹腔内出血发生率较高。随着引导门静脉穿刺方法的改进，显著降低了腹腔内出血的发生率。引起腹腔内出血的主要因素是：①经肝静脉向门静脉穿刺过深；②门静脉左右支分叉在肝外，而分流道建于肝右静脉与门静脉左右支分叉之间；③穿透肝外门静脉主干后壁。穿出肝外引起的腹腔内出血多为自限性，分流道建于肝外或门静脉主干导致的出血后果较为严重。

预防措施：①术前仔细了解门静脉肝内分支的解剖；②严格掌握穿刺深度；③门静脉穿刺成功后准确辨认门静脉穿刺点的位置；④肝内分流道扩张后手推少量造影剂，观察有无异常瘘道的形成。

治疗：①因穿出肝外引起的出血，在完成 TIPSS 的同时密切观察生命体征和腹部情况；②穿透门静脉主干后壁和门静脉左右分支交叉处引起的出血，立即终止 TIPSS 操作，造影显示出血点采用气囊扩张管压迫出血点，在气囊压迫止血的同时立即剖腹探查，控制第一肝门，吸净腹腔内积血，行出血点缝扎止血和门静脉修补术，生命体征平稳时再行断流术。

2. 胆道出血　发生率为 1% ~ 4%，门静脉穿刺过程中虽可穿入肝内胆道分支，抽出淡黄色胆汁，注入造影剂见胆道显影，肝内分流扩张道有时可损伤肝内细小胆管。然而，胆道出血极为少见，只有门静脉或肝动脉与胆道相通出现血管胆管瘘才会有术后发热、黄疸、腹痛、便血或呕血等症状。大多数患者症状较轻，病程为自限性，仅需保守治疗，严重者须行肝动脉造影和直接门静脉造影，了解内瘘发生的原因和部位。诊断明确后行肝动脉或门静脉分支栓塞、TIPSS 分流道阻塞或置入带膜内支撑，必要时剖腹探查、肝动脉结扎和 T 形管引流。

3. 肝动脉损伤　肝硬化患者肝动脉直径显著增粗，血流量增大，肝静脉向肝门部门静脉穿刺时可能穿入肝动脉造成损伤。肝动脉损伤时表现为血栓形成或腹腔内出血，无论哪种形式的肝动脉损伤都是致命的。肝硬化时门静脉血管阻力增加，肝动脉血管阻力降低，肝动脉血流代偿性增加以维持肝功能，一旦肝动脉损伤必将减少肝血供，同时肝内门体分流建立后部分门静脉血流进入体循环，肝血供的急剧减少将导致急性肝衰竭。肝动脉损伤还可表现为动 - 门静脉瘘，TIPSS 术后肝内分流道通畅，门静脉压力无明显变化，超声多普勒示分流道内呈高速血流，且有脉冲血流，门静脉内血流速度较低。选择性肝动脉造影和栓塞是诊断和治疗肝动脉损伤的唯一方法。

4. 急性心脏压塞　较为罕见，多与操作不当有关。Rups-100 导管装置进入下腔静脉时损伤右心房，致心包内积血而出现急性心脏压塞症状。正确使用 Rups-100 导管装置是预防这一并发症的关键，导管的运行必须在 X 线监视下，由导丝引导送入选定目标，盲目运行易导致这一并发症的发生，心包引流是治疗心脏压塞的首选方法。

5. 内支撑移位或成角　内支撑抗压强度小，展开不完全或分流道呈锐角，内支撑顺应性差，放置时内支撑易成锐角、塌陷，从而引起分流道急性阻塞和 TIPSS 术后近期食管静脉曲张再出血，一旦发生需行分流道再扩张和重置内支撑。扩张时分流道直径大于内支撑直径或支撑弹性差，内支撑可能会移位到门静脉或右心房，甚至会导致肺动脉梗阻。

6. 肝性脑病　TIPSS 术后肝性脑病发生率为 13% ~ 25%。肝性脑病的发生与年龄、肝功能 Child 分级、分流道口径和门体压力梯度密切相关，患者年龄 > 60 岁、患严重低蛋白血症、既往有肝性脑病史和 TIPSS 术后门体压力梯度 < 12mmHg 者术后极易发生肝功能衰竭。与传统门体分流术相比，TIPSS 术后肝性脑病症状较易控制，口服乳果糖能有效地预防和治疗肝性脑病。

7. 肝功能衰竭　TIPSS 术后肝功能衰竭是由于肝缺血性损害所致，术前须认真评估患者肝功能和肝动脉血流状况。如患者术前存在胆红素和转氨酶显著增高、PT 显著延长或伴有右心衰竭、动脉硬化、腹腔动脉或肝动脉狭窄和阻塞、肝动脉功能不全和肝内动静脉瘘，TIPSS 术后极易发生肝功能衰竭，其预后极差。

8. 溶血性黄疸　TIPSS 术后溶血性黄疸发生率为 1% ~ 10%。临床表现为贫血、网织红细胞增多、间接胆红素浓度增高和结合珠蛋白降低。肝超声或 CT 可排除肝内或外周血肿等导致间接胆红素增高的因素。TIPSS 术后溶血性黄疸与心脏机械瓣膜术后的溶血性黄疸相似，肝内分流道内高流速血流产生的应切力导致红细胞损伤，从而出现黄疸。肝硬化患者红细胞结构和功能异常，同时伴有脾功能亢进，红细胞寿命短，严重肝硬化患者还存在红细胞膜胆固醇代谢和胆固醇 / 磷酸酯比例异常，破坏了红细胞膜的结构和流变性。因而，高流速异常红细胞在通过支撑棱网孔时易遭受损害，红细胞结构和功能异常是 TIPSS 术后溶血性黄疸的易感因素。TIPSS 术后溶血性黄疸常为自限性，无需特殊治疗，分流道内膜形成降低血流的应切力和内支撑对红细胞的损伤，术后 12 ~ 15 周黄疸可以缓解。

9. 分流道狭窄和阻塞　是 TIPSS 当前所面临的主要问题，严重影响 TIPSS 的中远期疗效。术后一年分流道的狭窄和阻塞率为 31% ~ 80%，部分患者表现为呕血和腹水复发。引起分流道狭窄和阻塞的因素包括急性血栓形成、内支撑展开不全、分流道内膜过度增生。其中，分流道内急性血栓和内支撑展开不全导致早期分流道阻塞，而分流道内膜高度增生导致后期分流道狭窄和阻塞。观察分流道的组织病理改变有助于探讨内膜增生的发生机制。

分流道内膜增生可能与下列因素有关：①支撑内壁血小板进行性聚集和血栓机化；②扩张肝实质时细小胆管损伤和胆汁外溢导致局限性炎症；③血小板活化因子激活平滑肌细胞移行为假性内膜；④分流道内高速的血流形成的应切力。分流道狭窄多位于肝静脉段，其次是分流道内。综合近期文献，下列指标可作为分流道狭窄或阻塞的诊断标准：①分流道血流速度 < 50cm/s 或分流道直径 < 50%；②分流道血流量 < 1000ml/L；③门静脉血流速度 < 20cm/s 或 < TIPSS 术后门静脉血流速度增加 50%；④门体压力梯度 > 12 ~ 15mmHg。根据分流道和门静脉血流速度，超声多普勒诊断分流道狭窄或阻塞的特异性、敏感性和预测性分别为 100%、98% 和 90%。

TIPSS 术后定期超声多普勒随访是诊断分流道狭窄和阻塞的首选方法，特别应加强术后第一年的随访，根据分流道和门静脉血流的动态变化可获得早期诊断。一旦症状复发或超声多普勒诊断分流道狭窄和阻塞，需行直接门静脉造影，同时检测门静脉和肝静脉压力，根据分流道的形态和门体压力梯度进一步明确诊断。支撑内局部抗凝能有效预防早期分流道血栓形成，抑制血小板聚集和血小板激活生长因子的药物能显著减少分流道狭窄率，分流道内球囊成形术、再置内支撑、腔内内膜切削术和溶栓等治疗方法可延长分流道的通畅时间。再治疗后 1、2 年分流道通畅率为 80% ~ 90%。

（七）临床效果评价

TIPSS 技术成功率可达 80% ~ 95%。分流成功后门静脉压力可下降 50% ~ 70%。临床症状改善，消化管出血停止，腹水消退，腹壁曲张静脉消失，食欲增加等。

（金　毕　杨　超）

第三节　下腔静脉滤器置入与回收术

下腔静脉滤器（inferior vena cava filter，IVCF）是为预防下腔静脉系统栓子脱落引起肺动脉栓塞而设计的一种装置。

肺动脉栓塞通常发生于体循环静脉血栓形成以后，血栓脱落，随回心血流迁徙至肺动脉，导致肺动脉栓塞，并可因缺氧、坏死而形成肺梗死（图 8-11，图 8-12）。肺动脉栓塞的临床表现为突发胸痛、呼吸困难和发绀，严重病例可出现休克，其病死率为30%。在我国，随着血栓性疾病和心血管疾病的迅速增加，肺动脉栓塞的发病率也在不断上升。

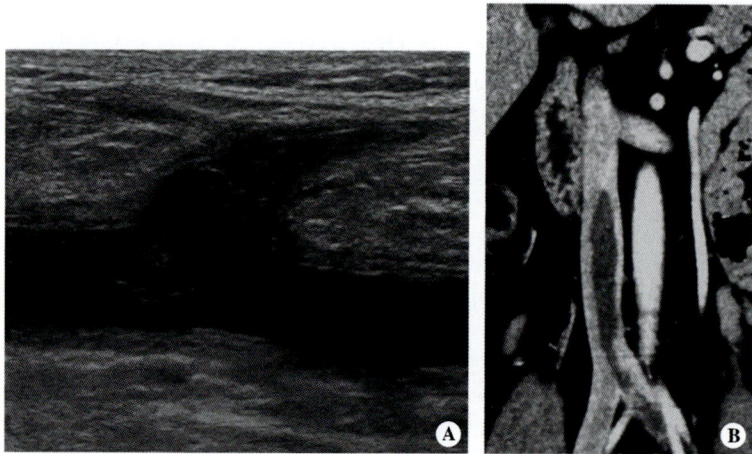

图 8-11　下腔静脉内的漂浮血栓

A. 超声显示的漂浮血栓；B.MRA 显示的漂浮血栓

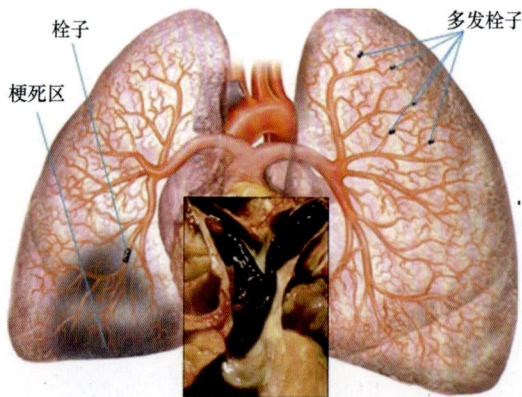

图 8-12　血栓脱落导致的肺动脉栓塞

栓塞肺动脉的栓子 75% ~ 90% 来源于下肢深静脉和盆腔丛里的血栓。为了预防和减少肺动脉栓塞的发生，传统的外科方法为结扎下腔静脉或用缝线在下腔静脉编制滤过网，以阻挡下腔静脉系统里的血栓。此类手术风险大、创伤重，术后并发症多，鉴于此，人们在1967年发明了第一个应用于临床的 Mobin-Uddin 伞形滤器。随后，滤器的设计不断被改进，功能不断被完善，已达到既能截获血栓又能保持下腔静脉通畅的效果，并且大大降低了并发症的发生率（图 8-13）。

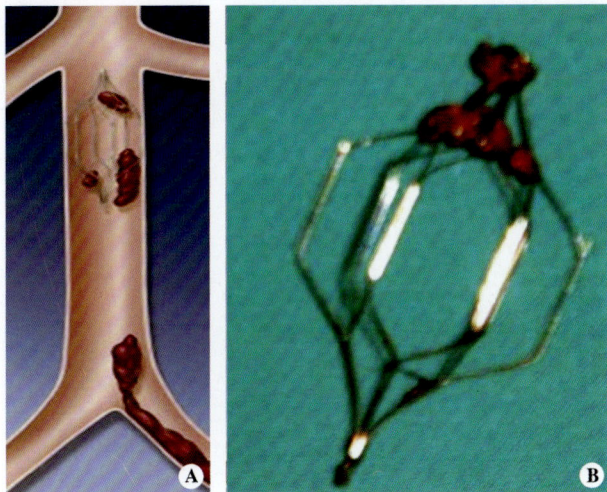

图 8-13　下腔静脉滤器拦截到了脱落的血栓

A. 滤器在体内拦截到血栓示意图；B. 取出体外的滤器上可见捕获的血栓

目前临床上对于深静脉栓塞的治疗和预防的主要方案仍然是经口服或者静脉注射全身抗凝，然而，当抗凝无效或者有禁忌证或者发生并发症要求停止使用时，建议使用腔静脉滤器。

一、适应证

以下情况建议置入滤器：

1. 急性课静脉血栓形成合并抗凝禁忌或并发症。

2. 急性课静脉血栓形成在抗凝过程中反复发作肺栓容。

以下情况可以考虑置入滤器：

1. 髂、股静脉或下腔静脉内有漂浮血栓。

2. 急性 DVT，拟行导管溶栓或手术取栓等血栓清除术后。

3. 具有肺栓重高危因素的患者行腹部、盆腔或下肢手术。

二、禁忌证

1. 静脉入路和预期置入滤器部位存在血栓。

2. 下腔静脉狭窄或阻塞，充满血栓。

3. 败血症 / 菌血症。

4. 晚期肿瘤广泛转移者。

5. 心、脑、肝、肾等重要脏器衰竭者。

三、滤器的种类

1. 永久性滤器　以提供永久过滤为目的，永久性滤器的设计特点就是最大限度保持稳固。例如，Greenfield 滤器、鸟巢滤器、Vena Tech-LP 滤器、Simon 镍钛滤器等（图 8-14）。

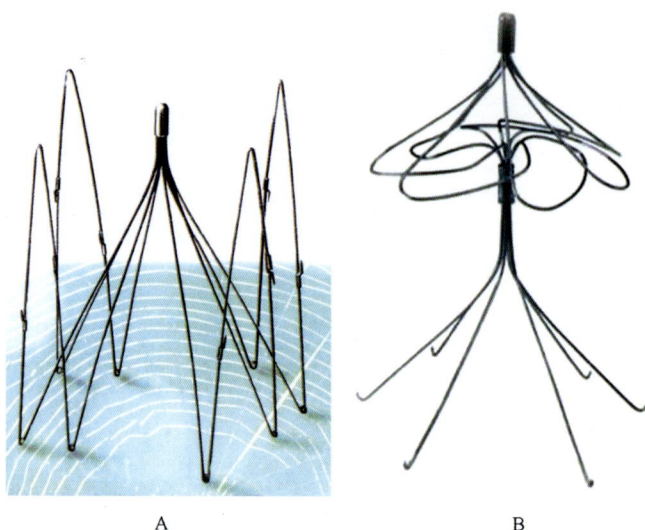

图 8-14　永久性下腔静脉滤器

A.Vena Tech-LP 滤器；B.Simon 滤器

2. 可回收滤器　既可终生留置体内，也可在置入体内后改变滤器位置或取出。所有可回收滤器均通过 FDA 认证，可作为永久型滤器使用。例如，Günther-Tulip 滤器、Celect 滤器、G2 滤器、G2 Express 滤器、OptEase 滤器等（图 8-15）。

3. 临时性滤器　目前在美国尚未上市，欧洲有多种临时性滤器可以使用。临时性滤器通常有连杆装置留置体外或埋入皮下，方便以后取出（图 8-16）。

四、术前准备

除一般手术的常规准备外，患者术前还有一些特殊的准备，如下所示。

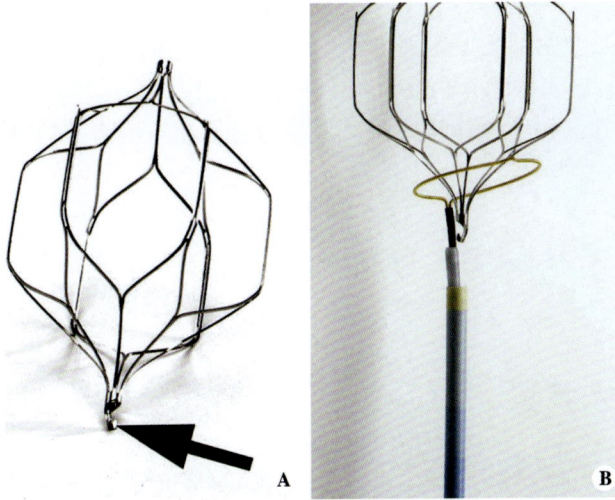

图 8-15　可回收腔静脉滤器

A.Aegisy TM 滤器；B. 滤器回收装置

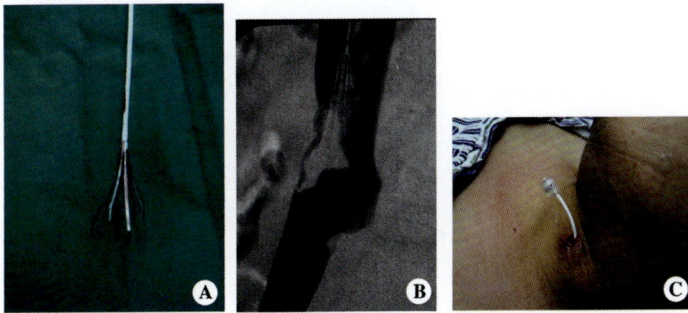

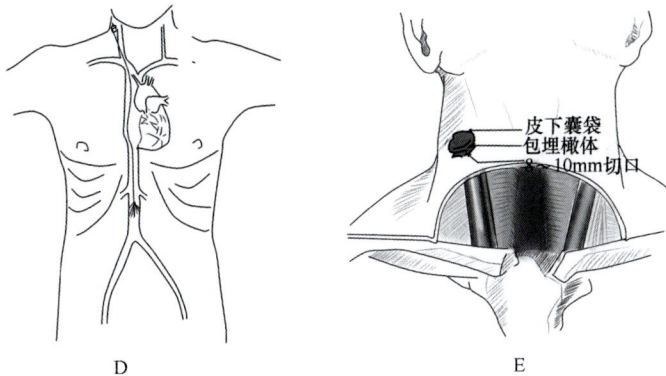

图 8-16　临时性滤器的使用

A. 临时性滤器的拦截装置；B. 临时性滤器拦截到了血栓；C. 临时性滤器连接杆上的指示球囊；D. 临时性滤器置入后的状况；E. 指示球囊埋置于颈部皮下

1. 全面体格检查，如为下腔深静脉血栓形成，需检查记录双下肢皮温，足踝、小腿、膝及大腿周径。

2.凝血功能测定，包括凝血酶原时间（PT）、纤维蛋白原（FIB）、活化部分凝血酶原时间（APTT）、凝血酶时间（TT）。肝肾功能生化检测。

3.腹部平片及CT：如经颈静脉入路，需要行血管超声或者CTV检查颈部静脉，了解通畅情况。

4.碘过敏试验。

5.向患者及家属介绍滤器置入术的指征、操作过程、并发症和处理，签手术知情同意书。

五、滤器置入步骤

1.利用所有可获得的影像资料来评估解剖。腹部CT扫描是首要检查。通过CT的断层扫描可以发现很多解剖变异，如双支IVC、腹主动脉后位左肾静脉、环绕主动脉变异肾静脉、副肾静脉等。IVC造影可以明确肾静脉最低位并可以腰椎作为骨性标志定位，还可以测量IVC直径，尽管在造影剂受血液稀释和患者呼吸情况影响后可能存在误差很大，但是依然具有重要参考意义。

2.入路选择。通常选择右股静脉作为入路，也可选择右颈静脉和左股静脉，但颈静脉有发生空气栓塞的可能，左髂总静脉与下腔静脉夹角小，易发生倾斜。使用口径小的穿刺鞘管和柔顺性好的滤器时，也可以选肘前静脉和上臂静脉作为入路。选择右颈静脉和右股动脉作为入路，置入滤器的路径更直。双下肢DVT通常选颈静脉入路。如果使用Celect、G2、G2 Express等滤器，选择颈静脉的好处是置入滤器后，可以经同一入路取出滤器，因为滤器回收挂钩是朝向头颅方向的。

3.IVC造影。穿刺成功后，在导丝引导下将造影导管送入下腔静脉，行下腔静脉造影，确定肾静脉的位置和通畅情况，以及下腔静脉的宽度、有无变异、是否有阻塞。通常使用5F猪尾标记导管造影对腔静脉精确定位。如果选择颈静脉入路，猪尾导管最好放置在左髂总静脉近端造影，可以更准确地显示下腔静脉有无变异。如果猪尾导管不能插入左髂总静脉，并且造影不能显示左髂总静脉血流，可能提示双支下腔静脉变异。造影之前先注射少量造影剂，确保造影剂并没有插入血栓内，避免使用高压造影导致血栓裂解、脱落及PE的发生。造影时患者必须屏住呼吸，通常造影剂的剂量为15～25ml/s，时间2秒。显影速度为4～6帧/秒，范围从胸椎下段到骨盆。合并有肾功能不全的患者，可使用二氧化碳造影，但肾静脉开口和下腔静脉血栓显影不清。从右心向左心分流的先天性心脏病患者不宜使用二氧化碳造影。怀疑腔静脉或分支血管解剖异常的患者，应使用弯头导管，如多功能导管、Cobra2管或Kumpe导管行选择性造影。肾功能不全的患者既往曾使用钆行下腔静脉造影，因容易并发肾性多发性纤维化而停用。必要时可使用血管内超声（IVUS）评价静脉解剖和下腔静脉血栓。

4.通过造影了解下腔静脉的宽度后，选择同腔静脉口径相匹配的滤器。所有滤器均可置入直径≤28mm的腔静脉。对于直径＞30mm的腔静脉，可使用Bird's Nest滤器（最大直径可达40mm），或Vena Tech LP滤器（最大直径可达35mm）。Vena Tech LP滤器置入直径31～35mm的腔静脉内在欧洲被证实可行，却没能通过美国的技术认证。表8-1示

若干异常下腔静脉的滤器置入。

表 8-1　异常 IVC 的滤器置入

IVC 解剖变异	滤器置入时的措施
巨大 IVC（直径＞ 30mm）	Vena Tech LP 滤器（直径最大 35mm）；Bird's Nest 滤器（最大直径可达 40mm）；或双侧髂总静脉各置入一个滤器
IVC 血栓形成	肾静脉下 IVC 置入滤器，或肾静脉上 IVC 置入滤器
双支 IVC	每支 IVC 各置入一个滤器
腹主动脉后位左肾静脉，环绕主动脉变异肾静脉，副肾静脉	肾静脉下 IVC 置入滤器，或肾静脉上 IVC 置入滤器
妊娠患者	肾静脉上 IVC 置入滤器

5. 选择合适的鞘管。鞘管头通常都有标记段，可在 X 线下显影，以便置入滤器时定位。置入体内的鞘管在推出导丝后不能再改变位置，尤其是经颈静脉途径置入滤器时。有时，疏忽大意的操作会将鞘管置入与 IVC 平行的右生殖静脉而导致滤器置入体内后不能打开。

6. 选择适当型号滤器和鞘管后，开始置入滤器输入器，在 DSA 指导下于右侧肾静脉开口下方（右侧肾静脉生理上应低于左侧）约 1cm 处放置下腔静脉滤器。滤器的正确位置应该在双肾静脉开口与髂总静脉开口之间的下腔静脉中。如果肾静脉内已有血栓，可将下腔静脉滤器放置在肾静脉开口水平以上。必须注意，一旦滤器释放完毕，不能再试图移动滤器。滤器在经过打折的鞘管时，滤器腿容易穿破鞘管。在置入滤器时遇到阻力，必须马上停止推送并行造影评估。造影证实鞘管打折，可试行将滤器 / 鞘管往前送几厘米以通过打折处。因鞘管内已无导丝，推送鞘管必须小心行事。如果滤器已经穿破鞘管，必须撤出受损滤器，更换新鞘管。为了撤出滤器，有时必须退出部分鞘管并在体外割断，以保证入路，避免再次穿刺。最好选择最直的入路，尽量避免出现打折。如果鞘管打折，操作无法继续进行，必须另行穿刺并更换滤器。具体置入滤器时遇到操作困难时处理办法见表 8-2。

表 8-2　滤器置入时问题的解决方法

技术问题	解决方法
输送鞘管打折	将鞘管 / 滤器向前推送几厘米以通过打折部位，谨防滤器穿破鞘管；或者重新穿刺；或更换导管
滤器不能完全打开 / 滤器腿交叉	造影评估；留置体内，无需特殊处理；如果滤器可能移位或者不能有效预防 PE，则需在滤器近端再置入一个滤器；或者小心移动滤器直至滤器恢复正常形态
滤器完全不能打开	造影评估；近端再置入一个滤器；取出滤器

7. 滤器置入后再次 IVC 造影了解滤器位置及下腔静脉血流情况，结果存档。此时不能再试图移动滤器。

8. 将导鞘连同释放器一起拔出，穿刺点压迫止血。定期复查，以防位置移动。如果置入滤器后打算以后取出，则需制订随访计划。这一点很重要，很多患者就是因为没有随访

资料，导致滤器不能按预期计划取出。

超声引导下的滤器置入术：操作简单易行，甚至可以在床边实施，可用于肾功能不全或者对造影剂过敏的患者，对临时的或者长久的滤器及各种不同品牌结构的滤器都安全可行。不过也存在不足之处。首先，操作过程的图像不够直观，因此超声下对于髂静脉和肾静脉开口及下腔静脉血栓位置的准确判断很重要；其次，由于超声波产生的侧边声影伪像，有时滤器头部的定位标志和输送导管显示不清。患者肥胖和肠胀气也会给超声显像带来困难。

六、滤器取出

当置入一个可回收滤器时，应确定回收时间。对滤器置入患者的术后随访对成功安全取出滤器具有重要意义。滤器置入体内后可能发生 IVC 血栓形成和滤器穿破血管等并发症，医生有责任根据相对指征和预防性原则取出体内的滤器。取出的指征是滤器置入体内后患者病情稳定，并且患者已经进行正规抗凝治疗，或 PE 的风险已消除。对病情不稳定的患者或 DVT/PE 仍然持续存在而不能进行正规抗凝的患者，没有取出的指征。取出滤器之前，必须记录置入滤器的型号和时间，让患者签订知情同意书。

滤器的型号不同，取出的时间略有差异。OptEase 滤器与血管接触面积更大，应该更早取出，一般 3 ～ 4 周。据文献报道，Gunther-Tulip、Celect、G2、G2 Express 等滤器的取出时间可大于 1 年，但目前还没有具体规定，不过留置时间越久，取出时需要的拉力越大，对 IVC 损伤的风险越大。一般来说，6 ～ 8 周取出都是比较安全的。

滤器取出的步骤如下所示。

1. 对患者进行术前评估，抗凝充分的患者手术安全性高。

2. 根据患者体征确定取出滤器的时间；根据病历和影像资料确定滤器的型号，OptEase 滤器必须从颈静脉入路，而其他可回收滤器都从股静脉入路。

3. 根据选择好的入路，将猪尾导管置入滤器远心端几厘米后行 IVC 造影。如果从颈静脉入路，最好首先使用成角导管引导软导丝穿过滤器后再置入猪尾导管，避免滤器移动和歪斜。将图像放大，如果滤器出现充盈缺损，表示有血栓存留。如果出现滤器歪斜则需要从不同角度评估。滤器龛入血管壁则需要更加仔细评估，因为可能导致取出失败。虽然取出滤器没有具体的指征，不过许多操作者只要确保滤器是完整的，捕获血栓小于 30%，而且滤器挂钩没有贴壁，都可以尝试。

4. 根据产品说明去取滤器，各种滤器取出的特殊要求见下文。取出时最常遇到的困难是滤器歪斜，导致抓捕器不能套住滤器。Yamagami 报道，对于颈静脉入路取出的滤器，可以从股静脉入路置入一尖端成角导管推动滤器腿，角度校正后，从颈静脉置入抓捕器取出滤器。Kuo 报道，利用抓捕器套导丝技术取出歪斜的 Günther-Tulip 滤器。另外一种更加困难的情况是挂钩龛入 IVC 管壁。在大多数情况下都选择永久留在体内。不过也有报道称，可以使用支气管钳取出滤器，虽然技术上可行，不过对操作者技术要求很高，否则容易出现 IVC 损伤和滤器折断等严重后果。

5. 滤器取出后再次造影，了解腔静脉有无损伤。

（一）Günther-Tulip 滤器和 Celect 滤器的取出

1. 入路　颈静脉。

2. 器械　10F 回收鞘，抓捕器（Günther-Tulip 滤器也可以用专门制订的 Retrieval set 回收装置）。

3. 操作　首先使用 10F 回收鞘置入滤器尖端几厘米，然后将抓捕器从头侧套住挂钩。抓捕器套住挂钩后，回收鞘往前推进，将滤器完全收入鞘管中。在回收入鞘管前，确保抓捕器套住的是挂钩而不是挂钩远端金属柄，在这种情况下推进鞘管不可能回收，不要强行回撤滤器，以免损伤血管。

（二）G2 滤器的取出

1. 入路　颈内静脉。

2. 器械　Recovery Cone 抓捕器。

3. 操作　将回收鞘置入滤器尖端几厘米后释放锥形抓捕器，抓捕器越过尖端，然后收拢抓捕滤器，将滤器收入鞘管内。

（三）G2 Express 滤器的取出

1. 入路　颈静脉。

2. 器械　Recovery Cone 抓捕器或常规抓捕器。

3. 操作　同 G2。

（四）OptEase 滤器的取出

1. 入路　股静脉。

2. 器械　10F 鞘管，抓捕器。

3. 操作　抓捕器套住挂钩，推进鞘管越过挂钩，回撤滤器于鞘管内，拔出滤器与鞘管。推进鞘管不要超过滤器，以免损伤血管壁。

七、术后处理

1. 患者平卧 24 小时，在此期间尽量避免穿刺侧髋关节的屈曲活动。穿刺处视出血情况给予小沙袋压迫。

2. 如无抗凝血禁忌，术后应考虑普通肝素或者低分子量肝素抗凝血治疗，一般累计 5 天以上；同时开始重叠口服华法林 3mg，检测 INR 达到 2.0 以上后，停用肝素。以后 INR 应保持在 2.0 ~ 3.0。

3. 术后复查腹部 X 线片，观察滤器形态和位置等。

4. 根据患者病情决定离床活动时间，下床活动时应该穿具有压力梯度的医用弹力袜。

5.伤口位于腹股沟区，应注意常规应用抗生素以防感染。

八、常见并发症的预防与处理

对于目前可用的滤器，根据并发症发生的时间，主要分为置入过程、置入后和回收三类。置入过程主要和置入技术有关，可发生于入路血管、滤器置入部位及两者之间。置入后并发症主要来自于滤器对周围血管的作用，滤器的移位和自身断裂等问题。回收并发症则和回收技术有关。

（一）置入过程并发症

1.误穿动脉　肥胖、动脉粥样硬化患者难以确认动脉搏动，易误穿；初学者对颈静脉、股静脉体表位置不熟悉也容易误穿。

预防和处理：熟练地掌握穿刺技术和解剖位置。选择小号穿刺针能减少穿刺后的血肿。穿刺后经多种途径（观察血流压力和颜色，透视观察导丝走行等）确认无误后再置入鞘管。滤器放之前行静脉造影。一旦误穿动脉，应立即推出穿刺针，压迫止血。若已经放置滤器，建议更换入路。

2.置入过程肺栓塞　经对侧股静脉置入时应明确该侧髂、股静脉有无合并DVT，以及是否存在下腔静脉栓塞，如果有的话，在输送导丝、滤器过程中可能导致血栓脱落，形成PE。

预防和处理：术前明确对侧入路及下腔静脉有无血栓，若有，则改为颈静脉入路。穿刺引导导丝不要深入髂静脉太深，以免血栓脱落。穿刺成功后现行髂静脉造影确认入路是否通畅。

3.滤器置入位置错误　置入前的腔静脉造影是必需的，有报道的错误置入位置有髂静脉、肠系膜静脉甚至腹主动脉。当存在异常肝静脉-肠系膜静脉通路时，经颈静脉入路可能会将滤器错误置入门静脉系统。

预防：常规应用多侧孔造影导管（猪尾导管）及高压注射型腔静脉造影以获得清晰的图像；释放滤器前全面分析拟置入部位的相关细节，并应用骨性标志精确定位。

处理：如果已经错误释放，首先判断已释放的滤器有无严重并发症或潜在的危险，若存在，则考虑取出，包括介入取出和手术取出，永久性滤器大多只能手术取出，在此之前，还需要再次正确置入一枚滤器以预防原有的PE风险。

（二）置入后并发症

1.血栓形成　静脉穿刺部位可以继发血栓，由于器械不同，其发生率为5%～27%，释放导管越粗，穿刺部位血栓形成的可能性越大。另外滤器本身也可以造成血栓，形成下腔静脉阻塞。部分下腔静脉阻塞的患者并无任何临床表现，有少数患者可发生股青肿。

预防：置入后，若无禁忌，需要进行常规的抗凝；对于存在易栓因素的患者，需适当减小压力和减少时间。

处理：慢性腔静脉阻塞患者因为侧支循环存在，一般不会有特别严重的症状，可以观察。如果发生急性腔静脉阻塞综合征，常常需要在经颈静脉入路在原滤器上方再置入一个滤器，然后行插管溶栓或者开腹腔静脉切开取栓。

2. 滤器置入后再发肺栓塞　复发 PE 的原因可能是滤器置入位置不当或者开放不良、其自身形成血栓或拦截的血栓脱落等。另外一些微小的栓子（通常＜3mm）还是可以通过滤器的，如果小栓子较多，而患者心肺功能比较差，就有可能发生严重后果。

3. 滤器脱位移动　滤器一般放置于肾静脉下方，如滤器未能很好地固定，可随血流发生移位，大多数移位的距离在 7cm 以下，极个别移位至右心房、右心室，甚至肺动脉内。滤器移至心脏可使心搏骤停；如移至肾静脉上方，一般不会影响肾功能。

预防：腔静脉造影时精确测量其直径，选择匹配的滤器；释放后再次造影确认滤器释放完全，位置正确。临时滤器的置入要尽可能贴近髂静脉分叉处，以保留向心性移动的冗余。

处理：当移位至右心房、右心室和肺动脉中，需要紧急取出，避免更严重的并发症。

4. 肾静脉闭塞　滤器放置的理想位置是肾静脉开口下方 0.5 ~ 1cm 处。当滤器距离开口太近时，可因倾斜、移位而阻塞肾静脉。若放置在开口上方，当存在肿瘤、肾功能不全或既往肾静脉栓塞病史时，容易造成肾静脉栓塞。特别注意的是，当患者只有一侧肾保留功能时，不推荐将滤器放置在肾静脉上方。

5. 穿破血管　滤器固定钩穿破血管，损伤周围组织。为防止滤器移位，大多数滤器均有倒钩固定在下腔静脉壁上，如固定钩穿破血管壁，并进而损伤相邻器官，可产生相应症状。可能受损的器官有十二指肠、小肠、腹主动脉、胰腺等，并可引起后腹膜血肿。

处理：尽快手术取出滤器，并行修补。

6. 其他　如导引钢丝被卡、滤器折断、打开不全、感染等，临床上一般少见。

（三）回收并发症

1. 腔静脉穿孔或破裂　滤器置入后与腔静脉壁固定、粘连，取出时用力过大易导致腔静脉穿孔，甚至撕破腔静脉导致大出血。

预防：回收时注意滤器支脚与下腔静脉粘连程度，若轻轻拉动抓捕器，下腔静脉也相应活动，甚至出现较大变形，则需评估是否需要回收。

2. 再发肺栓塞　这个问题需要重视。在回收过程中，可因滤器周围血栓或下肢新鲜血栓脱落导致肺栓塞，或者滤器回收以后再发血栓栓塞。

3. 器材断裂　临床上很少见。

（金　毕　杨　超）

253

第四节 下腔静脉肿瘤切除术

下腔静脉肿瘤：静脉内的肿瘤多为恶性，它们有的来源于静脉壁，引起外源性压迫或继而侵犯静脉，有的则作为癌栓凸入静脉腔内。下腔静脉内肿瘤分为原发性和继发性肿瘤，前者最常见的是平滑肌肉瘤，继发性肿瘤可见于腹膜后软组织肿瘤和可能并发癌栓的肿瘤，常见的类型有肾细胞瘤癌栓及肝细胞癌癌栓。

良性下腔静脉肿瘤主要是静脉内血管平滑肌肉瘤（intravenous leiomyomatosis，IVL），IVL 在血管内生长过程缓慢，从隐性起病到猝死，临床表现多样而不具特异性。因此通常在术前难以作出正确的诊断，容易出现较高的误诊和漏诊。很多患者直到累及右心房（心脏内平滑肌瘤病 intracardiac leiomyomatosis，ICL）才出现一些临床症状。此外，还可出现心慌、气短及心脏杂音等。若仅以反复晕厥为首发表现，很容易与神经系统疾病混淆。

恶性腔静脉内肿瘤主要包括原发于静脉壁的血管平滑肌肉瘤和来源于肾脏、肾上腺、腹膜后、胸腺、肝等的肿瘤。临床表现各有不同，但症状往往比较明显，往往首先表现为原发部位的症状，合并有明显的腔静脉阻塞表现，如肢体水肿、腹水等。

下腔静脉内平滑肌瘤病（inferior vena cava intravenous leiomyomatosis）是临床罕见的一种特殊类型的平滑肌瘤，尽管组织病理学上为良性病变，但其生长方式类似恶性肿瘤，经盆腔内静脉生长至下腔静脉，甚至长入右心房或右心室而累及心脏，具有潜在的致命性。

下腔静脉内平滑肌肉瘤（primary leiomyosarcoma of the inferior vena cava，PIVC-LMS）：静脉平滑肌肉瘤比动脉肉瘤常见，但两者加起来也仅占所有平滑肌肉瘤的 2% 左右。肿瘤可以累及腔静脉的任何节段，但肾上段的病例超过了 40%。3/4 的患者合并腹膜后和腹腔静脉受累，包括 IVC、髂静脉、精索静脉、卵巢静脉、脾静脉、门静脉和肠系膜下静脉。大隐静脉是下肢 PVL 最常见的发病部位。

肾细胞癌伴下腔静脉癌栓：某些癌症和肉瘤以在静脉腔内形成癌栓作为其生物学特征的一部分。RCC 是最常见的合并腔静脉内癌栓的恶性肿瘤，同时也是需要手术治疗的最常见的 IVC 肿瘤。这类癌症可有 15% ~ 20% 的深静脉内癌栓，右肾受累多于左肾。癌栓一般发生于巨大的 RCC（直径 > 4.5cm），但在较小的肾癌或肾上腺皮质癌中也可以见到。大约半数患者的癌栓距肾静脉与 IVC 汇合处不超过 2cm（水平 I），40% 患者的癌栓延伸至低于横膈的肾上 IVC（水平 II 和水平 III），仅 10% 的癌栓位于心脏右侧（占所有 RCC 患者的 1%）。与 PVL 患者类似，如不予治疗，继发性腔静脉恶性肿瘤患者的生存期仅为数月。

下腔静脉肿瘤患者早期诊断率很低，治疗困难，不但药物治疗效果不明显，而且过去的很长时间里下腔静脉的血管腔内一直是外科手术治疗的禁区。随着血管外科技术、影像学手段、麻醉方法及重症监护治疗的发展和良好人造血管移植物的应用，使得下腔静脉肿瘤患者的早期诊断和接受外科治疗成为现实。目前，从各项研究结果看来，对该病的相关药物治疗、放化疗的方法效果均不明显，不能改善患者生存率。外科彻底切除是目前唯一明显有效的治疗方法。

一、适应证

因下腔静脉肿瘤有潜在致死风险，故确诊患者均应积极手术治疗。

诊断线索：①中年女性；②有子宫平滑肌瘤相关病史；③有心功能不良症状；④发现下肢深静脉血栓形成；⑤发现右心房"黏液瘤"；⑥对子宫肌瘤患者应常规进行下腔静脉B超筛查；⑦影像学方面，彩超筛查，MRI系统评价病情，CT评估病情等。

二、禁忌证

绝对禁忌证：①严重心肺功能不全或生理限制而不适宜进行手术者；②肿瘤晚期广泛转移患者手术无意义。相对禁忌证：①腹腔手术者术后腹膜粘连；②有抗凝禁忌证者。

三、术前准备

术前应完善影像学检查，首选彩色多普勒超声进行筛查，该病变在超声下多可得到良好的显示。但须注意其难以显示肿瘤蒂部及起源，需结合CT或MRI检查，为手术计划制订提供依据（图8-17）。尽可能选择MRI来全面评价病变，显示肿瘤全貌，包括肿瘤范围，蒂部起源血管，头部所在位置，肿瘤的数目，可以为术前制订手术计划提供足够和可靠的信息。对有MRI禁忌的患者，应进行CTV检查，但显示效果不及MRI。

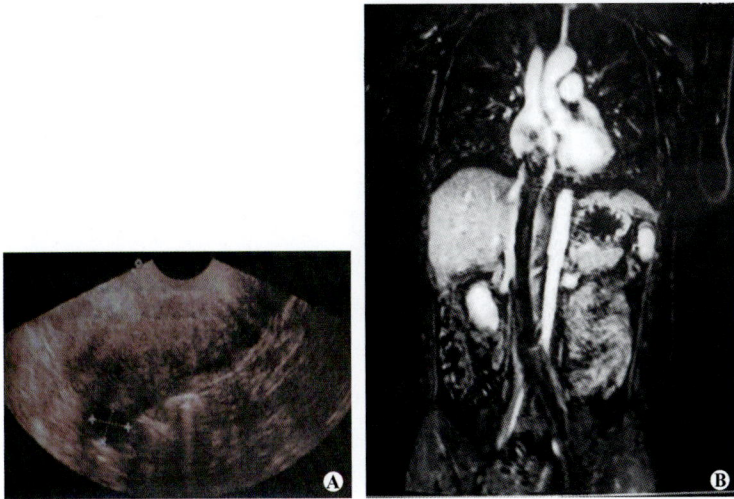

图 8-17 影像学检查

A. 盆腔彩超显示盆腔病变；B.MRV 显示下腔静脉内瘤体全貌

对于每一位择期施行血管手术的患者都必须进行术前评估，包括既往史和体格检查、血液分析、心电图及胸部X线片。此外，因为血管疾病患者往往合并有肾疾病，而且一些治疗措施可能会损伤肾功能，所以术前应测定血肌酐水平。所有患者还应测定血糖水平，糖尿病患者术前、术中、术后的血糖应严格控制。测定凝血指标如凝血酶原时间和国际标准化比值，确定是否存在凝血异常。

除一般手术的常规准备外，术前应做好预防并发症的准备。

1. 戒烟　有吸烟习惯的患者，应于术前停止吸烟，需经胸和经腹手术的患者，术前至少2～3周停止吸烟，以预防术后排痰困难导致呼吸道感染。

2. 训练正确的咳嗽及咳痰方法　术后咳嗽可引起切口剧烈疼痛，从而影响必要的和有效的咳嗽，使呼吸道内的分泌物无法及时排出，尤其气管插管全身麻醉的患者，呼吸道分泌物明显增多，术后有发生肺炎、肺不张的可能。因此，术前应该训练患者掌握正确、有效的卧位咳嗽和咳痰的方法。

3. 床上大小便训练　对于术后需卧床的患者，应于术前训练在床上大、小便的习惯，以免术后出现排尿及排便困难。

（一）术前麻醉准备

术前麻醉准备包括麻醉前访视、麻醉前用药、全身麻醉监测。

1. 麻醉前访视包括：访视评估、医患沟通、知情同意书签字、防范汇报、酌情择期。

2. 麻醉前用药，可以降低胃内容物、提高胃液pH、降低腺体分泌物及降低恶心、呕吐发生率。

3. 基本监测项目包括无创血压、心率、心电图、脉搏氧饱和度、尿量。

（二）其他准备

1. 备血　术前应根据手术种类及手术的规模，准备充足的手术用血，特别是较大血管的手术应保证有充足的血源，以防万一。

2. 药物的皮肤过敏试验　术前应做普鲁卡因、链激酶、某些抗生素（青霉素、先锋霉素等）等药物过敏试验，以备术中或术后使用。术前未做过血管造影又有术中造影条件的，应做碘过敏实验，以备术中造影。

3. 肠道准备　需在蛛网膜下隙麻醉、硬膜外麻醉或全身麻醉下进行手术的患者，术前一天晚行肥皂水灌肠。经腹腔手术者，应于术日晨安放胃肠减压管。估计术中有可能损伤下消化道者，术前2～3天口服抑制肠道细菌的抗生素，术前一天晚和术日晨行清洁灌肠。

4. 禁食禁水　腹腔内血管手术，应于术前6～8小时禁食、禁水。

5. 留置输尿管　估计手术时间较长或腹腔血管手术，术日晨留置输尿管。

6. 监测准备　大动脉如腹主动脉或髂动脉手术应做好术后血压、脉搏及心电监测准备。有条件者可在术前经桡动脉置管，可在术中严格监测和控制动脉压、血氧饱和度。

四、手术要点、难点及对策

根据解剖分型决定手术的入路及主要过程。

（一）解剖分型

根据肿瘤头部所在位置分为四型（图 8-18）。

Ⅰ型（肾静脉及肾静脉下型），肿瘤头部位于肾静脉及肾静脉下水平。

Ⅱ型（肾静脉上至第二肝门前型），肿瘤头部位于肾静脉以上肝静脉以下。

Ⅲ型（第二肝门后心外型），肿瘤头部位于肝静脉以上但未进入心腔。

Ⅳ型（心内型），肿瘤头部位于右心房。

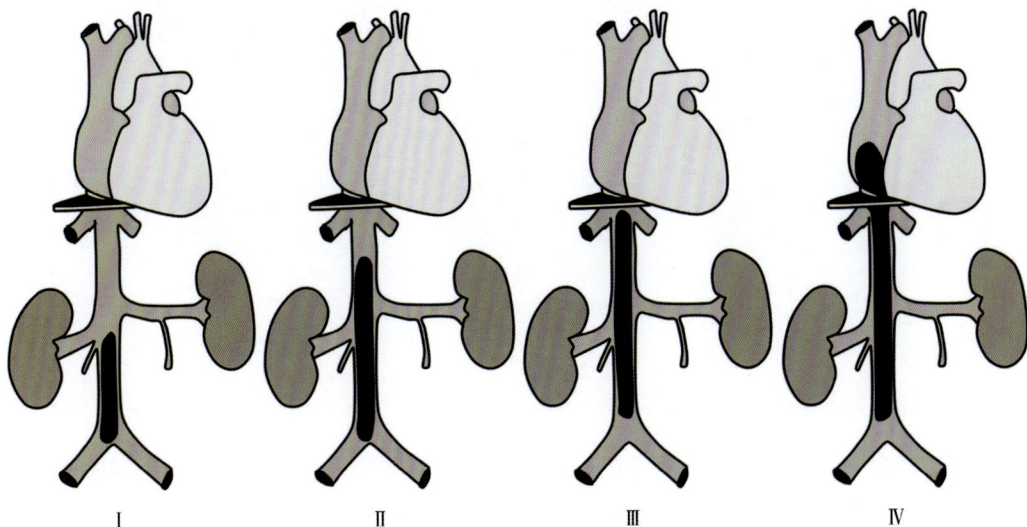

图 8-18　下腔静脉内肿瘤解剖分型示意图

（二）手术入路选择

1. 下腔静脉Ⅰ、Ⅱ型可以采取经腹正中切口或者腹膜后侧腰部切口；若对肿瘤头部位置不能肯定者，定应先经腹直肌切口探查，必要时改胸腹联合切口，以更好显露下腔静脉（图 8-19A）。

2. Ⅲ型采取胸腹联合切口（图 8-19B）。

3. Ⅳ型采取正中开胸建立体外循环，同时开腹暴露并游离下腔静脉（图 8-19C）。

（三）手术主要过程

Ⅰ、Ⅱ、Ⅲ型患者开腹后均首先探查腹腔脏器有无肿瘤侵犯或转移。然后切断肝圆韧带和镰状韧带，游离结肠肝曲或脾曲，膈下显露下腔静脉，平入膈水平游离下腔静脉并套置血管套索，分离双侧肾血管，置血管套索，于下腔静脉癌栓下方分离下腔静脉并套置血管套索，继续分离肝门血管（肝动脉、门静脉）并套置血管套索。根据肿瘤范围在相应水平阻断下腔静脉，Ⅰ型、Ⅱ型肝静脉水平以下阻断下腔静脉，Ⅲ型在肝静脉上心包外阻断下腔静脉，阻断时间均在 20 分钟以内。

Ⅳ型患者，手术由血管外科和心外科联合完成，正中开胸建立体外循环，同时开腹暴露并游离下腔静脉，如上述的步骤打开下腔静脉后找到肿瘤附着点并分离切断，然后切开右心房壁，探查到肿物，匀力将肿物完整拔出。

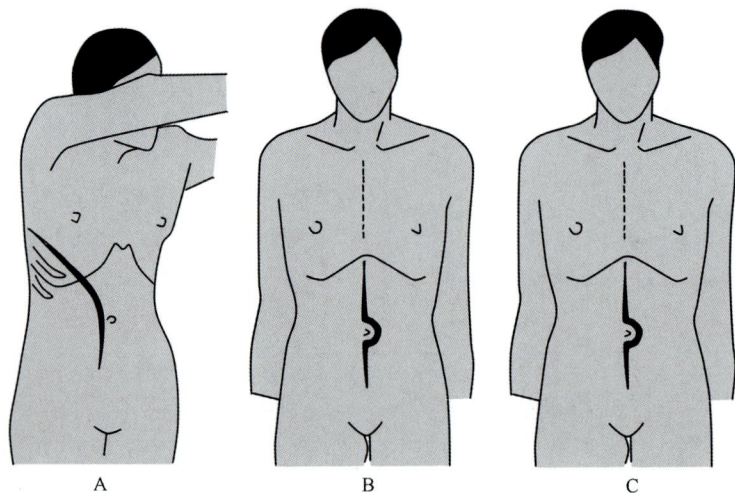

图 8-19 手术入路选择

（四）血管入路及选择

血管入路有：肾静脉上至第三肝门之间腔静脉，肾静脉以下下腔静脉，髂静脉。

肾静脉上下腔静脉显露：切断肝圆韧带和镰状韧带，游离结肠肝曲，往上翻起肝脏，逐渐向上分离腔静脉，膈下显露下腔静脉，平入膈水平游离下腔静脉并套置血管套索，分离双侧肾血管，置血管套索，于肾静脉下方分离下腔静脉并套置血管套索，继续分离肝门血管（肝动脉、门静脉）并套置血管套索。根据肿瘤范围在相应水平阻断下腔静脉，选择合适的血管入路。

肾静脉水平以下下腔静脉下段及髂静脉显露，从正中开腹，上翻大网膜及肠管，显露后腹膜，打开脊柱右侧后腹膜即可见下腔静脉，沿下腔静脉往下游离可以显露髂血管。

根据瘤体数量、形态、蒂部起源及是否有手术史来决定血管入路（图 8-20）。

1. 建议首选肾静脉以下下腔静脉至髂总静脉手术入路，其优点是几乎可以满足所有该类肿瘤的切除，可以处理多发来源的肿瘤。缺点是其血管游离较多，手术剥离面大，血管壁切口大，出血难以控制，术后吻合口一旦形成血栓，其潜在风险更大。另外，如果瘤体有粘连，此入路往往难以解决。

2. 如果为单个瘤体，瘤体近远端直径相差不大、蒂部起源单一且患者无盆腔手术史，可以从髂静脉入路打开血管腔，此入路血管控制较简单，可以降低出血量，减少手术创伤，缩短手术时间，但对复杂的瘤体就难以完成。

3. 对瘤体拉出困难病例，应果断采取肾静脉上至第二肝门的腔静脉入路，可以有效避免肝段腔静脉的意外损伤，导致无法控制的出血。

右心房

HVs

Rv

Rv

Rv

肝段腔静脉：肾静脉至肝静脉之间
（图8-20 B）

肾下下腔静脉：肾静脉水平以下
（图8-20 C）

下腔静脉远端：髂静脉
（图8-20 D）

A

B

C

D

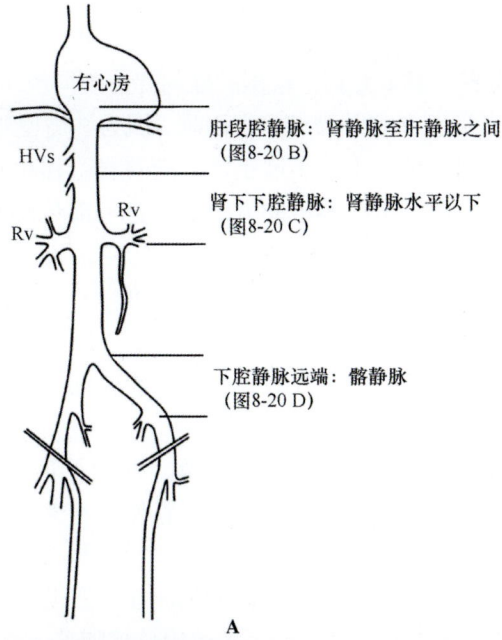

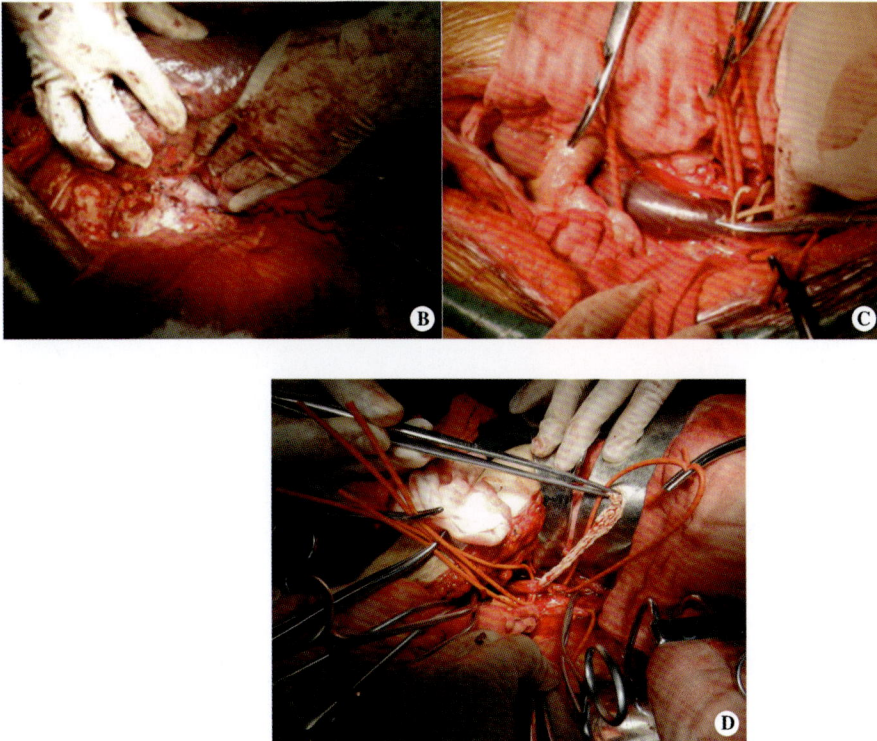

图 8-20　下腔静脉肿瘤手术时血管入路的选择

A.血管入路选择；B.肝段腔静脉，肾静脉至肝静脉之间；C.肾下下腔静脉，肾静脉水平以下；D.下腔静脉远端，髂静脉

（五）肿瘤切除方法

1. 下腔静脉平滑肌肉瘤　手术方式：根据肿瘤的部位不同决定手术方式的不同。

（1）上段下腔静脉平滑肌肉瘤肿瘤切除很困难，因为肿瘤侵犯肝静脉，继发静脉血栓，引起布加综合征，局部解剖复杂，手术难度很大。随着血管移植外科的迅速发展，此段肿瘤切除率大大提高。可以采用自体肝移植的方法处理这一部位的肿瘤，经典的肝移植在切除病肝时也同时切除肝静脉与部分下腔静脉。

（2）中段下腔静脉平滑肌肉瘤的切除相对比较简单，但是往往累及肾静脉甚至肾脏本身，所以若肿瘤和一侧肾脏联系紧密，应考虑联合肾脏一并切除，必要时行自体肾移植或肾静脉重建。若肿瘤局限在下腔静脉，或者肿瘤有假包膜能与周围组织分开，可行下腔静脉及肿瘤切除，直接缝闭下腔静脉，术后无并发症。

（3）下段的下腔静脉平滑肌肉瘤可以直接切除。此段下腔静脉主要接受双下肢及盆腔的血流，并且有丰富的侧支循环。手术切除此段下腔静脉不会出现并发症。于此段切除有肺栓塞及血栓形成的危险，因此，手术切除时应上起肾静脉入口，下至髂静脉分叉处，防止盲端形成。由于人体两侧血管并非对称，保留两侧髂血管有助于平衡左右循环，非常重要。

下腔静脉重建：下腔静脉平滑肌肿瘤的手术治疗总伴随着下腔静脉的重建问题。

目前关于重建问题没有一致的观点，不过对于下腔静脉平滑肌瘤基本达成共识：一般肿瘤能在不切除下腔静脉的情况下完整切除，可以直接缝合下腔静脉，无需重建。但是对于下腔静脉平滑肌肉瘤患者，绝大多数必须切除下腔静脉一段或一部分，切除后是否要重建，怎么重建观点各异。

一部分学者倡导下腔静脉肿瘤切除后应积极重建下腔静脉和肾静脉。尤其中段下腔静脉平滑肌肉瘤常需要切除下腔静脉往往涉及右侧肾脏。右肾静脉仅接受右输尿管静脉回流，如果结扎右肾静脉可导致右肾衰竭。一般当肿瘤侵犯右肾，应行肾切除。为了防止术后肾衰竭，术前行两侧肾功能检查，术中行左肾功能测定。若右肾必须保留，则必须行右肾静脉重建。

随着血管外科的迅速发展，血管移植重建已广泛应用，血管重建包括人造血管（EPTFE）和自体血管重建（大隐静脉、自体腹膜管）。较小的肿瘤可以行部分腔静脉楔形切除，行人工血管（EPTFE）补片修复，但应注意腔静脉狭窄与腔静脉血栓形成。

但是也有学者对下腔静脉血管重建态度比较保守。他们提出如下观点：①人工静脉移植物易引起移植物内血栓形成（特别是内径＞12mm时），如患者术后放疗、化疗，则更易引起移植物内血栓形成和肺动脉栓塞，所以不主张行下腔静脉人工血管移植。②由于左肾静脉与周围静脉如半奇静脉及椎静脉丛相吻合，并且左肾静脉接受左性腺静脉、左肾上腺静脉、左腰静脉和左腿下静脉干。当肿瘤完全闭塞下腔静脉，由于左肾静脉接受多支静脉回流，易建立良好的侧支循环，这一解剖学特点决定整段切除梗阻的下腔静脉，左肾功能是安全的。对于尚未累及左肾的病变，在结扎左肾静脉时，应尽量紧贴下腔静脉处，以保留侧支循环。这样即使不重建下腔静脉，术后对左肾功能也无明显影响。另外切除中段下腔静脉应尽保留左右肾静脉汇合处，这样右肾血液可以经左肾静脉的侧支循环入腔静脉，使双肾血液回流正常。但术中如果发现切除腔静脉肿瘤后，肾静脉回流不通畅，应行肾静脉重建术。

另有观点认为，是否需要重建下腔静脉防止术后肾衰竭，可在术中测量残余肾静脉压，若大于 5.5kPa，应行肾静脉重建。术中可以行下列检查以确定肾功能。①利尿剂反应试验：阻断右侧肾动脉或输尿管及预定结扎肾静脉部，静脉注射呋塞米，观察肾血流及尿量不受影响。②测阻断后肾静脉压 ≤ 5.33kPa。③阻断肾静脉后，静脉注射靛胭脂 10ml，呋塞米20mg，如术中压平稳，肾功能良好，则 10 分钟左右尿液应呈蓝色。

2. 下腔静脉平滑肌瘤　根据分型决定手术方式，多采用肿瘤直接摘除术。

Ⅰ、Ⅱ、Ⅲ型患者一期切除包括盆腔肿块和下腔静脉腔内的所有包块的手术方式得到了一致认可。但Ⅳ型（累及心脏的下腔静脉平滑肌瘤 intracardiac leiomyomatosis）患者的手术方式目前存在一期手术（one-stage surgery）和分期手术（two-stage surgery）两种观点。Mandelbaum 等于 1974 年首次报道成功切除累及右心及下腔静脉右心房入口的静脉内平滑肌瘤。首次成功地开展了分期下腔静脉平滑肌瘤切除术后，大多数学者均采用分期手术方式，即将腹盆腔手术和胸腔内手术分开进行。近几年来，有多篇文献报道了低温、体外循环下行一期肿瘤切除术获得成功。

（1）一期手术：Ⅰ型、Ⅱ型、Ⅲ型患者一期手术需联合血管外科、妇产科医师同时进行，一次切除子宫及双侧附件和腔静脉内瘤体。对Ⅳ型患者一期联合手术包括心脏外科、血管外科和妇产科医师同时参与，行正中开胸联合开腹，首先行子宫及双侧卵巢、输卵管切除术，同时建立升主动脉和上腔静脉转流，深低温（直肠温度为 15℃）体外循环维持 20分钟。此时打开右心房和下腔静脉将肿瘤切除。

（2）分期手术：对Ⅳ型患者手术治疗国外学者提出分两个阶段进行，第一阶段为正中开胸，体外循环、低温低流量灌注，甚至在深低温停循环下切开右心房及下腔静脉行肿瘤一期切除术，由右心房切口将肿物匀力拖出。第二阶段为腹部手术治疗，因本病源常来自子宫肌静脉内，故应尽快行二期子宫切除及盆腔清扫术。术前行血管影像学检查，了解子宫及双侧附件肿瘤情况和静脉内肿物生长的途径。

两种手术方式各有其优缺点，一期手术中应用体外循环可有效地控制术中出血，深低温能较好地保护重要器官，提供良好的术野显露及充分的时间切除肿瘤，同时减少了术中发生栓塞的可能。但一期手术要求麻醉技术高、手术时间长、手术创伤大，增加了肝素引起凝血功能障碍的风险，术中、术后相关并发症发生率亦增加。分期手术避免了上述一期手术的不足，肿瘤的缓慢生长保证了两次手术期间的安全性。但存在直视手术后残留瘤栓脱落致肺动脉栓塞的风险，并且增加了分期手术的痛苦和住院费用。

一期手术同时切除原发肿块及血管内肿瘤是该病安全可靠的根治性治疗方法，因此我们认为在患者身体状况允许的前提下，一期手术可作为首选。术中应尽可能探查腔静脉及主要属支，做到彻底切除，盆腔来源肿瘤可以结扎髂内静脉，以预防复发，术后应长期随访。

下面以一期胸腹联合手术为例讨论手术流程。

1）行正中开腹，切除盆腔肿瘤（图 8-21）。

2）分离并控制下腔静脉及主要属支（图 8-22）。

3）开胸，建立体外循环（图 8-23）。

4）同时打开心房和下腔静脉，从来源静脉内离断肿瘤，手术时要阻断手术血管的近心端（图 8-24）。

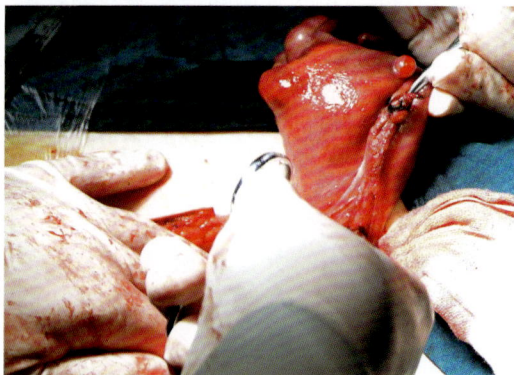

图 8-21　盆腔肿瘤切除

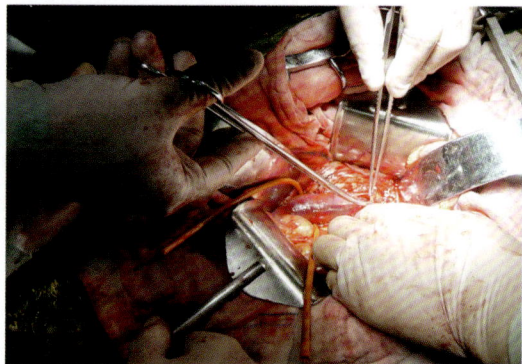

图 8-22　下腔静脉属支分离

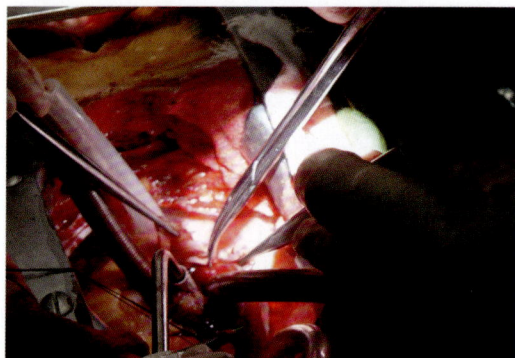

图 8-23　开胸操作

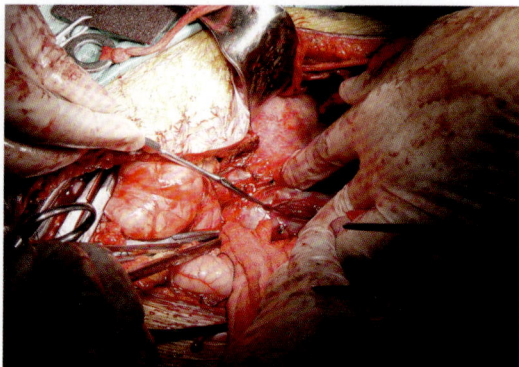

图 8-24　松解离断肿瘤

5）肿瘤取出方法（图 8-25）。

A. 单纯腔内肿瘤摘除：适用于肿瘤与下腔静脉壁无明显粘连的病例。近远端阻断腔静脉后，于肿瘤尾部（远心端）打开腔静脉，游离与血管管壁联系，分离开附着点，然后打开腔静脉近端或体外循环下打开右心房显露肿瘤头部，从头部将肿瘤拉出，在取出瘤体时尽量避免暴力。此类血管内的肿瘤表面均覆盖有光滑的内膜或内皮，肿瘤组织很少与髂静脉、下腔静脉壁及右心房壁粘连，可完整取出。

B. 下腔静脉和肿瘤联合切除并下腔静脉重建：适用于肿瘤与下腔静脉壁紧密粘连或者下腔静脉周围组织粘连严重患者，当肿瘤瘤体与下腔静脉壁无法分离或者下腔静脉无法游离时，为达到彻底切除的目的，应联合切除部分下腔静脉壁或整段下腔静脉。对于肾静脉水平以上的需行下腔静脉重建，肾静脉以下无需重建。

术中牵拉瘤体时应轻柔，避免瘤体断裂和撕裂下腔静脉导致大出血；要防止瘤体在摘除过程中断裂、脱落，造成肺栓塞。对于无法手术切净的患者，可以行肿瘤向心端血管结扎，防止瘤栓进入下腔静脉。

6）探查血管，结扎来源静脉（图 8-26）：在附件脏器切除后，术中要充分探查盆腔大血管及分支，对于受累血管，需切除血管内瘤栓。其手术难度主要由瘤栓与血管壁的粘连程度所决定，而非瘤栓的长度，因此要耐心以尽可能地将其内瘤栓取干净，以达到彻底治疗的目的。

　　注意多路径和多瘤体生长的可能性，术中应仔细探查其他周围静脉，不可仅满足于完整取出下腔静脉内肿瘤，某些病例除下腔静脉内有肿瘤外，从髂内静脉到髂总静脉内还有一单独的肿瘤，其形态与下腔静脉内的相似，并有向上生长的趋势，不可忽视。

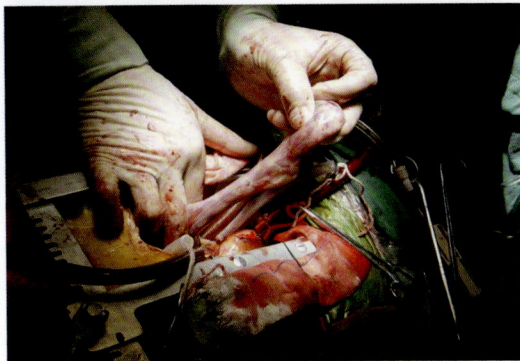

图 8-25　肿瘤取出方法

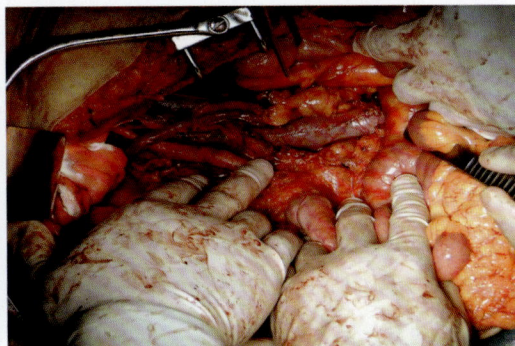

图 8-26　结扎来源静脉

7）关胸、关腹。

（六）术后监测与处理

　　所有手术患者术后除了常规支持治疗外，均给予预防血栓治疗、抗凝治疗或物理驱动治疗，抗凝方法如下：普通肝素 [0.5mg/（kg·d）] 持续静脉泵入 3 天，后改用低分子量肝素（5000U，2 次 / 天）6 天，其中后 3 天开始加口服华法林（2.5mg，1 次 / 天开始），过渡到仅口服华法林维持，监测凝血功能，控制 INR 为 1.8 ~ 2.5。

　　术后所有患者均应长期随访，主要内容是一般健康状况，近期主要不适，下肢有无水肿，影像学复发结果等。超声检查具有无创、准确、简单易行的优点，可作为长期随访的基本方法。每 3 个月复查腹部超声和行妇科三合诊检查，每年进行一次 CT 或 MRI 检查，以尽早发现复发。

　　激素治疗，对于手术残留肿瘤和术后复发的血管内平滑肌瘤患者，行抗雌激素治疗也是重要的治疗手段之一。目前 IVL 抗雌激素治疗药物包括他莫昔芬、甲羟孕酮、GnRH 激动剂等，临床观察其具有抑制静脉瘤栓生长，使转移灶或肿瘤暂时退缩等作用。但抗雌激素治疗效果目前存在争议，仍需大样本应用和观察，当前抗雌激素治疗仅作为不能手术、术后残留肿瘤或术后高风险复发患者的辅助治疗。基于下腔静脉平滑肌肉瘤的病因与女性内分泌有关，对雌激素、孕激素受体阳性者可用激素治疗，包括切除卵巢，应用甲羟孕酮、他莫昔芬，疗效有待进一步研究。

（七）术后常见并发症的预防与处理

　　较常见并发症有静脉血栓形成、出血等。较严重的并发症发生于 17% ~ 33% 的患者，包括心肺系统问题、医源性"肝衰竭"、胆汁外漏、乳糜胸或胸腔积液。

　　1.血栓形成和栓塞　血栓形成是血管手术后较常见的并发症，在血管重建的吻合口或人工血管内、动脉内膜切除术或动静脉血栓取栓术后的动静脉腔内等均易继发血栓形成，有时可酿成严重后果。如静脉血栓形成则可造成静脉回流障碍及肢体肿胀，甚至血栓脱落造成肺动脉栓塞，后果凶险。

当血小板聚于粗糙的血管内膜或移植血管的吻合口时，易使凝血成分发生聚集，从而形成血栓，阻塞管腔。在施行动脉重建术时，需阻断血流，远侧血管床因此血压降低，血流减慢，血液淤滞，组织缺氧，产生代谢性酸中毒，易导致血栓形成。因此，如阻断血流时间需超过10分钟以上，应在阻断远侧动脉腔内注入肝素20～40mg，预防继发血栓形成。

此外，还可因出血过多、休克或心力衰竭等原因，使血液减慢、组织灌注不良，产生代谢性酸中毒和儿茶酚胺释放，引起组织损伤、细胞坏死，释放凝血活素。血管内凝血活素增多加上血流缓慢，可引起血液的高凝性。因此，术中除在远侧动脉内注入肝素外，术后可用抗凝或祛聚治疗。

术后护理需密切观察患肢皮肤颜色、温度、足背动脉搏动等情况，注意给予正确体位，及时应用抗凝药物，鼓励患者进行床上肌肉伸缩活动及早期离床锻炼等。其中术后早期血管阻塞的原因，首先应考虑血栓形成可能。术后如确诊为血栓形成，应立即再次手术，用Fogarty气囊导管取除血栓。

2. 出血　也是血管外科较常见的并发症之一。术中止血不完善、结扎线松脱、血管缝合不良等易引起吻合口漏血及人工血管网孔渗血等。手术操作必须仔细，彻底止血，结扎止血牢靠，如用尼龙线或涤纶线缝合血管，应打5～6个结，以免结扎线松脱。血管缝合间距要适当、均匀，以免漏血。吻合口针眼漏血，可用干纱布压迫止血，用纺绸片包绕止血。若经相关处理后，出血量仍多，则需考虑手术探查。

抗凝剂的用量和效果有个体差异，并受到肝肾功能状态等多方面的影响，因而很难制定出适合所有患者的剂量方案。术前应仔细检查凝血机制，术后应用抗凝药物时，应严格监测凝血指标。少量出血时，减少或停止抗凝药物，进行伤口局部压迫止血；当出血量较多时，停止抗凝药物，使用相应的拮抗剂，并输新鲜血浆。

应了解患者病史，询问有无遗传性疾病如血友病等。严密观察生命体征的变化，对于四肢或颈部血管术后出血较易观察，但对胸腔或腹膜后血管术后出血者，其原因和部位就较难确定。手术后患者若出现烦躁不安、面色苍白、四肢冰冷、心率增快、尿量减少、血细胞比容下降、中心静脉压降低等情况，在补充血容量后，病情不稳定或继续恶化时，应立即再次手术探查，探明出血原因并止血。

（八）临床效果评价

目前看来，对该病的相关药物治疗、放化疗的方法效果均不明显，不能改善患者生存率。外科彻底切除是目前唯一明显有效的治疗方法。虽然该类手术创伤大、操作难度高、风险高，但从目前看手术疗效确定，预后良好。

术后肿瘤的局部复发和远处转移对于预后影响重大，虽然手术技术和药物治疗较前有了显著提高，但高复发率仍困扰广大学者。Nicholaus等报道，平均12个月的中期随访结果，11%的病例出现局部肿瘤复发，29%的病例出现转移。Mingoli等报道肿瘤局部复发率高达57%，最常见的转移部位是肝、肺，其他转移部位包括淋巴结、骨骼、肾脏及大网膜等。

PIVCLMS 在根治性手术后的 5 年和 10 年生存率分别为 49% 和 29%，中段肿瘤术后预后结果较好，上段最差。

下腔静脉平滑肌肿瘤复发问题的主要原因是残余肿瘤引起，下腔静脉肿瘤对放疗、化疗效果均不理想，所以预防复发的关键是术中完整切除肿瘤，手术中均应尽量找到附着点，并连同附着点的内膜一并切除，以防复发，应仔细探查各大属支。对于复发患者，可以再次甚至多次手术切除，能明显延长患者的生存时间。

（金 毕 杨 超）

主要参考文献

包俊敏，景在平，赵志青，等 .2001. 颅外颈动脉瘤的手术治疗 . 解放军医学杂志，26：667-669

陈忠，杨耀国 .2009. 开放手术治疗腹主动脉瘤的临床价值 . 中国实用外科杂志，11：889-891

段志泉，张强 .1999. 实用血管外科学 . 沈阳：辽宁科学技术出版社

符伟国，岳嘉宁 .2011. 胸腹主动脉瘤杂交技术应用 . 中国普外基础与临床杂志，10：1024-1026

郭建明，谷涌泉，俞恒锡，等 .2013. 腋 - 腋动脉旁路移植术治疗锁骨下窃血综合征的临床疗效 . 中国普通外科杂志，22（6）：685-688

郭伟 .2011. 腔内血管外科学 . 北京：人民军医出版社

郭媛媛，金辉，杨斌，等 .2015. 颈动脉体瘤切除术后缺血性脑卒中的危险因素分析 . 中国血管外科杂志（电子版），7：82-85

蒋米尔，张培华 .2011. 临床血管外科学 . 第 3 版 . 北京：科学出版社

景在平 .2004. 现代血管外科手术学 . 上海：第二军医大学出版社

兰锡纯，冯卓荣 .1985. 心脏血管外科学 . 北京：人民卫生出版社

理查德，米歇尔 .2011. 周围血管介入学 . 第 2 版 . 李雷译 . 北京：科学出版社

梁发启 .2002. 血管外科手术学 . 北京：人民卫生出版社

林国成，郑传胜，梁惠民，等 .2007. 支架置入术治疗肾血管性高血压的中远期疗效 . 中国临床医学影像学杂志，18：800-803

林国成，郑传胜，梁惠民，等 .2007. 支架置入术治疗肾动脉狭窄中远期疗效及影响因素 . 临床放射学杂志，26：178-180

刘昌伟 .2009. 颈动脉内膜剥脱术和颈动脉支架的客观评述 . 临床外科杂志，17（5）：291-292

刘鹏，任师颜 .2012. 静脉疾病的综合治疗 . 北京：人民军医出版社

梅菲，于淼，党一平，等 .2014. 腹主动脉瘤腔内修复治疗的进展 . 临床急诊杂志，10：644-646

幕内雅敏 .2006. 制作透析用血液通路的要点 . 段志泉主译 . 血管外科要点与盲点 . 沈阳：辽宁科学技术出版社

汪忠镐，舒畅 .2009. 血管外科临床解剖学（钟世镇现代临床解剖学全集）. 济南：山东科学技术出版社

汪忠镐 .2010. 汪忠镐血管外科学 . 杭州：浙江科学技术出版社

汪忠镐，张辅先 .2005. 血管外科手术并发症的预防和处理 . 北京：科学技术文献出版社

汪忠镐，张建，谷涌泉 .2004. 实用血管外科与血管介入治疗学 . 北京：人民军医出版社

王深明，常光其 .2013. 外周动脉疾病介入治疗 . 北京：北京大学医学出版社

王深明，姚陈 .2014. 腹主动脉瘤血管腔内治疗的现状与进展 . 中国普外基础与临床杂志，6：657-659

杨镛，王深明，徐克 .2011. 微创血管外科学 . 北京：科学出版社

俞恒锡，张建，谷涌泉，等 .2010.108 例动脉硬化性肾动脉狭窄的腔内治疗的临床分析 . 心肺血管病杂志，29：457-460

原野，郭大乔，符伟国，等 .2015. 颈动脉内膜剥脱与支架置入术患者围手术期脑灌注对比分析 . 中国普

通外科杂志，24（12）：1727-1731

赵纪春，陈熹阳．2013.胸腹主动脉瘤治疗方式选择.中国血管外科杂志（电子版），4：198-200

Christopher KZ. 2007. 血管外科手术图谱. 第 2 版. 孙立忠译. 北京：北京大学医学出版社

Envasle. 2014. 血管腔内治疗病例荟萃. 上海：第二军医大学出版社

Gerald BZ，Thomas SH. 2010. 血管和腔内血管外科学精要. 郭伟，符伟国译. 天津：天津科技翻译出版公司

Jack LC，Wayne KJ.2013.卢瑟福血管外科学. 第 7 版. 郭伟，符伟国，陈忠译. 北京：北京大学医学出版社

Valentine RJ，Wind GG. 2012. 血管局部解剖及手术入路. 西安：世界图书出版公司

Brown MM，Rogers J，Bland JM. 2001.Endovascular versus surgical treatment in patients with carotid stenosis in the carotid and vertebral artery transluminal angioplasty study（CAVATAS）：a randomised trial. Lancet，357（9270）：1729-1737

Chen WL，Xu LF，Tang QL，et al. 2015. Management of carotid body tumor and pseudoaneurysm after blunt dissection. J Craniofac Surg，26：477-480

Clay TD. 2013.Intravenous leiomyomatosis with intracardiac extension e A review of diagnosis and management with an illustrative case. Surgical Oncology，22：e44-e52

Cooper CJ，Haller ST，Colyer W，et al.2008.Embolic protection and platelet inhibition during renal artery stenting.Circulation，117：2752-2760

Economopoulos KP，Tzani A，Reifdnyder T. 2015. Adjunct endovascular interventions in carotid body tumors. J Vasc Surg，61：1081-1091 e2

Hu Z，Li Y，Peng R，et al. 2016. Multibranched stent-grafts for the treatment of thoracoabdominal aortic aneurysms：A systematic review and meta-analysis. J Endovasc Ther，pii：1526602816647723. [Epub ahead of print]

Karigar SL，Kunakeri S，Shetti AN. 2014. Anesthetic management of carotid body tumor excision：A case report and brief review. Anesth Essays Res，8：259-262

Khashram M，Hider PN，Williman JA，et al. 2016. Does the diameter of abdominal aortic aneurysm influence late survival following abdominal aortic aneurysm repair? A systematic review and meta-analysis. Vascular，pii：1708538116650580. [Epub ahead of print]

Kim ML，Luk A，Cusimano RJ，et al. 2014. Intracardiac extension of intravenous leiomyomatosis in a woman with previous hysterectomy and bilateral salpingo-oophorectomy：A case report and review of the literature. Human Pathology：Case Reports，1：13–20

Knauer E. 1903.Beitrag zur anatomie der uterusmyome. Beur Geburtshilfe，1：695

Lam PM，Lo KW，Yu MY，et al. 2004.Intravenous leiomyomatosis：two cases with different routes of tumor extension. J Vasc Surg，39（2）：465

Law Y，Chan YC，Cheng SW. 2015. Endovascular repair of giant traumatic pseudo-aneurysm of the common carotid artery. World J Emerg Med，6：229-232

Leertouwer TC，Gussenhoven EJ，Bosch JL，et al.2000.Stent placement for renal arterial stenosis：where do we stand? a mata analysis.Radiol，216：78

Li YQ，Mei F，Yang C，et al.2011.Intravenousleiomyomatosis with right heart involvement-a report of 4 cases and literature review.J Huazhong Univ Sci Technolog Med Sci，31（4）：586-588

Mino M，Yoshida M，Morita T，et al. 2015. Outcomes of oculomotor nerve palsy caused by internal carotid artery aneurysm：comparison between microsurgical clipping and endovascular coiling. Neurol Med

Chir（Tokyo），55：885-890

O'Mara JE，Bersin RM. 2016. Endovascular management of abdominal aortic aneurysms： the year in review. Curr Treat Options Cardiovasc Med，18（8）：54

Ong HS，Fan XD，Ji T. 2014. Radical resection of a Shamblin type Ⅲ carotid body tumour without cerebro-neurological deficit： improved technique with preoperative embolization and carotid stenting. Int J Oral Maxillofac Surg，43：1427-1430

Sitzenfry A. 1911.Uber venenmyome des uterus mit intravaskularem wachstum. Z Geburtshilfe Gynaekol，68：1-25

Tshomba Y，Baccellieri D，Mascia D，et al. 2015. Open treatment of extent Ⅳ thoracoabdominal aortic aneurysms. J Cardiovasc Surg（Torino），56（5）：687-697

Welleweerd JC，Den Ruijter HM，Nelissen BG，et al. 2015. Management of extracranial carotid artery aneurysm. Eur J Vasc EndovascSurg，50：141-147

Worley Jr MJ. 2009.Intravenous leiomyomatosis with intracardiac extension： a single-institution experience. Mosby，Inc.doi：10.1016/j.ajog. 06.037

Wu J，Liu S，Feng L，et al. 2015. Clinical analysis of 24 cases of carotid body tumor. Zhonghua Er Bi Yan HouTou Jing WaiKeZaZhi，50：25-27

Yang C，Jin B，Ouyang C，et al. 2008.Diagnosis and surgical management of intracaval venous tumor in 6 cases. Chinese Journal of General Surgery，23（8）：578-580

索 引

269